全国中等医药卫生职业教育"十二五"规划教材

儿 科 护 理

（供护理、助产专业用）

主　编　邱尚瑛（哈尔滨市卫生学校）

副主编　赵小红（绍兴护士学校）

编　委　（以姓氏笔画为序）

付昌萍（成都中医药大学附属医院针灸学校）

刘　洋（哈尔滨市卫生学校）

孟晓红（南阳医学高等专科学校）

赵丽洁（安阳职业技术学院）

贾莅彦（新疆昌吉卫生学校）

鲁俊华（牡丹江市卫生学校）

中国中医药出版社
·北　京·

图书在版编目（CIP）数据

儿科护理/邱尚瑛主编 . —北京：中国中医药出版社，2013.8 (2017.6重印)
全国中等医药卫生职业教育"十二五"规划教材
ISBN 978 - 7 - 5132 - 1507 - 7

Ⅰ . ①儿… Ⅱ . ①邱… Ⅲ . ①儿科学 - 护理学 - 中等专业学校 - 教材
Ⅳ . ①R473. 72

中国版本图书馆 CIP 数据核字（2013）第 131154 号

中 国 中 医 药 出 版 社 出 版
北京市朝阳区北三环东路 28 号易亨大厦 16 层
邮政编码　100013
传真　010 64405750
廊坊市三友印务装订有限公司印刷
各地新华书店经销

＊

开本 787 × 1092　1/16　印张 18　字数 404 千字
2013 年 8 月第 1 版　2017 年 6 月第 3 次印刷
书　号　ISBN 978 - 7 - 5132 - 1507 - 7

＊

定价（含光盘）　45.00 元
网址　www. cptcm. com

前　言

"全国中等医药卫生职业教育'十二五'规划教材"由中国职业技术教育学会教材工作委员会中等医药卫生职业教育教材建设研究会组织，全国120余所高等和中等医药卫生院校及相关医院、医药企业联合编写，中国中医药出版社出版。主要供全国中等医药卫生职业学校护理、助产、药剂、医学检验技术、口腔修复工艺专业使用。

《国家中长期教育改革和发展规划纲要（2010－2020年)》中明确提出，要大力发展职业教育，并将职业教育纳入经济社会发展和产业发展规划，使之成为推动经济发展、促进就业、改善民生、解决"三农"问题的重要途径。中等职业教育旨在满足社会对高素质劳动者和技能型人才的需求，其教材是教学的依据，在人才培养上具有举足轻重的作用。为了更好地适应我国医药卫生体制改革，适应中等医药卫生职业教育的教学发展和需求，体现国家对中等职业教育的最新教学要求，突出中等医药卫生职业教育的特色，中国职业技术教育学会教材工作委员会中等医药卫生职业教育教材建设研究会精心组织并完成了系列教材的建设工作。

本系列教材采用了"政府指导、学会主办、院校联办、出版社协办"的建设机制。2011年，在教育部宏观指导下，成立了中国职业技术教育学会教材工作委员会中等医药卫生职业教育教材建设研究会，将办公室设在中国中医药出版社，于同年即开展了系列规划教材的规划、组织工作。通过广泛调研、全国范围内主编遴选，历时近2年的时间，经过主编会议、全体编委会议、定稿会议，在700多位编者的共同努力下，完成了5个专业61本规划教材的编写工作。

本系列教材具有以下特点：

1. 以学生为中心，强调以就业为导向、以能力为本位、以岗位需求为标准的原则，按照技能型、服务型高素质劳动者的培养目标进行编写，体现"工学结合"的人才培养模式。

2. 教材内容充分体现中等医药卫生职业教育的特色，以教育部新的教学指导意见为纲领，注重针对性、适用性以及实用性，贴近学生、贴近岗位、贴近社会，符合中职教学实际。

3. 强化质量意识、精品意识，从教材内容结构、知识点、规范化、标准化、编写技巧、语言文字等方面加以改革，具备"精品教材"特质。

4. 教材内容与教学大纲一致，教材内容涵盖资格考试全部内容及所有考试要求的知识点，注重满足学生获得"双证书"及相关工作岗位需求，以利于学生就业，突出中等医药卫生职业教育的要求。

5. 创新教材呈现形式，图文并茂，版式设计新颖、活泼，符合中职学生认知规律及特点，以利于增强学习兴趣。

6. 配有相应的教学大纲，指导教与学，相关内容可在中国中医药出版社网站

（www. cptcm. com）上进行下载。本系列教材在编写过程中得到了教育部、中国职业技术教育学会教材工作委员会有关领导以及各院校的大力支持和高度关注，我们衷心希望本系列规划教材能在相关课程的教学中发挥积极的作用，通过教学实践的检验不断改进和完善。敬请各教学单位、教学人员以及广大学生多提宝贵意见，以便再版时予以修正，使教材质量不断提升。

中等医药卫生职业教育教材建设研究会

中国中医药出版社

2013 年 7 月

编写说明

　　《儿科护理》是全国中等医药卫生职业教育"十二五"规划教材，是专门为中等卫生职业学校学生编写的临床儿科护理专业课教材。本教材是根据"全国中等职业教育教学改革创新工作会议"的精神，为适应中等医药卫生职业教育发展的需要、全面推进素质教育、培养技能型高素质护理人才而编写的。

　　该教材的使用对象为中等卫生职业学校护士、助产、中医护理、康复护理等专业学生以及儿科临床护士、社区预防保健中心的儿童卫生保健人员及参加继续教育者。适用范围为中等卫生职业学校学生、儿科护理临床护士及社区儿童预防保健工作者。

　　《儿科护理》教材以卫生职业教育教学指导委员会的《儿科护理教学大纲》为依据，并参照《2013年全国护士执业资格考试儿科护理考试大纲》进行编写。

　　全书分为三篇、十五章。每个章节通过临床案例或相关内容导入引出新课程。每个章节设置了"知识要点"，便于学生能有针对性地重点掌握相应的内容。对有些需要学生了解，但在执业资格考试大纲中没有列出的儿科疾病，我们通过"知识扩展"的形式作了相关的介绍。比如，破伤风属于外科范畴，但是，由于新生儿破伤风的早期临床特点与成人不同，所以在知识扩展中作了介绍。再比如，患有水痘的患儿为何忌用阿司匹林？这样的问题常常令学生不得其解，为了使学生能够初步了解其原因，我们通过"知识链接"进行了简单的介绍。通过"知识扩展"与"知识链接"，弥补了某些学生应该了解，而在教学大纲或者执业资格考试大纲中没有强调的知识。我们还在每一节课的最后安排了"同步训练"，有单选、填空、问答题以及病案讨论等，以方便师生检测每一节课的学习效果。教材的附录部分根据护士资格考试大纲专门为学生设置了《护士执业资格考试儿科模拟试题与答案》；并且为学生编辑了《儿科常用数据与必背定义》，以便于学生学习及记忆。

　　本教材的编写特色力求重点突出、板块清晰、文字简练。针对职业学校学生的特点，对儿童生长发育部分的发育规律采用口诀的形式进行了趣味性总结，口诀朗朗上口、易于记忆。每一章都配有同步教学课件；课件制作精美，内容充实完善；方便教师备课，利于课堂互动；启发学生思维，提高学习兴趣。本教材突出体现了三基、五性、三贴近、两适合。三基：基本理论、基本知识、基本技能。五性：系统性、科学性、规范性、适用性、实用性。三贴近：贴近护士执业资格考试、贴近儿科护理临床实践、贴近当今社会岗位需求。两适合：适合中职学校学生的特点和认知水平、适合中职教育的教学实际。

　　教材编写与课件制作分工：邱尚瑛编写第一、第七章及附录部分；赵小红编写第五、第六、第十一章；贾莅彦编写第三、第十五章；鲁俊华编写第四、第十二章；孟晓红、付昌萍、赵丽洁编写第二、第八、第九、第十、第十四章；刘洋编写第十三章，并且完成第二、第十三、第十四章的课件制作。此外，所有参编人员编写相应章节的护士执业资格考试儿科模拟试题，并制作与本人编写章节一致的教学课件。邱尚瑛与刘洋对所有章节的文字、图片以及教学课件进行修改、完善与编辑。

由于时间相对紧张，有可能在稿件校对中有失误或者瑕疵的出现，敬请各位同仁与师生提出宝贵的意见和建议，以便再版时修订提高。在编写该教材的过程中，得到了参编院校领导的大力支持，特别是中国中医药出版社各级领导、编辑与工作人员的鼎力相助，在此一并致以诚挚的谢意！

《儿科护理》编委会

2013 年 6 月

目 录

第一篇　总　　论

儿科护理是临床护理学科研究的主要任务之一，是现代护理学的重要组成部分。随着医疗、护理模式的改变，儿科护理的服务对象与儿科护理的任务也随之发生了变化。如今，儿科护理工作的领域早已从单纯对疾病的护理扩展到对所有儿童的护理；儿科护理工作的场所也早已从医院扩展到家庭、社区与学校。全方位地促进全社会儿童的身心健康、预防疾病的发生、提高全社会儿童的生命质量，已经成为儿科护理工作的基本目标。

第一章　儿科护理与儿科特点

儿科护理工作既与医院其他科室的工作有着密切的联系，又有着自己的特点。小儿身体娇嫩，又处于无知、无能或知识贫乏的状态中，不能清楚地表达自己的需求。因此，儿科护理工作护理项目繁多，具有一定的复杂性。所以，做一名儿科护士必须具有强烈的责任感、认真的工作态度、优秀的心理品质，工作中做到慎独。

第一节　儿科护理的任务与儿科护士

知识要点

1. 儿科护理的任务与范围。
2. 儿科护士的角色及应具备的素质。

一、儿科护理的任务与范围

儿科护理是现代护理学的重要组成部分,是临床护理学科的主要内容之一。儿科护理是研究小儿生长发育规律及其影响因素、儿童日常护理与保健、疾病预防与护理等促进儿童身心健康的学科。

1. 儿科护理的任务 儿科护理的任务包括儿童生长发育;家庭、社区卫生保健;儿童疾病的预防、康复与临床护理;保障儿童健康,增强儿童体质;预防疾病发生,提高生命质量;减少儿童的发病率,促进儿童身心健康;运用现代护理技术为健康及患病儿童(即全体儿童)提供整体服务。

2. 儿科护理的范围 儿科护理研究的年龄范围是从精卵细胞结合至青春期结束的儿童;服务对象是处于不断生长发育中的儿童;根据卫生部的规定,儿科护理临床工作的服务对象是从小儿出生至满十四周岁的儿童。

儿科护理研究的内容范围包括正常儿童身心方面的保健与健康;促进儿童疾病的预防与护理;同时与儿童心理学、教育学、社会学等多种学科有着密切的联系。

二、儿科护士的角色及应具备的素质

儿科护士在临床工作中扮演着多种角色,并且还必须具备良好的思想道德、较高的专业水平、系统的理论知识、熟练的专业技术、特殊的综合素质。作为儿科护士,不仅应该掌握一定的人际沟通技巧,还要有强烈的责任感、丰富的科学知识、健康的心理素质。

(一) 儿科护士的角色

1. 护理计划者 运用专业知识和技能收集与小儿身体、心理、社会等有关的资料,进行综合评估,制定系统、全面、科学的护理计划,采取有效的护理措施,促进儿童的身心健康。

2. 护理执行者 运用专业知识与技能为儿童提供直接的护理服务,满足患病儿童及其家属的生理、心理及社会需要,帮助患儿把机体及心理的痛苦减少到最低限度。

3. 患儿代言者 小儿一般不能主动、准确地表达自己的病情,儿科护士需要随时观察患儿的肢体语言,将其内容转化为口头或者书面语言进行表达,及时做出正确的护理。

4. 健康教育者 在儿科护理中,护士不仅要对不同年龄、不同理解能力的患儿进行教育,还要教育家长如何观察患儿的病情,如何给患儿提供全面的照顾和支持,使患儿更舒适。同时还必须通过教育手段,让家长理解在患儿出院后他们的责任及掌握相应的照顾技巧。

5. 健康指导者 促进儿童的身心健康、使患儿康复是儿科护士的基本角色。护士要参与制定治疗计划;评估有关患儿的营养、免疫、安全、发育、社会影响及教育等问题；做好卫生教育指导及咨询工作；指导父母有关养育子女的方法，以预防可能遇到或潜在的问题。

6. 健康协调者 运用专业知识和技能，并与其他相关人员配合、协调与合作，为小儿和其他卫生保健人员之间架起有效沟通的桥梁，保证小儿能够得到最适合的、全方位的医疗护理。只有与他人合作，才能提供更优质、更全面的健康服务。

7. 护理研究者 科学研究是发展护理专业必不可少的环节。儿科护士要运用所学的知识积极进行临床护理研究工作，在实践中发现问题，并运用科学的方法研究、解决问题。通过实践进一步拓展理论知识，发展儿科护理新技术，指导并改进工作，提高儿科护理质量。

（二）儿科护士应具备的素质

1. 强烈的责任感 儿科护理工作具有一定的复杂性，护理项目繁多。因为小儿身体娇嫩，又处于无知、无能或知识贫乏的状态中。护士必须具有强烈的责任感，认真地做好每一项护理工作。不但要照顾他们的生活，还要启发他们的思维，与他们进行有效的沟通，以取得他们的信任，建立良好的护患关系。

2. 爱护并尊重儿童 小儿的健康成长，不但需要物质营养，也需要精神哺育，其中，"爱"是重要的精神营养要素之一。护理人员要发自内心地热爱、爱护和尊重小儿，做到言而有信，与小儿建立平等友好的关系。

3. 丰富的科学知识及熟练的操作技巧 掌握儿童生长发育过程中的变化及生理、心理和社会的需要而给予全面的护理；掌握各年龄组儿童对疾病的心理及情绪的不同反应，注意身心两方面的客观体征与主观症状；具备健康教育的知识及能力；能深刻了解儿科常用药物的剂量、作用及用法等。随着医学科学的发展，儿科护理技术已发展到具有比较复杂的临床护理技术、抢救技术及先进的检查技术。儿科护士必须熟练地掌握这些相关技术，才能减轻患儿的痛苦，从而取得最佳的护理效果。

4. 有效的人际沟通技巧 儿科护士要不断与患儿及家长交流信息，全面了解患儿的生理、心理和社会情况。现代的儿科护理，不仅要挽救患儿的生命，同时还必须考虑到疾病的过程对儿童生理、心理及社会等方面发展的影响。要求儿科护士必须掌握有效的人际沟通技巧，促使儿童身心健康。

5. 健康的心理素质 儿科护士需要有健康的心理；乐观、开朗、稳定的情绪；心胸宽广、豁达；有较强的适应力、坚韧的耐性、良好的自制力；思维灵活敏捷、动作轻柔快捷、态度温文尔雅、行为落落大方。只有这样，才能胜任儿科护理工作。

知识链接

南丁格尔奖章

1912年设立的南丁格尔奖章是国际护理界的最高荣誉奖，是以护理事业创始人和现代护理教育奠基人弗洛伦斯·南丁格尔的名字命名的。

1912年在华盛顿举行的第九届国际红十字大会上批准设立南丁格尔奖章，以奖励有关国家的红十字会或红十字附属医护单位的护士、志愿助手、积极分子和定期支持者，以表彰他们在战时或平时以特别的献身精神和勇气为伤、病、残人士或为健康受到威胁的人们的忘我服务和取得的优异成绩。

南丁格尔奖章是镀银的。正面有弗罗伦斯·南丁格尔肖像及"纪念弗罗伦斯·南丁格尔、1820至1910年"的字样。背面周圈刻有"永志人道慈悲之真谛"；中间刻有奖章持有者的姓名和颁奖日期；由红白相间的绶带将奖章与中央饰有红十字的荣誉牌连接在一起。同奖章一道颁发的还有一张羊皮纸印制的证书。

南丁格尔奖基金由各国红十字会认捐，正常情况下每两年颁发一次，每次最多颁发奖章50枚。截止至2011年（第四十三届），我国已有56人荣获南丁格尔奖。2013年2月1日，我国红十字会已经公布了第四十四届南丁格尔奖章候选人名单，共有8名为护理事业做出卓越贡献的护理人员榜上有名。

同步训练

1. 儿科护理的研究范围包括（　　　）
   A. 小儿生长发育　　　　　　　B. 小儿营养喂养
   C. 儿童保健　　　　　　　　　D. 疾病预防、临床疾病护理
   E. 以上都是
2. 儿科护理的任务是（　　　）
   A. 减少儿童发病率　　　　　　B. 增强儿童体质
   C. 促进儿童身心健康　　　　　D. 提高儿童保健和疾病防治的能力
   E. 以上都是
3. 儿科护士所充当的角色有哪些？
4. 讨论题：如何做一名合格的儿科护士？

第二节　小儿生理解剖及各年龄期特点

儿科护理的研究对象是儿童，因此与其他临床护理相比，儿科护理有着不同的特点。因此，掌握各年龄儿童的体格生长发育规律、各年龄儿童的生理特点是儿科护理工作的基本要求。在这一节中，我们就来学习小儿生理解剖及各年龄期特点。

知识要点

    1. 小儿的免疫特点。

    2. 小儿的年龄分期与各期特点。

一、小儿解剖、生理、免疫特点

1. 解剖特点　随着体格生长发育的进展，身体各部位逐渐长大，头、躯干和四肢的比例发生改变，内脏的位置也随年龄的增长而不同。牙齿的发育、头围、胸围的增长都有其年龄特点。

2. 生理特点　各系统、各器官的功能随年龄的增长而逐渐发育成熟，不同年龄儿童的心率、呼吸频率、血压等正常值不同。婴幼儿代谢旺盛，营养需求量相对较高，但是，胃肠道的消化吸收功能尚不完善，易发生消化不良。

3. 免疫特点　各婴幼儿的免疫系统发育尚不完善，抗感染的能力比较低。但婴儿对某些传染病有一定的抵抗能力，其主要原因是免疫球蛋白 IgG 能通过胎盘从母体中获得，婴儿出生 5~6 个月后（一般 3~6 个月后），IgG 在体内逐渐消失。因此，6 个月内的婴儿不易患麻疹。小儿 IgG 达成人水平的年龄是 6~7 周岁。分泌型 IgA（即 SIgA）可从母亲的乳汁中获得，婴幼儿时期体内含量较低，易患呼吸道和消化道感染。IgM 不能从母体中获得，IgM 缺乏时，易患革兰阴性菌感染。

二、儿童年龄分期及各期特点

　　儿童的生长发育是一个连续渐进的动态过程，在这个过程中，随着年龄的增长，儿童的解剖、生理和心理发展在不同阶段表现出与年龄相关的规律性。因此，将儿童的生长发育过程人为地分成七个阶段（即小儿生长发育的七个时期），以便熟悉掌握。

1. 胎儿期　从精卵细胞结合至胎儿出生，共 40 周，280 天。此期完全依赖母体。母亲妊娠期间如受外界不利因素的影响，如感染、创伤、滥用药物、接触放射性物质、毒品、营养缺乏、严重疾病和心理创伤等，都可能影响胎儿的正常生长发育。胚胎前 8 周是胎儿期发育最关键的时期。因此，孕母要注意避免上述不利因素对胎儿的影响。

2. 新生儿期　自胎儿娩出、脐带结扎至满 28 天。小儿完全脱离母体，独立生存；所处的内外环境发生了根本的变化，各系统发育尚不完善，适应能力差，容易受外界环境的影响。在新生儿期，必须特别注意保暖和热量的摄取。此期在生长发育和疾病方面具有非常明显的特殊性，发病率高，死亡率也高。

3. 婴儿期　自出生到满 1 周岁之前为婴儿期。此期是生长发育极其迅速的阶段，为第一个生长发育的高峰。因此此期对营养的需求量相对较高，各系统器官的生长发育虽然也在继续进行，但是不够成熟完善，尤其是消化系统常常难以适应对大量食物的消化吸收，容易发生营养缺乏和消化紊乱。同时，婴儿体内来自母体的抗体逐渐减少，自身的免疫功能尚未成熟，抗感染的能力较弱，易发生各种感染和传染性疾病。因此，婴儿期重要的护理措施是合理喂养、预防感染，严格按照卫生部规定的基础免疫程序，按时进行疫苗接种。

4. 幼儿期 自1周岁至满3周岁前为幼儿期。此期体格生长发育速度较前稍减慢，智能发育迅速，同时活动范围渐广，接触社会事物渐多，语言、思维和社交能力的发育日渐增速。此阶段消化系统的功能仍不完善，营养的需求量仍然相对较高，适宜的喂养仍然是保持正常生长发育的重要环节。此期小儿对危险的识别和自我保护能力都有限，因此最易发生意外伤害，应格外注意防护。

5. 学龄前期 自3周岁至6~7岁入小学前为学龄前期。此时体格生长发育处于稳步增长状态，智能发育更加迅速，求知欲强，可塑性强；知识面不断扩大，自理能力和初步社交能力不断得到提高。

6. 学龄期 自入小学开始（6~7岁）至青春期前为学龄期。此期儿童的体格生长速度相对缓慢，除生殖系统外，各系统器官外形均已接近成人。智能发育更加成熟，可以接受系统的科学文化教育。

7. 青春期 青春期年龄范围一般是11~20周岁，女孩的青春期开始年龄和结束年龄都比男孩早2年左右。女孩一般在11~12周岁至17~18周岁；男孩一般在13~14周岁至18~20周岁。此期儿童的体格生长发育再次加速，为第二个生长发育高峰；第二性征出现并逐渐明显；生殖系统发育加速并渐趋成熟。

同步训练

1. 婴幼儿易患呼吸道感染主要是因为缺乏（　　）
   A. 免疫细胞　　　　　　　　　B. SIgA　　　　　　　　　C. IgG
   D. IgM　　　　　　　　　　　E. 各种免疫球蛋白
2. 小儿各年龄分期，以下正确的是（　　）
   A. 青春期指11~12岁至17~18岁
   B. 新生儿期指生后脐带结扎至生后30天
   C. 婴儿期指生后满月至1周岁之前
   D. 幼儿期指生后1周岁至满3周岁之前
   E. 学龄前期指生后5周岁至满7周岁之前
3. 胎儿期发育最关键的时期为（　　）
   A. 胚胎前8周　　　　　　　　B. 胚胎前6周　　　　　　　C. 胚胎前4周
   D. 胚胎前2周　　　　　　　　E. 胚胎前1周
4. 小儿出生后生长发育的高峰是_____和_____。
5. 小儿易发生意外伤害的时期是_____。
6. 婴儿对某些传染病有一定的抵抗能力，主要是能通过胎盘从母体中获得_____。
7. 为什么5~6个月的小儿不容易患麻疹？为什么人工喂养儿更容易患消化道疾病？
8. 讨论：小儿最容易发生意外伤害的年龄段是哪个阶段？如何预防小儿发生意外伤害？

第二章　小儿生长发育

第一节　小儿生长发育规律及影响因素

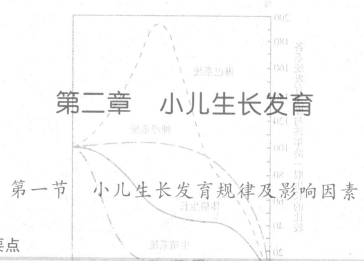

知识要点

1. 生长发育的概念。
2. 小儿生长发育的基本规律。

生长发育是指从受精卵开始直至成人的成熟过程。生长是指儿童身体各器官、系统的长大，可有相应的测量值来表示其量的变化；发育是指细胞、组织、器官的分化与功能成熟。

一、生长发育的基本规律

1. 连续性与阶段性　生长发育是一个不断进行的过程，贯穿于从受精卵开始到成人的整个时期，但又并非等速进行，具有阶段性飞跃。不同的年龄阶段，身体的发育不同，年龄越小，生长越快。生后前三个月生长最快，以后逐渐减慢，趋于平稳增长，至青春期生长发育再次加速。

2. 各系统器官发育的不平衡性　小儿机体的发育各有自己的规律，各系统、各部位的发育速度也不是平行一致的。如神经系统的发育是先快后慢，生殖系统是先慢后快，淋巴系统是先快而后回缩（图2-1）。皮下脂肪年幼时发育较发达；肌肉组织到学龄期时发育才加速。此外，同属神经系统的脑与脊髓的发育速度也不相同，心脏的左、右心室的发育也有较大的差异。

3. 生长发育的顺序性　生长发育遵循由上到下或由头至尾、由近到远、由粗到细、由低级到高级、由简单到复杂的规律。如出生后运动的发育是先抬头、后挺胸，再学会坐、立、行；先学会用手掌抓握物，再学会用手指捏取物；先会看、听、感知和认识事物，再发展到记忆、思维、分析和判断事物。

4. 生长发育的个体差异性　生长发育虽按上述的规律进行，但也受遗传和环境因素的影响，生长差异性较大，到青春期更明显。如小儿的生长发育存在着个体差异，以及不同家族之间小儿的皮肤及头发的颜色、面貌特征、身材高矮、性成熟的时间等也各

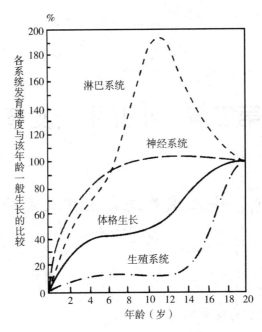

图 2 - 1　小儿生后主要系统发育规律

不相同，同一家族、同一性别的小儿也可能因营养、生活环境的不同，导致生长发育不尽相同。因而，小儿的生长发育有一定的正常范围，所谓正常值不是绝对的。一般年龄越小，个体差异越小，随着年龄的增长，差异逐渐明显。

二、影响生长发育的因素

先天因素与后天因素均影响小儿的生长发育。遗传作为先天因素决定着生长发育的潜力，而后天因素主要包括营养、疾病、母亲状况以及家庭和社会环境。

1. 遗传　小儿生长发育的特征、潜力、趋向等是父母双方遗传因素共同影响的结果，不同种族、家族中，小儿的身体特征、心理活动、性格特征、对疾病的易感性不同，不同性别儿童的生长发育速度、特征也不相同。一般 5 周岁以后，遗传特征逐渐明显。

2. 营养　充足、合理、健康的营养是小儿生长发育的物质基础，可使小儿生长发育的潜力得到最大限度的发挥。营养物质的缺乏会严重影响小儿的生长发育，如营养不良不仅可出现体格方面的生长落后，严重者可影响脑的发育和智力的发展等。年龄越小，受影响越大。

3. 疾病　疾病对生长发育有着十分明显的负面影响，急性疾病常常可导致体重减轻，而慢性疾病既影响体重增加，又影响身高增长。内分泌疾病则表现为骨骼生长障碍和神经发育迟缓，如甲状腺功能低下、维生素 D 缺乏性佝偻病等都会影响小儿的生长发育。

4. 母亲状况　在妊娠期，孕母的生活环境、营养、情绪、疾病、用药等都会影响胎儿的发育，如妊娠早期的病毒感染可致畸形，严重者可引起流产、死胎等。哺乳期母亲的健康、营养、用药等可使胎儿的发育受阻。在胎儿期，孕母的情感、言行、健康状况等都会潜移默化地影响到胎儿，以致影响到出生后小儿的情绪、言语、行为等发展。

5. 家庭和社会环境 良好的居住环境、健康的生活行为、科学的护理、正确的教养和适当的体育锻炼等，均可促进小儿的生长发育。反之，则会带来不良影响。

总之，遗传是基础，环境是条件，遗传决定生长发育的潜力，环境影响生长发育的水平。

同步训练

1. 生长发育的基本规律不包括（　　　）
   　A. 连续性和阶段性　　　　　　　B. 各系统发育的不平衡性
   　C. 个体差异性　　　　　　　　　D. 顺序性　　　　　　E. 地区性
2. 生长发育的顺序性以下正确的是（　　　）
   　A. 由下到上　　　　　　　　　　B. 由远及近　　　　　　C. 由粗到细
   　D. 由高级到低级　　　　　　　　E. 由复杂到简单
3. 生长发育是指_____的过程。
4. _____因素决定小儿生长发育的潜力；_____因素影响小儿生长发育的水平。
5. 影响生长发育的因素有_____、_____、_____、_____、_____。

第二节　小儿体格的生长发育

知识要点

1. 小儿生长发育的各项指标及相关计算公式。
2. 小儿身高与体重的发育规律及临床意义。
3. 小儿体格生长发育的监测方法。

观察小儿体格发育是否正常，主要通过监测小儿体格生长的指标，其常用指标包括：体重、身长（高）、坐高、头围、胸围、上臂围、头囟、牙齿等。这些指标可以反映小儿的营养状况、骨骼发育、胸廓及其脏器、脑和颅骨等发育情况。

一、体重的增长

体重为机体各器官、组织及体液的总重量，是反映小儿体格发育和营养状况的重要指标，同时也是计算小儿药物剂量、输液量和营养需要量的依据。

新生儿出生体重与胎次、胎龄、性别及宫内营养状况等有关。正常足月新生儿的平均出生体重为 3.0kg（在 2.5 ~ 4.0kg 之间）。生后 1 周内可出现生理性体重下降（下降在 3% ~ 9% 之间），一般 3 ~ 4 日达到最低点，然后逐渐回升，生后 7 ~ 10 日恢复到出生体重。

小儿年龄越小，体重增长越快。生后前3个月平均每月增加0.7~0.8kg（其中第1个月体重增加达1.0~1.7kg）；4~6个月，平均每月增加0.5~0.6kg；7~12个月，平均每月增加0.3~0.4kg。因此，生后3个月时体重约为出生体重的2倍（6kg），1岁时体重约为出生体重的3倍（9kg），2岁时体重约为出生体重的4倍（12kg）。2岁后，体重稳步增长，平均每年增长2kg。进入青春期，体格发育再次加快，体重每年可增加4~5kg，持续2~3年。低于正常体重的15%为异常。为了方便用药或计算液体量，可以用公式评估小儿的体重：

1~6个月　体重（kg）= 出生体重（kg）+ 月龄×0.7（kg）

7~12个月　体重（kg）= 6（kg）+ 月龄×0.25（kg）

2~12岁　体重（kg）= 年龄×2 + 8（kg）

二、身高（长）的增长

身高（长）是指从头顶到足底的垂直长度，是反映骨骼发育的重要指标。3岁以下卧位测量，称身长；3岁以上立位测量，称身高。新生儿出生时的平均身长为50cm（46~53cm），6个月为65cm，生后第一年增长最快，约增长25cm（前3个月增长11~12cm，大约与后9个月的增长相等），故1岁时约为75cm。第二年身长的增长速度减慢，一年约增长10~12cm，2岁时约为87cm。2岁以后至青春期之前，身高（长）稳步增长，每年约增长6~7cm，进入青春期出现第二个生长加速期。低于正常身高的30%为异常。

2~12岁小儿的身高可用公式计算：身高（cm）= 年龄×7 + 75（cm）。

躯干和下肢在各年龄期所占身高（长）的比例不同（图2-2）；身体的上部量（从头顶到耻骨联合上缘的长度）和下部量（耻骨联合上缘到足底的长度）的比例也不同。初生婴儿的上部量大于下部量，身长的中点在脐上，生后逐渐下移，6岁时中点在脐与耻骨联合上缘之间，12岁时上、下部量相等，位于耻骨联合上缘。某些遗传、内分泌疾病可使身长各部分的比例失常，如先天性甲状腺功能低下症患儿的上部量较长，下部量较短。

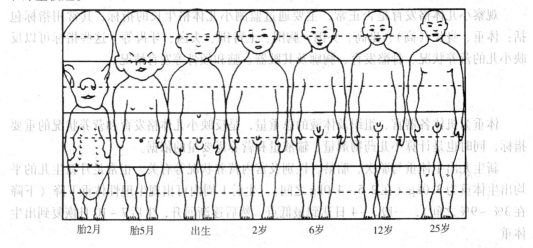

胎2月　　胎5月　　出生　　2岁　　6岁　　12岁　　25岁

图2-2　胎儿期至成人身体各部分的比例

坐高是从头顶至坐骨结节的高度。3 岁以下取仰卧位测量。坐高反映脊柱和头部的生长，出生时坐高占身高的 67%，6 岁时降至 55%，因下肢的生长速度随着年龄的增加而加快。

三、头围的增长

头围是前经两眉弓上缘、后经枕后结节绕头一周的长度。头围是反映脑、颅骨发育的重要指标。出生时头围相对较大，平均为 33 ~ 34cm，头围在第一年约增长 12cm（前 3 个月约增长 6cm，等于后 9 个月的增长），第二年约增长 2cm，故 1 岁时头围约为 46cm，2 岁时约为 48cm，2 岁后头围增长缓慢，5 岁时约为 50cm，15 岁时接近成人，为 54 ~ 58cm。对 2 岁以下的小儿监测头围最具有价值。头围过小常提示脑发育不良，头围增长过速则提示可能发生了脑积水等。

四、胸围的增长

胸围是前经两乳头下缘水平、后经两侧肩胛骨下角下缘水平绕胸一周的长度。胸围反映胸廓、胸背部肌肉、皮下脂肪与心、肺的发育情况。出生时胸围比头围小 1 ~ 2cm，平均为 32cm。出生后胸部发育较头部稍快，1 岁时胸围和头围大致相等，约 46cm。1 岁后胸围逐渐超过头围，两者之差约为小儿周岁数减 1。

五、牙齿的生长发育

牙齿的生长与骨骼的生长有一定的关系，人的一生具有两副牙齿，即乳牙和恒牙。小儿的乳牙共 20 枚，出生时有已钙化的乳牙芽苞，但未萌发，生后 4 ~ 10 个月（平均 6 个月）乳牙开始萌出，萌出的顺序一般为下颌牙先于上颌牙，自前向后，约 2.5 岁时出齐（图 2 – 3）。2 岁内小儿乳牙的数目约为月龄减 4 ~ 6。12 个月尚未出牙者为乳牙萌出延迟。

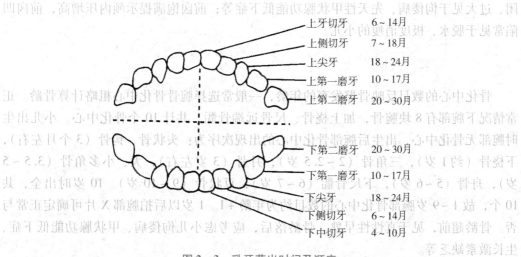

上牙切牙	6 ~ 14月
上侧切牙	7 ~ 18月
上尖牙	18 ~ 24月
上第一磨牙	10 ~ 17月
上第二磨牙	20 ~ 30月
下第二磨牙	20 ~ 30月
下第一磨牙	10 ~ 17月
下尖牙	18 ~ 24月
下侧切牙	6 ~ 14月
下中切牙	4 ~ 10月

图 2 – 3　乳牙萌出时间及顺序

恒牙 28~32 枚，一般 6 岁左右开始萌出第 1 枚恒牙，即第一磨牙，6~12 岁乳牙按萌出时间的先后逐渐被恒牙所代替。12 岁左右出第二恒磨牙，18 岁以后出第三恒磨牙（智齿），但也有人终生不出此牙，恒牙一般在 20~30 岁时出齐。

牙齿的健康生长需要充足的蛋白质、钙、磷、维生素 D 等营养素以及甲状腺素，咀嚼则有利于牙齿发育。出牙过迟多见于佝偻病、重度营养不良、甲状腺功能低下症等。

六、囟门的大小与闭合时间

颅骨与颅骨交界处形成的间隙为囟门，其中顶骨与额骨之间的菱形间隙称前囟，两顶骨和枕骨之间的三角形间隙称后囟（图 2-4）。

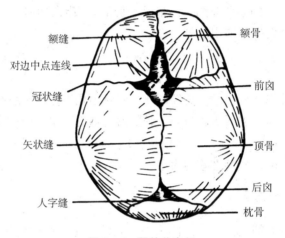

图 2-4　婴幼儿囟门

正常新生儿出生时，前囟对边中点连线的长度为 1.5~2.0cm，而后随颅骨及脑的发育而稍有增大，6 个月后逐渐骨化而变小，1~1.5 岁闭合。后囟出生时已近闭合，或迟至生后 6~8 周闭合。颅骨缝约于 3~4 个月闭合。前囟早闭或过小提示小头畸形；迟闭、过大见于佝偻病、先天性甲状腺功能低下症等；前囟饱满提示颅内压增高，前囟凹陷常见于脱水、极度消瘦的小儿。

七、骨化中心的发育

骨化中心的数目反映骨骼发育的年龄，一般常选择腕骨骨化中心粗略计算骨龄。正常情况下腕部有 8 块腕骨，加上桡骨、尺骨远端骨骺，共计 10 个骨化中心。小儿出生时腕部无骨化中心，出生后腕部骨化中心的出现次序为：头状骨、钩骨（3 个月左右），下桡骨（约 1 岁），三角骨（2~2.5 岁），月骨（3 岁左右），大、小多角骨（3.5~5 岁），舟骨（5~6 岁），下尺骨骺（6~7 岁），豆状骨（9~10 岁）。10 岁时出全，共 10 个，故 1~9 岁腕部骨化中心的数目约为年龄 +1。1 岁以后拍腕部 X 片可确定正常与否。骨龄超前，见于真性性早熟。骨龄落后，应考虑小儿佝偻病、甲状腺功能低下症、生长激素缺乏等。

实训一 小儿体格生长发育监测

一、体重、身高（长）、头围、胸围的测量

（一）操作目的

准确测量小儿体重、身高（长）、上部量、下部量、头围、胸围值，观察婴儿前囟、牙齿的发育情况。了解小儿营养和发育状况；观察小儿运动、语言以及对人与物的反应能力；为小儿药物剂量、输液量的计算提供依据。

（二）操作准备

了解小儿日、月、年龄；原有身高、体重等；检查一般情况，洗手。准备好坐式杠杆秤（图2-5）、站式杠杆秤（图2-6）、盘式杠杆秤（图2-7）、身高测量计（图2-8）、测量板（图2-9）、软皮尺等；尿布、衣服或毛毯。室温应该控制在27℃左右。

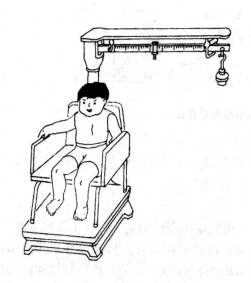

图2-5 坐式杠杆秤测量体重

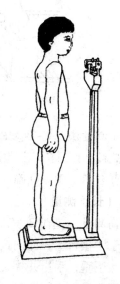

图2-6 站式杠杆秤测量体重

（三）操作步骤

1. 体重测量 首先核准磅秤，宜在清晨测量，需空腹、排空大小便，只穿贴身衣裤，不穿鞋。

（1）婴儿测量法 将盘式杠杆秤放置平稳，垫上一次性清洁巾，校正零点。撤掉衣服、包被、尿布等，将其轻放于秤盘的中央，指针稳定时，准确读数。抱起婴儿，穿上衣服，兜好尿布，包好被。整理用物，做记录。

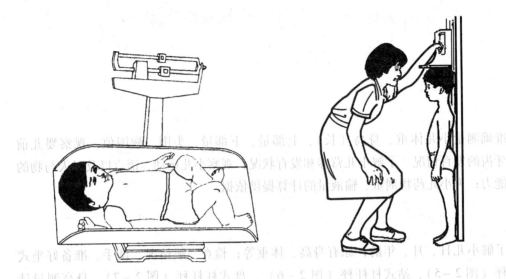

图 2 - 7　盘式杠杆秤测量体重　　　　图 2 - 8　身高测量计

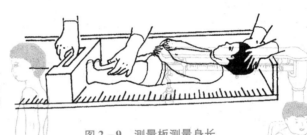

图 2 - 9　测量板测量身长

（2）儿童测量法　1～3 岁幼儿用坐式杠杆秤测量，将幼儿扶坐在秤坐的中央，两手放稳，准确读数。3 岁以上儿童用站式杠杆秤或成人磅秤测量，扶小儿站立于磅秤的中央，两手臂自然下垂，准确读数。整理用物，做记录。

2. 身高（长）测量

（1）身高测量　适于 3 岁以上的儿童，用儿童身高计测量。①让小儿脱去鞋、帽。扶小儿站立于测量台上，面向前取立正姿势，两眼平视前方，胸部稍挺起，腹部稍后收，两臂自然下垂，手指并拢，足跟靠拢，脚尖分开约 60°，使足跟、臀部和枕保持在一平面，贴近测量杆。②测量者手扶滑测板，使之轻轻下移，直至头顶，并与测量杆成90°。读出身高值并记录（图 2 - 8）。③放下测量器的坐板，让小儿挺胸坐于坐板上，操作者手持滑测板下滑至头顶，测出坐高，并记录。④扶下小儿，穿好鞋袜。

（2）身长测量　适于婴幼儿，用卧式测量板或床测量。①检查测量板有无裂缝、头板与底板是否垂直、足板是否歪斜。②将清洁布铺于测量板上。③脱去小儿的帽子、鞋袜，将婴儿抱放于或将幼儿扶上测量板。④使小儿呈仰卧位，一人双手固定小儿头部，使头顶接触到头板，测量者站于小儿右侧，左手固定小儿双膝，使双下肢伸直，右手移动足板至小儿双足底（图 2 - 9），读出刻度数并记录。⑤抬起小儿双腿，推移滑动板至臀部，并紧压臀部测坐高，读出刻度，并记录。⑥扶起或抱下小儿，穿好鞋袜。

3. 头围测量

（1）使小儿取坐位、卧位或站位。

（2）测量者站于小儿前方或右方。

（3）用左手拇指将软尺零端固定于小儿头部右侧的眉弓上缘处。

（4）右手持软尺从头右侧绕过，经枕后结节最高处、左侧眉弓上缘回至零点（图2－10）。

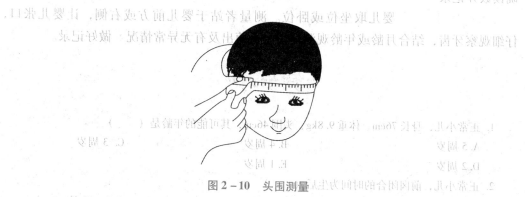

图2－10　头围测量

（5）将软尺紧贴皮肤，读出读数，并记录。

4. 胸围测量

（1）让小儿脱去上衣，取仰卧位或站立位，双手自然平放或下垂，两眼平视。

（2）测量者站立于小儿右方或前方。

（3）用左手拇指将软尺零端固定于小儿右胸前乳头下缘，右手持软尺经右侧绕过背部、两肩胛骨下角下缘，再经左侧同一水平回至零点。

（4）将软尺轻轻接触皮肤，并随呼吸而松紧，分别测出平静吸气末和呼气末的数值。

（5）将吸气末与呼气末值平均，并记录。

（四）注意事项

1. 测量体重时，测量前校正体重计的零点，保证室温，如室温过低，可酌情减脱衣服，预估衣服重量并扣除。测量时不可扶小儿，小儿也不可触及其他物体或身体晃动。

2. 测量身高时，小儿站立的姿势要正确，测量者的眼睛与测量器的滑板在同一水平，保持读数的准确性。无身高计时，可用倒置固定于墙上的立尺或软尺，使小儿紧贴墙站立测量身高。无测量板时，可将软尺两端固定在长桌面上，用一活动小木板作测量滑板测量婴幼儿身长。婴幼儿易动，推动滑板时动作应轻快，读数应准确。

3. 测量头围时，软尺左右两侧要对称，头发长者应在软尺经过处向上或向下分开。

二、囟门、牙齿的观测

1. 操作目的　观察婴儿前囟、牙齿的发育情况。了解小儿的营养和发育状况。

2. 操作准备　了解小儿的日（月或年）龄，出生的胎龄、身高、体重等，检查一般情况，洗手。备好软皮尺。室温控制在27℃左右。

3. 操作步骤

（1）观测前囟　婴儿取坐位或卧位。测量者站于婴儿前方或右侧，用左手食、中指先检查（轻触）前囟，找出前囟对边中点。持软尺测量前囟菱形对边中点间距。准确读数并记录。

（2）观测牙齿　婴儿取坐位或卧位。测量者站于婴儿前方或右侧，让婴儿张口，仔细观察牙齿，结合月龄或年龄观测牙齿是否萌出及有无异常情况。做好记录。

同步训练

1. 正常小儿，身长76cm、体重9.8kg、头围46cm，其可能的年龄是（　　）

    A. 5周岁　　　　　　　　　B. 4周岁　　　　　　　C. 3周岁

    D. 2周岁　　　　　　　　　E. 1周岁

2. 正常小儿，前囟闭合的时间为生后（　　）

    A. 6～8周　　　　　　　　B. 3～4月　　　　　　　C. 7～10月

    D. 1～1.5岁　　　　　　　E. 2～2.5岁

3. 开始出第一颗恒牙的年龄是（　　）

    A. 4岁　　　　　　　　　　B. 5岁　　　　　　　　C. 6岁

    D. 7岁　　　　　　　　　　E. 8岁

4. 反映骨骼发育的重要指标是（　　）

    A. 体重　　　　　　　　　　B. 胸廓　　　　　　　C. 颅骨

    D. 身高　　　　　　　　　　E. 牙齿

5. 以下关于小儿各阶段体重的描述，正确的是（　　）

    A. 出生时平均约为3.5kg　　　　　B. 3个月时约为6kg

    C. 1周岁时约为10.5kg　　　　　D. 3周岁时约为12kg

    E. 3岁以后平均每年增长2kg

6. 体重=6（kg）+月龄×0.25（kg）是小儿体重计算公式之一，适合下列哪个年龄段的小儿（　　）

    A. 1～6个月　　　　　　　B. 1～6岁　　　　　　　C. 2～12个月

    D. 2～12岁　　　　　　　E. 7～12个月

7. 最能反映小儿体格生长尤其是营养状况的重要指标是（　　）

    A. 体重　　　　　　　　　　B. 头围　　　　　　　C. 胸围

    D. 牙齿　　　　　　　　　　E. 身长

8. 体重为_____、_____及_____总重量。

9. 小儿生后3个月时体重约为出生体重的_____倍，1岁时体重约为出生体重的_____倍，2岁时体重约为出生体重的_____倍。

10. 小儿上部量与下部量相等的年龄是_____。

11. 出生时小儿头围平均为_____；头围与胸围大致相等的年龄是_____，约为_____。

12. 小儿乳牙出齐的年龄为_____；_____牙齿仍未出为_____。

第三节 小儿运动的发育规律与神经心理发育特点

知识要点

1. 小儿大运动和精细运动的发育规律。
2. 小儿的感觉、语言等能力的发育特点。
3. 小儿心理活动和社会行为的发展规律。

运动的发育可分为大运动（包括平衡）和精细运动。胎儿期的反射和胎动为最初的运动形式。小儿出生后随着大脑皮质功能、骨骼和肌肉的发育，其运动功能渐趋于完善。

一、平衡与大运动

新生儿具有先天性反射活动及无意识、不协调的运动。2 个月时俯卧位能抬头；3 个月时俯卧位能抬胸；3 ~ 4 个月时可翻身；4 个月时扶髋部能坐；5 个月时扶前臂可站直；6 个月时会双手向前撑住独坐；7 个月时可有意从俯卧位到仰卧位或从仰卧位到俯卧位翻身；8 个月时可用双上肢向前爬，可扶站片刻，背、腰、臀部能伸直；9 个月时会扶站；10 个月时能扶小车迈步；11 个月时可以独站；1 岁左右会走路；1 岁半时可跑和倒退走；2 岁时会双足并跳；2 岁半时会单足跳。

大运动发育口诀：2 抬 3 翻 6 会坐；7 滚 8 爬 9 扶站；10 月扶车迈几步；11 独站 12 走；2 岁跑得好；3 岁独足跳。

二、精细运动

3 ~ 4 个月时可胸前玩手；5 个月时用双手抓物；6 ~ 7 个月时出现换手与捏、敲等探索性动作；9 ~ 10 个月时可用拇、食指取物；12 ~ 15 个月时学会用匙、自己用杯子喝水、能叠起 2 块积木；18 个月左右会乱画、掷球、叠起 3 ~ 4 块积木；2 岁时会叠起 6 ~ 7 块积木、折纸、翻书；3 周岁时会脱衣服，能画圆圈、直线，能叠 8 块积木、用积木等搭桥；4 岁时会穿衣服、鞋帽，会刷牙；5 岁时可画出人体的六部分、写出自己的名字。

精细运动发育口诀：3 玩 5 抓 7 换手；9、10 个月捏豆豆；1 岁涂画 2 折纸；3 岁搭桥不会塌。

三、感觉的发育

神经心理发育包括感知、运动、语言、情感、思维、意志和性格等方面，随着小儿年龄的增长，神经系统逐渐发育成熟，其感知、运动、语言等功能也渐趋完善。

1. 视觉发育 新生儿已有视觉感应功能，瞳孔具有对光反射，可短暂注视物体，但由于发育不全，只能看清 15～20cm 以内的物体。1 个月时可凝视光源，并能追随物体在水平方向上转动，第 2 个月可以协调地注视物体。3～4 个月时，看见母亲脸就有喜悦的表现，头眼协调 180 度。第 4～5 个月开始认得母亲和奶瓶。6～7 个月时目光可随物体在垂直方向上转动，开始分辨颜色，喜欢红色、绿色等鲜艳明亮的玩具。8～9 个月出现视深度感觉，能看到小物体。18 个月时能区别各种形状。2 岁时协调能力较好。3 岁时能说出基本颜色，视力达 0.5。4～5 岁时视力达 0.6～0.7。6 岁时视深度已充分发育，视力达 1.0。

2. 听觉发育 出生时听力差，生后 3～7 天听觉敏锐性逐渐提高，声音可引起呼吸节率的改变；半个月后即有听力；3 个月时有定向反应，听到悦耳的声音会微笑；6～7 个月可区别父母的声音，唤其名有反应；1 岁开始区别语言的意义，听懂自己的名字；1～2 岁能听懂简单的吩咐与命令；3 岁能区别不同的声音；4 岁听觉发育完善。

3. 味觉发育 新生儿的味蕾已发育完善，对不同的味道产生不同的反应，喜欢甜味，遇到苦、酸味时出现痛苦的表情。4～5 个月时食物味道的轻微改变即会引起敏锐的反应，是味觉发育的关键时期，故应合理添加各类辅食，促进味觉的发展。

4. 嗅觉发育 新生儿嗅觉发育较好，对强烈的气味有反应，闻到乳香就会积极寻找乳头，3～4 个月能区别愉快与不愉快的气味，7～8 个月时嗅觉比较灵敏，2 岁时能鉴别各种气味。

5. 皮肤感觉的发育 皮肤感觉包括触觉、痛觉、温度觉和深感觉。新生儿的触觉已很灵敏；温度觉出生就很灵敏，冷刺激比热刺激强。新生儿痛觉已存在，但不灵敏，易泛化，2 个月起逐渐改善。所以，要注意保暖，护理动作要轻柔；抚触可使婴儿产生愉快的情绪。

6. 知觉发育 6 个月之前主要是通过感觉认识事物，6 个月之后随着动作的发育，手眼相互协调，能对物体的看、视、摸、问、咬、敲击产生初步的综合性知觉。1 岁末空间知觉初步发展，3 岁能辨别上下，4 岁能辨别前后，5 岁能辨别以自己为中心的左右。小儿时间知觉发育较晚，4～5 岁时具有早上、晚上、今天、明天、昨天等时间概念，5～6 岁能区别前天、后天、大后天，6～8 岁能对时间概念掌握较好。

四、语言的发育

语言是人类特有的高级神经活动，用于表达思维、观念。小儿语言的正常发育与环境和人的接触及交流密切相关，一般要经过发音、理解和表达三个阶段。

1. 发音阶段 新生儿已会哭叫，1～2 个月婴儿开始发喉音，2 个月能发出"啊、咿、呜"等元音，这种偶然发音所产生的听觉刺激及喉部的本体感觉会促使小儿重复这种发音，6～8 个月时最为明显。6 个月开始发辅音，能听懂自己的名字。7～8 个月即能发出"爸爸"、"妈妈"等复音，但无意识。8～9 个月开始模仿成人发音。

2. 理解阶段 在发音阶段，小儿能无意识地逐渐理解语言，并经多次强化，小儿便会逐渐理解这些音的特定含义，进而理解词、句子、语言。8～9 个月能听懂成人简单的词意，并对成人的一些要求有所反应，如按照成人的吩咐做出"再见"、"欢迎"、"谢谢"等动作。

3. 表达阶段 在理解的基础上，小儿学会表达语言。10 个月能有意识地叫"爸爸"、"妈妈"；10~11 个月开始会用单词；12 个月能说简单的或复声单词，如"没"、"玩儿"、"饭儿饭儿"等；1 岁能简单叫出常用物品的名称；1 岁半能指认并说出家庭成员的主要称谓；2 岁能说出 2~3 个字构成的句子；3~4 岁能说短的歌谣，会唱歌；5 岁后说话接近成人，能讲完整的故事；一般 7 岁以后，小儿不会再出现自言乱语，如果此时仍继续存在自言乱语应注意。

小儿语言发展口诀：1、2 个月啊咿呜；6 月发出辅音声；7、8 个月爸妈音；8、9 个月听懂词；10 月知道叫爸、妈；12 个月词复声；1.5 岁称谓明；2 岁单词句讲清；3、4 岁歌谣说得好；5 岁故事讲完整。

五、心理活动的发展

1. 注意的发展 注意是人们对某一部分或某一方面环境的选择性警觉，或对某一刺激的选择性反应。注意可分为无意注意和有意注意。巨大的响声及强光刺激会对觉醒的新生儿产生无条件定向反射，这是一种原始的无意注意。婴儿期的注意不断发展，首先是只要能满足其需要的事物（如奶瓶），都会引起小儿的无意注意。2~3 个月开始注意新鲜事物，5~6 个月出现短时集中注意。1 岁左右萌发有意注意。小儿 5~6 岁就能较好地控制自己的注意力。充实的生活内容可激发兴趣，加强注意的目的性，提高小儿注意的稳定性。

2. 记忆的发展 出生后第 9~14 天出现第一个条件反射，即被母亲抱起时出现吸吮动作，标志着记忆的开始。2~3 个月婴儿能用眼睛去寻找从视野中消失的玩具，表明已有短时记忆。3~4 个月出现对人的认知，5~6 个月能辨认自己的母亲与陌生人。婴儿期记忆的时间短、内容少、精确性差，以后随着年龄的增长，记忆的内容、范围越来越广，时间也随之延长。3~4 岁以机械记忆为主，5~6 岁开始利用概念帮助记忆，并会用一些简单的记忆方式，如喃喃自语，但学前儿童的逻辑记忆能力还较差。

3. 思维的发展 思维是心理活动的高级形式，小儿 1 岁后开始产生思维，3 岁之前是直觉行动思维，即思维过程离不开感知和动作，感知和动作中断，思维就中断。如在做布娃娃游戏时，布娃娃被拿走，游戏活动就停止。学龄前儿童以具体形象思维为特点，常根据事物的具体形象或表象进行联想，如把有胡须的人都叫"爷爷"。其后期逐渐出现抽象的逻辑思维，6~11 岁儿童能将事物归类，并逐渐能运用概念、判断和推理认识事物。

4. 想象的发展 想象也是一种思维，在婴儿期无想象，1~2 岁才萌发想象，如画个圆圈称"太阳"，但是想象内容贫乏、简单，没有明确的目的，仅是模拟生活中成人的某些动作。3 岁以后出现初步的有意想象，学龄前期儿童仍然是以无意想象为主，学龄期儿童有意想象和创造性想象迅速发展。通过练习绘画、写作、手工、朗诵、唱歌等都可以发展儿童想象，同时练习续讲故事、补画面、提出问题由儿童解决等能培养儿童的想象能力。

5. 情绪与情感的发展　情绪是活动时的心理状态。新生儿有愉快、不愉快两种情绪反应，并与外界环境有密切的关系，因环境不适，会表现哭闹、不安等消极情绪；而哺乳、抚摸、抱、摇等会使其愉快。3个月后积极情绪增多，6个月开始辨认陌生人，并对母亲产生依恋，出现分离性焦虑。以后随着与他人交往的增多，逐渐产生喜、怒、爱、憎等比较复杂的情绪。婴幼儿的情绪反应特点是时间短暂、反应强烈、容易变化、真实而又外显。随着年龄的增长和与人交往的增加，有意识控制情绪的能力逐渐增强，情绪趋于稳定，情感也日益分化，当其安全感、自尊心、责任感、荣誉感、被爱的需求得不到满足时，可产生焦虑、恐惧。

6. 意志的发展　意志为主动地自觉调节自己的行为来克服困难，以达到预期目标或完成任务的心理过程。新生儿没有意志，随着语言、思维的发展，婴幼儿期开始有意志的萌芽。随着年龄的增长，3岁左右出现事事都要"自己干"的行为，是意志发展的标志，此后意志逐渐形成并发展。小儿年龄越小，积极的意志品质表现越差，易出现依赖、顽固和冲动等消极的意志表现，可通过日常生活、游戏、学习培养儿童的自制力、责任感和独立性等积极的意志品质。

7. 性格的发展　个性是每个人处理环境关系心理活动的综合形式。性格是个性心理特特征的重要方面，是在人的内动力与外环境产生矛盾和解决矛盾的过程中发展起来的，具有阶段性。婴儿期的一切生理需要依赖于成人，逐渐建立起对成人的依赖性和信任感。幼儿期具有一定的自主性，如独立行走、诉说自己的需要等，但又未脱离对成人的依赖。学龄前期生活基本能自理，主动性增强，具有进取精神和丰富的想象力，但主动行为失败时易出现失望和内疚。学龄期开始正规的学习生活，重视自己勤奋学习的成就，如不能发现自己的学习潜力将产生自卑。青春期少年体格生长和性发育开始成熟，同时青春期社会交往增多，心理适应能力增强，但易波动，在情感、交友、择业、道德评价、人生观等问题上处理不当时易发生性格变化。

六、社会行为的发展

小儿的社会行为是各年龄阶段心理行为发展的综合表现，其发展受外界环境的影响，与小儿接受的教育密切关联。新生儿对成人的声音、触摸等表现出看、听、安静及愉快等反应；而不舒服时会哭叫。2个月时开始注视母亲的脸，引逗会微笑。4个月时能认出母亲，能发现并玩弄自己的手、足等，开始与他人玩，高兴时笑出声。6个月时能辨认陌生人。8个月时能注意周围人的行动，寻找被当面拿走的东西。9~12个月时会模仿他人的动作，有喜或憎的表现，能表演多种面部表情，呼其名会转头。1岁后独立性增强，喜欢玩藏猫游戏，能较正确地表示喜怒、爱憎、害怕、同情、嫉妒等感情。2岁左右不再认生，爱表现自己，吸引他人注意，喜欢听故事、看动画片，按着命令做游戏。3岁时会穿衣，与人交往更熟练，在游戏中能认真遵守游戏规则。此后，随着活动范围的扩大，接触人、物增多，对人和环境的反应能力更趋完善。

小儿社会行为发展口诀：2 笑 4 认 6 怕生；7、8 个月看行动；9 月会做再见样；10 月模仿大人动；11、12 个月多表情；1 岁情感需要明；2 岁游戏做得好；3 岁穿衣交往灵。

知识链接

小儿早教与身体锻炼

早期教育是指从出生直至进入小学之前这段时期对儿童进行一定的、有目的、有计划的教育，以便为儿童身心健康发展打下良好的基础。

根据儿童生长发育规律及其神经心理发育特点，有目的、有计划、系统地开展早期教育，培养儿童的感知、动作、语言、认知能力、行为和习惯，使孩子在脑发育的黄金时期接受早期教育，最大限度地开发孩子的智力潜能，对促进儿童神经心理及智力发展具有重要的意义。

家长们在关注孩子智力开发和语言开发的同时，要重视孩子的运动发育，许多孩子智商高、语言发育好，但空间感觉差、手眼协调差。其实，身体锻炼是学习能力发展的基础，让几个月大小的宝宝离开家长的怀抱，在适当的空间里多练习抬头、翻身、爬、抓、握这样的动作，可以促进小儿的运动发育，从而促进智力发育，并增进其学习能力。

同步训练

1. 感知的发育包括（　　　）
   A. 视、听觉的发育　　　　　B. 皮肤知觉发育　　　　　C. 味觉发育
   D. 嗅觉发育　　　　　　　　E. 以上都是
2. 心理活动的发展包括（　　　）
   A. 注意的发展　　　　　　　B. 记忆的发展　　　　　　C. 思维与想象的发展
   D. 情绪与情感的发展　　　　E. 以上都是
3. 正常小儿一般在什么时候能发出"爸爸"、"妈妈"等复音，但是无实际意义（　　　）
   A. 4、5 个月　　　　　　　　B. 5、6 个月　　　　　　　C. 7、8 个月
   D. 9、10 个月　　　　　　　E. 12 个月
4. 心理活动的发展包括_____、_____、_____、_____及_____。
5. 请用自己的语言解释大运动、精细运动和社会行为发展口诀。
6. 分组讨论：分别把感觉的发育与心理活动的发展编成简单的口诀。

第三章 家庭及社区护理与预防保健

 **案例**

  一对年轻的夫妇抱着一名 4 个月大的男婴来预防保健中心进行疫苗接种。医生为婴儿进行了体格检查，并查看了预防接种记录。婴儿体重 7kg；出生后即在医院分娩室接种了卡介苗和乙肝疫苗，后来又先后两次来预防保健中心进行疫苗接种。婴儿是母乳喂养，目前见到玩具会伸手去抓；听到声音会转头寻找；眼睛会盯着有颜色、有响声并转动的玩具，头会随之转动；俯卧位时能抬头。你知道该婴儿后来进行的两次疫苗接种是什么吗？该婴儿还应该接种哪些疫苗？4 个月大的婴儿应添加哪些辅食？该婴儿目前的感觉、知觉能力与动作能力的发育是否正常？相信你学完这部分内容后就会准确地回答出这些问题。

第一节 家庭护理与社区保健

知识要点

  1. 小儿能量与营养素的需要，小儿特有的能量需要。
  2. 婴儿喂养、母乳成分与母乳喂养的优点。
  3. 辅助食品添加的目的、原则、顺序。

  对婴儿和儿童来说，营养供给量的基本要求应是满足生长的需要，避免营养素的缺乏。因此，合理充足的营养是保证小儿健康成长的重要因素，更是智力发育的物质基础，也是患儿疾病康复的主要条件。

  小儿生长发育中需要七大营养素，其中，蛋白质、脂肪、糖类是供给机体能量的营养素；维生素、矿物质、膳食纤维、水虽不供给能量，但也是人体不可缺少的营养素。

一、小儿营养的需要

（一）能量需要

小儿对能量的需要用于五个方面：基础代谢、生长发育、活动所需、食物的特殊动力以及排泄损失的能量。

1. 基础代谢所需　指在清醒、安静、空腹的情况下，于20℃～25℃环境中，人体为维持各种器官的生理活动所需要的能量。基础代谢所需要的能量，因年龄不同而有所差异。婴儿平均每日需要能量230kJ（55kcal）/kg，且随着年龄的增加而逐渐减少；7岁时约需184kJ（44kcal）/kg；12岁时约需126 kJ（30kcal）/kg。在婴幼儿时期，其基础代谢所需的能量占总能量的50%～60%，与成人相仿。尤其是小儿大脑的代谢，约占总基础代谢的1/3。

2. 生长发育所需　此为小儿特有的能量需要，与小儿生长速度呈正比。在婴儿期，这部分能量需要得最多，每日可达167～209kJ（40～50kcal）/kg，约占总能量需要的25%～30%；以后逐渐减少，进入青春期，此项需要又会增加。

3. 活动所需　指用于神经肌肉活动所需要的能量。年龄越小，活动所需要的能量越少，婴儿期每日约需能量63～84kJ（15～20kcal）/kg，占总能量需要的15%，以后逐渐增加，但此项能量需要个体差异较大，爱哭、爱动的小儿需要量较多。

4. 食物的特殊动力　指食物在消化、吸收及其在体内代谢的过程中所需要的能量。在蛋白质、脂肪和糖类三大营养素中，蛋白质的特殊动力作用最大，其次为脂肪与糖类。婴儿期食物中蛋白质的含量较高，约占能量需要的7%～8%，而年长儿食物中所需要的蛋白质约占能量需要的5%。

5. 排泄损失的能量　指食物中未经消化、吸收与利用就被排泄于体外的部分。此项能量需要一般不超过摄入总能量的10%，呕吐、腹泻时，该项损失明显增加。

上述五项能量的总和就是小儿总的能量需要。婴儿每日所需的总热量为460kJ/kg（110kcal/kg），以后每增长3岁，减去42kJ，至15岁时为200～250 kJ。小儿年龄越小，生长发育越快，所需的总能量相对越多。

（二）水与营养素的需要

1. 蛋白质　蛋白质所提供的能量约占总能量的15%。蛋白质的主要来源是奶、蛋、瘦肉、鱼。若长期缺乏蛋白质，可造成营养不良、贫血、生长发育落后。若蛋白质过量，则可引起便秘、食欲不振、消化功能紊乱、代谢性酸中毒等。

2. 脂肪　脂肪所提供的能量占总能量的35%。食物供应主要来源于动物油脂及植物油中。脂肪长期缺乏可导致营养不良、脂溶性维生素缺乏，脂肪摄入过多时则引起食欲下降或腹泻。

3. 糖类　糖类是直接提供给机体能量最主要的直接来源，占总能量的50%。糖类主要来源于乳类、谷类、食糖、豆类、蔬菜及水果。婴儿饮食中若糖过多，而蛋白质供给过少，开始时体重增长很快，继之出现肌张力减弱，免疫力低下而发生营养不良性水肿。

4. 维生素　维生素分为脂溶性及水溶性两大类，脂溶性维生素包括维生素 A、维生素 D、维生素 E、维生素 K；水溶性维生素包括维生素 C 及 B 族维生素两类。维生素的需要量和来源见表 3-1。

表 3-1　维生素的需要量和来源

种　类	每日需要量	来　源
维生素 A	2000～4500IU	肝、牛乳、奶油、鱼肝油、番茄、胡萝卜
维生素 B_1	0.5～1.5mg	米糠、麦麸、豆、花生；肠内细菌合成
维生素 B_2	1～2mg	肝、蛋、乳类、蔬菜、酵母
维生素 B_6	1～2mg	各种食物；肠内合成
维生素 B_{12}	1μg	肝、肾、肉类
维生素 PP（烟酸）	5～15mg	肝、肉类、花生、酵母、谷类、豆类
维生素 C	30～50mg	各种新鲜蔬菜、水果
维生素 D	400～800IU	皮肤合成；鱼肝油、肝、蛋黄
叶　酸	0.1～0.2mg	绿叶蔬菜、肝、肾、酵母
维生素 K	1～2mg	肝、蛋、豆类；肠内细菌合成

5. 矿物质　根据矿物质在体内含量的多少而分为宏量元素及微量元素。宏量元素占人体总重量的 99.5%，主要有钾、钠、氯、钙、镁、磷等，微量元素占人体总重量的 0.01%，主要有铁、锌、铜、碘等。婴幼儿最易缺乏的矿物质为钙和铁。各种矿物质的需要量和来源见表 3-2。

表 3-2　矿物质的需要量和来源

种　类	每日需要量	来　源
钾	1～2g	豆类、谷类、鱼类、禽类、肉类、乳类
钠、氯	0.5～3g	食盐、乳类
钙	约1g	乳类、蛋类
磷	约1.5g	乳类、肉类、豆类、谷类
铁	5～15mg	肝、蛋黄、血、豆类、肉类、绿叶蔬菜、杏、桃
铜	1～3mg	肝、肉、鱼、牡蛎、全谷、坚果、豆类
锌	5～15mg	肝、蛋、肉、全谷、豆类、酵母
镁	200～300mg	谷类、豆类、坚果、肉类、乳类
碘	40～100μg	海带、紫菜、海鱼

6. 食物纤维　食物纤维可刺激分泌消化液，促进肠蠕动，帮助消化和吸收食物，促进排泄。

7. 水　水是维持生命的重要物质，参加体内所有的新陈代谢及体温调节活动。小儿新陈代谢旺盛，对水的需要量多。婴幼儿每日所需水 150ml/kg，以后每隔 3 年减少

25ml/kg，成人每日需水量为 40~50ml/kg。因此，在护理中需要保证水的供应。

二、婴儿喂养

（一）母乳喂养

母乳的营养价值高，既经济又方便，是婴儿理想的天然食品，要大力提倡母乳喂养。

1. 母乳的成分 母乳成分随产后的不同时期而有所改变。产后 4 天以内分泌的乳汁为初乳，其特点是量少、色黄、密度高，含脂肪少，含有大量的免疫球蛋白，如乳铁蛋白和分泌型 IgA（SIgA）。产后 5~14 天分泌的乳汁为过渡乳，总量有所增加，含脂肪多，蛋白质矿物质逐渐减少。产后 14 天~9 个月分泌的乳汁为成熟乳。其特点是蛋白质成分含量较低，乳糖和脂肪成分含量较高，热量较高。这时的母乳呈乳白色，分泌量多，泌乳总量每天可达 700~1000ml，成分比较稳定。10 个月以后乳汁分泌量逐渐减少，营养成分随之降低，称为晚乳。此时的乳汁已经不能满足婴儿生长发育的需要。人乳与牛乳、羊乳成分的比较见表 3-3。

表 3-3 人乳与牛乳、羊乳成分的比较

成 分	人乳含量（%）	牛乳含量（%）	羊乳含量（%）
蛋白质（g）	1.2（乳清蛋白占 2/3）	3.5（酪蛋白占 4/5）	3.3
脂肪（g）	3.8（不饱和脂肪酸较多）	3.7（饱和脂肪酸较多）	4.1
乳糖（g）	6.8（乙型乳糖）	4.6（甲型乳糖）	4.7
钙（mg）	35	125	61
磷（mg）	15	99	55
铁（mg）	0.15	0.10	0.10
钠（mg）	15	58	18
钾（mg）	55	138	46
热量（kJ）	280	270	285
水（g）	87.5	87.5	86.7

2. 母乳喂养的优点

（1）营养丰富，利于消化和吸收 ①母乳中蛋白质、脂肪、糖类三大营养物质的比例适当，为 1:3:6，能充分消化和吸收；②蛋白质以乳清蛋白为主，在胃中形成的凝块小，易被消化、利用；③含不饱和脂肪酸较多，可供给丰富的必须脂肪酸，脂肪颗粒小，有利于消化和吸收；④乳糖含量较高，且以乙型乳糖为主，能促进肠道中乳酸杆菌的生长，抑制大肠埃希菌的生长，减少腹泻的发生；⑤矿物质含量较低，对胃酸的缓冲力小，有利于消化，而且不增加婴儿肾脏的溶质负荷，特别是钙磷比例适宜（2:1），有利于钙的吸收；⑥含微量元素锌、铜、碘较多，维生素的含量随乳母饮食而变化，可以满足婴儿的需要；⑦含有较多的淀粉酶和脂肪酶，且不易被破坏，有利于人乳中糖和脂肪的消化、吸收。

（2）母乳喂养能提高婴儿的免疫力　人乳能提供较多的免疫因子，如初乳中含 SI-gA（分泌型 IgA），可保护呼吸道和消化道黏膜；还含有较多的乳铁蛋白、溶菌酶、巨噬细胞、中性粒细胞、T 和 B 淋巴细胞等，可提高婴儿的抗感染能力，能对抗大肠埃希菌和白色念珠菌。

（3）母乳喂养有利于婴儿的心理发育　母乳中含有较多的必需氨基酸、不饱和脂肪酸、卵磷脂、牛黄酸、乳糖及生长调节因子等，可促进小儿神经系统的发育。而且在母亲哺喂时，通过抚摸、拥抱、对视、语言等，使婴儿产生安全、舒适、满足和愉快的感觉，利于母婴之间情感的建立，能促进婴儿心理和智能的发育。

（4）母乳喂养经济、卫生、安全、方便　母乳的乳量随小儿的生长而增加，乳汁温度适宜，泌乳的速度适中，不易污染，因此，母乳喂养卫生、方便、经济、安全。

（5）母乳喂养有利于乳母产后的恢复和健康　哺乳时婴儿吸吮乳头的刺激能促进催乳素的分泌，可促使产后子宫的收缩和复缩，减少产后出血、产褥感染等。哺乳还可推迟月经来潮，有利于避孕。而且有资料显示，母乳喂养能降低乳母患乳腺癌和卵巢癌的发生率。

3. 母乳喂养的方法

（1）产前准备　宣传母乳喂养的优越性及相关知识，指导孕妇合理营养，保证充足的睡眠。妊娠后期每日用温开水擦洗乳头，并每日向外轻拉，为孕妇做好母乳喂养的身、心准备。

（2）生后开奶时间和哺乳次数　生后 30 分钟内开奶，并以婴儿饥饿、啼哭为准，实行按需、不定时哺乳。而且，在两次哺乳期间不要喂糖水与冲调的乳类制品。1 ~ 2个月以后，每 2 ~ 3 小时喂哺 1 次，3 ~ 4 个月以后逐渐延长至 3 ~ 4 小时 1 次，午夜睡眠时可以停 1 次，一般每日喂哺 5 ~ 6 次。每次哺乳持续时间约 15 ~ 20 分钟。

（3）哺乳方法与技巧　哺乳前先给婴儿换上清洁的尿布，洗净双手，用温水清洗乳头。哺乳时，一般采用坐位。每次哺乳应先让婴儿吸空一侧乳房，再吸另一侧，两侧交替进行，保证乳房的定时排空。哺乳后将婴儿竖起，用手掌轻拍婴儿背部，使婴儿胃内的空气呃出，然后再置婴儿于右侧卧位，以防溢乳、呕吐和吸入。

（4）促进泌乳　为保证乳汁正常分泌，乳母应有充足的睡眠和休息，保持心情愉快，避免紧张、焦虑等不良的心理状态。乳母应摄入足够的营养与各种营养素，以满足乳母和婴儿双方的营养需求。避免进食辛、辣刺激性食物及吸烟、饮酒等，避免滥用药物。

（5）乳量评估　一般采用日常观察法了解乳汁分泌的情况，如每次哺乳之前乳母感到乳房发胀；哺乳时能听到婴儿咽奶的声音；哺乳后婴儿能安静入睡，并能间隔一定的时间；婴儿体重增长正常，表明乳量充足，反之则是乳量不足。

（6）哺乳期卫生　哺乳期妇女应勤换内衣，勤洗澡，每次哺乳前后均用温开水清洗乳头，避免乳房受到碰撞与挤压；如果泌乳过多或婴儿吸乳过少，引起乳房胀痛时，宜用热毛巾湿敷乳房，并在哺乳后沿乳腺管方向挤出或用吸奶器吸出剩余的乳汁，预防乳腺炎。

（7）哺乳期用药　许多药物可随乳汁分泌而使婴儿摄入，所以哺乳期母亲避免滥用药物，必要时应在医生的指导下用药，以免在婴儿体内蓄积甚至中毒。

（8）哺乳禁忌　①母亲患急慢性传染病（如流行性感冒等）时，可暂停喂哺；②母亲患严重的全身性疾病和慢性消耗性疾病（如慢性肾炎、心功能不全、糖尿病、恶性肿瘤等）时，应停止哺乳；③母亲患有精神病、癫痫等病时禁止哺乳；④母亲患急性乳腺炎时应暂停哺乳，但要定时把乳汁排空，待治愈后，继续喂哺。

（9）断乳　随着婴儿月龄的增长，母乳中的各种营养成分将不能满足婴儿的营养需要，同时乳牙逐渐萌出，消化功能不断增强。所以，一般从生后4～5个月开始，应逐渐添加辅食，并相应减少哺乳的次数，特别是8个月以后，逐渐把某些辅食过渡为婴儿的主食，10～12个月可完全断奶。但遇小儿生病、天气炎热等情况可延迟断奶，乳量充足者也可适当推迟断奶，但是，最迟断奶时间不宜超过18个月。

（二）部分母乳喂养

因母乳不足或其他原因而致不能全部喂母乳时，则需添加牛乳、羊乳或用其他代乳品代替母乳喂养，称为混合喂养。混合喂养的方法有两种，即补授法和代授法。

1. 补授法　因母乳不足或其他原因而致不能全部喂母乳时，则需添加牛乳、羊乳或其他代乳品，称为补授法。

2. 代授法　用乳品或代乳品替代一次或者数次母乳称为代授法。母亲因生活、工作条件限制而不能按时哺乳时，则可以每日减少几次母乳，另几次用其他食品（乳品或代乳品）喂养；或有意减少母乳量，增加配方奶或代乳品，逐渐替代母乳量，直到完全替代母乳。

　　请注意：4个月以内的婴儿母乳量不足时，不宜用代授法。因为用代授法减少了母乳喂养的次数，刺激乳头的频率降低，乳汁分泌下降。4～6个月的婴儿不宜用补授法。如用补授法，婴儿易眷恋母乳，难以断离母乳。

（三）人工喂养

母亲由于各种原因不能喂哺婴儿，而完全采用牛乳、羊乳或其他代乳品来喂养婴儿，称为人工喂养。常用的乳类及乳制品有：

1. 鲜牛乳　在人工喂养中鲜牛乳是首选的食品。

（1）牛乳的特点　蛋白质含量以酪蛋白为主，凝块大，不易消化。饱和脂肪酸含量多，难以消化和吸收。牛乳中含乳糖少，以甲型乳糖为主，可促进大肠杆菌的生长，易发生腹泻。钙磷比例不合适，不利于吸收。

（2）纠正方法　牛乳需采用以下方法以补其不足：①稀释，加水或加米汤，可降低酪蛋白的浓度，凝块小，易于吸收。②可加8%浓度的糖，以补充能量的不足。③煮沸，需煮沸约3分钟，以达到灭菌、消毒的作用。

（3）牛乳量的计算　按每日所需能量计算，婴儿每日所需能量为460kJ/kg（110kcal/kg），需水量150ml/kg。每100ml全牛乳供能270kJ，其中水分约100ml；若在100ml牛乳中加糖 8g（即 8%），则可再提供能量 136kJ。因此，8% 糖牛乳 100ml 可提供能量约 410kJ，而 110ml 的 8% 糖牛乳所含能量约为 460kJ/kg（110kcal/kg）。按此热量计算，婴儿每日所需 8% 糖牛乳 110ml/kg。因此，婴儿每日所需总牛乳量、补水量及加糖量如下：

$$每日需要总牛乳量（ml）= 体重（kg）× 110（ml/kg）$$
$$每日补水量（ml）= 体重（kg）×（150 - 110）（ml/kg）$$
$$= 体重（kg）× 40（ml/kg）$$
$$每日牛乳中加糖量（g）= 总牛乳量 × 8\%$$

温馨提示：一般全日乳量以不超过 1000ml 为宜。那么，请同学们计算一下：3 个月的婴儿需要采用鲜牛乳人工喂养，其每日需要牛乳、糖和水的量分别是多少？

2. 牛乳制品

（1）全脂乳粉 是用鲜牛乳经高温灭菌等一系列工艺加工制成的。按重量 1∶8（1 克奶粉加 8 克水）或按容积 1∶4（1 勺奶粉加 4 勺水）配成牛乳，其成分与鲜牛乳相似。

（2）婴儿配方乳粉 是按照人乳的成分进行配方制成的，其营养成分接近人乳，比较适于婴儿营养的需要和消化功能。但是，其仍缺乏各种母乳中的免疫因子，所以不能代替母乳。

（3）酸牛乳 是在煮沸后冷却至 60℃ 左右的鲜牛乳中加入食用乳酸杆菌，经发酵制成，或将鲜牛奶煮沸冷却后缓慢加入乳酸制成，易于消化和吸收，适于消化功能低下和腹泻的婴儿。

3. 羊乳 也是哺喂婴儿的乳品之一，但是由于羊乳中缺乏叶酸，所以，长期单纯以羊乳喂养的小儿容易患营养性巨幼红细胞性贫血。

4. 代乳品 是以植物性食物为主配制的婴儿食品。其中以大豆为主的豆代乳粉较优，因大豆中含有多种必需氨基酸，其中还加入了米粉、蛋黄粉、蔗糖、骨粉、食盐、核黄素等营养成分。但是，除非必须，一般不主张采用代乳品，要尽可能采用乳类制品。

（四）人工喂养的方法及注意事项

1. 定时哺喂 因牛乳、羊乳较人乳的蛋白质、矿物质含量高，在胃内排空的时间较长，不易消化，应定时喂养，两次喂乳之间加喂水、果汁或米汤以补充水分。

2. 方法与姿势 人工喂养多用奶瓶喂哺，选用直式奶瓶为宜，橡皮乳头软硬应适中，乳头孔的大小根据小儿的吸吮能力而定（正常儿按月龄选择）。喂哺之前，先将乳汁滴出试温，以不烫手（手背）为宜。哺喂时斜抱起婴儿置膝上，使其取半卧位姿势，用乳头轻触婴儿口角，待婴儿张开口时，将乳头放于口中舌之上，使乳液充满乳头再喂乳。

3. 乳量的个体差异 婴儿食量有一定的个体差异，故每日牛乳、羊乳的需要量也不完全相同，上述乳量的计算方法仅限于初次配乳，以后可根据婴儿的食欲、体重增长率及消化情况增减。乳液的调配不宜过稀、过稠、太多或太少，以免引起营养不良或消化功能紊乱。一般每次准备的乳量宜稍多于计算量，以备每次食乳量增多的需要。

4. 喂养卫生 配乳及喂养之前均须清洗双手，没有冷藏条件者应采用分次配乳，以防被污染或变质。乳瓶、乳头、匙、碗、杯等配乳、喂乳用具均需严格消毒，每次哺乳之后要刷洗干净，放于冷水锅中煮沸，待水开后再放入橡皮乳头煮沸5分钟以上。

5. 促进母婴相依情感的建立　人工喂养最好由母亲亲自喂哺婴儿，以增加母婴之间的接触与交流，增进母婴感情，促进婴儿的心理发育。

（五）辅食添加

1. 辅食添加的目的　补充乳类中营养素的不足，如维生素 B_1、C、D，微量元素铁、锌等，并为断奶做好准备。

2. 辅食添加的原则　应循序渐进，由少到多、由稀到稠、由细到粗、由一种到多种。应照顾婴儿的咀嚼和消化功能；还要注意在小儿健康、消化功能正常时添加。

3. 辅食添加的顺序　各种辅食添加的时间和顺序见表3-4。

表3-4　辅食添加的时间和顺序

月　龄	性　状	食　品	提供的主要营养素
1~3	液状	鲜果汁、青菜汁、鱼肝油制剂（生后2~4周开始补充维生素D）	维生素A、C、D和矿物质
4~6	泥状	米糊、烂粥、蛋黄、鱼泥、肝泥、菜泥、水果泥	糖类，维生素A、B、C及铁、锌等矿物质
7~9	末状	粥、烂面、饼干、馒头片、鱼、蛋、肉末、豆腐、碎菜	糖类、动植物蛋白质、铁、锌及维生素A、B等
10~12	碎食	稠粥、软饭、面条、面包、碎菜、碎肉、豆制品、带馅食品	糖类、维生素B、矿物质、蛋白质、纤维素等

知识扩展

羊乳喂养与营养性巨幼红细胞性贫血

羊乳也是婴儿良好的营养品之一，有很多的优点。首先，羊奶较牛奶含有更多的 α-乳清蛋白，含较少的酪蛋白，其蛋白质在胃中形成的凝块细，更易消化和吸收，而且用消毒羊乳喂养小儿也比较方便。生鲜羊乳的优点是含蛋白质、乳脂肪、糖类等稍多，与生鲜牛乳的差异不大；此外，含钙、磷、维生素A也较多。但羊乳最大的缺点是维生素 B_{12} 和叶酸含量少，长期单纯喂羊乳，易发生营养性巨幼红细胞性贫血，长期羊乳喂养的婴儿容易出现黏膜、口唇、甲床苍白，面色蜡黄，身体虚胖，智力低下，行为发育落后，甚至出现行为倒退等症状。所以，用羊奶喂养的小儿要特别注意添加鲜菜汁和果汁，及时补充叶酸和维生素 B_{12}。羊奶在配制方法及加糖量方面基本与牛奶相同。总之，生鲜羊乳缺乏叶酸及维生素 B_{12}，不适合1岁以下的婴儿食用，以免婴儿患巨幼红细胞性贫血。

实训二 鲜牛乳的配制

1. 实训目的 了解配制8%牛乳的目的；掌握婴儿全天牛乳量、每次牛乳量的计算；能够对社区、家庭进行护理指导。

2. 用物准备 牛乳或乳粉、白砂糖、天平、小勺、奶瓶、广口容器、量杯、配乳卡。

3. 实训方法 老师示教、讲解；学生分组练习，教师巡回指导；课堂交流，教师归纳总结、反馈矫正。

4. 注意事项 ①认真核对配乳卡，准确计算牛乳、糖及水量；配乳用物要预先消毒。②操作中动作轻柔，认真仔细，体现关心、爱护小儿之情，培养良好的专业素质。

5. 操作方法

（1）**核对** 核对配乳卡、床号、姓名、乳液种类、每次喂乳量及时间。

（2）**统计全天牛乳量，确定每次的奶量及时间** 牛乳的喂哺量应按婴儿每日所需的热量计算。婴儿每日所需8%牛乳110ml/kg，再另外需水40ml/kg；平均分7次得出每次喂哺量。

（3）**准备** 衣着整洁，洗手，戴口罩；检查已备好的用物是否完好无损。

（4）**称量、配乳** 用量杯准确量出所需的水量及牛乳量，称出所需的全日糖量，将煮沸后的鲜牛乳倒入洁净的广口容器内并混合均匀。如果是全脂奶粉，则按重量比1∶8（1克奶粉加8克水）或按容积比1∶4（1勺奶粉加4勺水），加开水后调成乳汁。

（5）**分装乳液** 按小儿一日喂哺的次数排列乳瓶，挂上床牌号（床牌号上应注明床号、姓名、每次乳量及时间）。用量杯准确地量出每次的乳量，倒入乳瓶中，盖好瓶盖，放于瓶筐内。

（6）**消毒备用** 将乳瓶置于消毒锅内，加冷水入锅，水位至乳瓶高的1/3处，加热煮沸后蒸20分钟。将乳瓶取出，待凉后放于冰箱内备用。配乳用具消毒后放于橱柜中备用。

同步训练

1. 小儿生长发育所需的能量占总能量的（　　　）
   A. 15%～25% B. 25%～30% C. 35%～40%
   D. 45%～50% E. 55%～60%

2. 母乳中可增进小儿免疫功能的成分为（　　　）
   A. 乳酪蛋白 B. 不饱和脂肪酸 C. 甲型乳糖
   D. 乳脂酶 E. 乳铁蛋白

3. 下列所述小儿的总热量中，哪项所需热量是小儿特有的（　　　）
   A. 基础代谢 B. 食物的特殊动力作用 C. 生长发育
   D. 运动 E. 排泄损失

4. 正常小儿断母乳的适宜年龄是（　　　）

A. 20 个月　　　　　　　　B. 18 个月　　　　　　　　C. 10 ~ 12 个月

D. 1 ~ 1.5 岁　　　　　　　E. 1.5 ~ 2 岁

5. 小儿辅食添加的原则是_____、_____、_____、_____、_____。

6. 哺乳时乳母一般应取_____体位，哺乳后应先将婴儿_____，然后置_____卧位，以防婴儿溢乳。

7. 一个 5 个月大的婴儿，人工喂养，其每天需要鲜牛乳、蔗糖和水量分别是多少？还应供给该婴儿哪些辅助食品？

8. 根据本章"案例思考"，并预习第二、第三节后进行小组讨论：婴儿，男，4 个月，体重 7kg；出生后即接种了卡介苗和乙肝疫苗，后来又先后两次来预防保健中心进行疫苗接种。该婴儿是母乳喂养，见到玩具会伸手去抓；听到声音会转头寻找；眼睛会盯着有颜色、有响声并转动的玩具，头会随之转动；俯卧位时能抬头。你知道该婴儿后来进行的两次疫苗接种是什么吗？该婴儿还应该接种哪些疫苗？4 个月大的婴儿应添加哪些辅食？该婴儿目前的感觉、知觉能力与动作能力的发育是否正常？

第二节　日常生活护理与管理

 知识要点

1. 各年龄期小儿的日常生活护理与管理。

2. 小儿意外伤害的预防。

在日常护理中，因小儿的年龄不同，生活能力和防范意识不同，对各年龄期小儿日常生活护理的重点也不同。根据不同年龄阶段小儿的身心发育特点，开展适当的训练、锻炼，进行适当的教育，促进小儿身心的健康成长。

一、各年龄期小儿的日常生活护理与管理

（一）新生儿期的护理与管理

1. 做好新生儿访视护理　1 个月内要对足月的新生儿家庭访视 4 次。应在出生后 3 天、7 天、14 天、28 天进行访视，同时建立健康管理卡和预防接种卡。访视内容有：观察小儿的一般情况，包括哭声、面色、呼吸、体温、哺乳等；了解小儿出生时的情况、睡眠、大小便等；进行全面的体格检查，如体重、身长、皮肤、黏膜及黄疸等。

2. 合理喂养　提倡母乳喂养，新生儿生后即可频繁吸吮，不强调定时喂哺，提倡按需哺乳，即有饥饿感表现时就可哺乳，并指导正确的母乳哺养方法和技巧。母乳不足或无法进行母乳喂养者，可指导使用科学的人工喂养方法（详见本章中第一节）。

3. 保暖　新生儿期的保暖十分重要。室温保持在 22℃ ~ 24℃，相对湿度为 55% ~ 65%。寒冷季节取暖条件稍差的，可用热水袋或其他代用品保暖，热水袋需用毛巾包好，放在被褥外的身体两侧或足下端。同时，还要随着气候的变化，随时调节环境温度和增减衣服及被褥。

4. 日常护理 提倡母婴同室，鼓励家长拥抱和抚摸新生儿，促进母子感情。随时观察新生儿的精神状态、哭声、面色、呼吸、体温、大小便等情况。每日沐浴，保持臀部及脐部的干燥清洁。衣服质地柔软，样式简单，宽松易穿脱。

（二）婴儿期护理与管理

1. 合理喂养 纯母乳喂养至 4~6 个月。4 个月时应及时添加辅食，以满足机体需要，并依据添加的顺序及原则进行。10~12 个月根据具体情况指导断奶，需注意断奶时婴儿可能出现烦躁不安、失眠、大声啼哭等表现，家长可多给予关心和爱抚。

2. 预防疾病 按时完成计划免疫接种，预防各种传染性疾病。定期进行体格检查及测量，以便早期发现感染性及营养性疾病。注意按季节增减衣服和被褥，以婴儿两足暖和为宜。还需注意保持口腔清洁。预防意外事故，如异物吸入、中毒、跌落伤等。

3. 日常护理

（1）清洁卫生 每日早、晚给予部分擦洗，有条件者每日沐浴。有时小儿头部易形成鳞状污垢或痂皮，可涂消毒后的植物油（加热后冷却）或 0.5% 金霉素软膏，24 小时后用热水洗净。

（2）睡眠时间 2 个月的婴儿平均睡眠 16~18 小时；4 个月平均睡眠 15~16 小时；9 个月平均睡眠 14~15 小时；12 个月平均睡眠 13~14 小时。平均夜间可睡眠 10~12 小时。睡前应避免过度兴奋，保持身体清洁和舒适。仰卧与侧卧都是安全的睡眠姿势。

（3）大小便训练 3 个月后可培养定时的排便习惯，6 个月后可练习大小便坐盆，1 岁时训练白天不兜尿布。

（三）幼儿期的护理与管理

1. 合理营养 由于此期小儿咀嚼及消化功能明显增强，饮食由乳类转向混合及谷类膳食，所以需提供均衡营养，食品应多样化，烹调食物要注意色、香、味、形，还应做得细、碎、软、烂。并且每日应有 5 餐，即 3 次主餐，2 次副餐。副餐是在 3 次主餐中间进行，主要有牛奶、鸡蛋、点心、水果等，应避免油炸及刺激性食品。同时要培养良好的饮食卫生习惯，如专心进食、不挑食、不偏食、定时进餐等。

2. 预防疾病和意外 继续进行预防接种，定期做健康检查。保持口腔清洁，如早晚漱口，或用软毛牙刷刷牙，同时不宜多吃糖。防止车祸、触电、中毒、摔伤、异物吸入等。

3. 排便习惯 1~2 岁是接受大小便训练的最佳时期，在训练过程中，家长应多采用赞赏和鼓励的方式，训练失败时不要表示失望或责备幼儿。1 岁以后采用坐盆大小便，一次坐盆时间不宜过长，一般大便坐 5 分钟，小便坐 3 分钟，坐盆时不能玩耍或吃喝。

4. 日常护理 衣着应宽松、保暖、舒适。一般每日睡眠 12~14 小时。

（四）学龄前期的护理与管理

1. 自理能力 此期小儿已有部分自理能力，如进食、洗脸、穿衣、刷牙等，但其动作缓慢、不协调，家长需耐心并鼓励自己完成。

2. 日常护理 每日睡眠时间为 11~12 小时。养成早晚刷牙、饭后漱口的习惯，预防龋齿。每年进行 1~2 次体格检查，筛查与矫治近视、寄生虫等。

（五）学龄期的护理与管理

1. 合理营养 营养充分且均衡，以满足体格生长、智力发展、紧张学习、体力活动等的需要。重视早餐和课间加餐，还要重视摄入含铁食品，预防贫血。家长在制订饮食计划时，可安排小儿参与，以增加食欲。注意养成良好的饮食卫生习惯，如不挑食、不吃零食、不暴饮暴食、不吃变质或不洁食物等。

2. 培养良好的习惯 养成良好的生活习惯，如按时睡眠、起床，按时午睡，以保证精力充沛和身体健康。培养良好的学习习惯，如学习时不三心二意、遵守学习时间等。

（六）青春期的护理与管理

1. 合理营养 由于生长发育进入第二高峰期，营养物质的需要相对增多，但此期的孩子缺乏营养知识，并受传媒的影响，会喜欢吃一些流行快餐及油炸食品；女孩关注自己的身材，形成了偏食及节食的不良习惯而影响了健康。因此，要指导青少年选择适当的、利于健康的食品。

2. 健康教育

（1）培养良好的卫生及生活习惯 加强少女经期卫生指导，如避免受凉、剧烈运动等。保持会阴部清洁卫生，避免坐浴。由于受外界不良因素的影响，青少年会染上某些恶习，要加强正面教育，强调青少年要对自己的生活方式和健康负责，建立起健康的生活习惯。

（2）科学的性教育 性教育是青春期健康教育的重要内容之一，教育内容有性生理、性心理、性道德、性疾病及其相关的法律等，以解除心理困惑，平稳情绪，建立正确的异性交往关系，树立良好的社会道德规范。

（3）法制教育 青少年的人生观尚不稳定，易受错误的不良因素影响而误入歧途。因此，需接受法制教育、集体主义教育、爱国主义教育、社会主义教育，树立起积极上进的道德风尚，自觉抵制腐化堕落思想的侵蚀。

二、安全管理

儿童意外伤害死亡是目前小儿时期的主要死因之一，由于小儿的自身防护能力差，对危险因素及事物认识不足，加之活泼好动，好奇心强，因而易发生各种意外事故，所以，积极采取行之有效的预防措施是儿科护理工作的内容之一。

（一）窒息与异物进入

1. 常见原因

（1）窒息 多发生于 3 个月以内的婴儿。婴儿包被蒙头过严和过长；哺乳姿势不当，乳房堵塞婴儿口、鼻；婴儿溢乳，均可引起窒息。

（2）异物吸入 婴幼儿在玩耍时，进食豆类、瓜子、花生米，或将纽扣、小玩具等放入口中，又突然哭闹或嬉笑，导致误吞入或吸入至呼吸道、消化道。

2. 预防措施

（1）加强看护婴幼儿，做到放手不放眼，放眼不放心。杜绝一切可能发生的意外事故。

（2）不躺着给婴儿喂奶，特别是在母亲熟睡时，避免继续喂哺；喂奶后应使婴儿侧卧位。提醒家长要预见到窒息的危险性，及早采取预防措施，避免窒息的发生。

（3）儿童在进餐时，不能惊吓、逗乐、打骂小儿。

（4）不宜给婴幼儿进食果冻、瓜子、豆子、花生等，更不能嬉笑进食这些食物。

（5）避免婴儿接触体积小、易放入口和鼻腔的玩具；避免接触到锐利的物品。

（二）中毒

1. 常见原因 小儿因辨别能力差而食入过期、变质、有毒的食物；误食药物、化学制剂等；一氧化碳中毒；青少年因好奇心、模仿性、互感性驱使而吸毒等。

2. 预防措施

（1）加强食品卫生管理，保证食物清洁、新鲜。不随便品尝野生植物，如蘑菇、野果等。

（2）加强药物、剧毒药品、农药的管理，将其放在小儿拿不到的地方，避免其接触。

（3）提醒家长随时关好煤气开关，注意室内通风。

（4）有针对性地加强毒品预防教育。

（三）外伤

1. 常见原因 小儿容易从高处摔伤、摔残。由于好动、好奇而造成灼伤、电击伤等。

2. 预防措施 小儿居室设安全防护设施，如窗户、阳台、睡床安装防护栏。在公共场合应注意看护儿童。及时纠正不安全行为，如高处下跳等。提醒家长妥善存放易燃、易爆、易损及热水瓶等物品，加强防火知识的宣传，让小儿远离厨房，远离开水、热油、热汤等，避免灼伤。加强对儿童防电知识的教育，电插座等要远离小儿能接触到的地方。

（四）溺水与交通事故

1. 常见原因 游泳是导致溺水最常见的原因，此外，失足落井、掉入水池也有发生。儿童的违规行为，如横穿马路、在公路上嬉戏、学骑自行车等是较为突出的交通事故原因。

2. 预防措施 加强周边环境的安全管理。教育儿童不在水塘、水池和水流较急的江河游泳或玩耍。教育儿童严格遵守交通法规，不逆行、不抢行、不骑快车、不骑车带人等。

三、体格锻炼

体格锻炼是促进儿童生长发育、增强体质、预防疾病的最有效的措施。通过体格锻炼，还可培养小儿的意志，使德、智、体、美、劳得到全面发展。体格锻炼于生后两周即可开始，并随年龄循序渐进，同时需注意安全。锻炼的方式方法按年龄阶段的不同进行。

（一）新生儿期

1. 听觉能力训练 母亲在给新生儿喂哺时，播放一段优美、舒缓的乐曲，并对其说话。

2. 视觉能力训练 在新生儿清醒时，用开亮的手电或白纸置于距小儿双眼30cm远的地方，沿水平和前后方向移动。观察及训练其眼球转动情况。

3. 触觉能力训练

（1）抓手指 母亲用食指放在小儿的手心里，让其抓握，等新生儿会抓后，再将手指从其手心移至手掌的边缘，使其还能去抓。

（2）触脸颊 母亲在喂哺时，可多触摸其脸颊。

（3）温水浴 新生儿进行温水浴有利于刺激皮肤感觉，能开发新生儿智力、增强体质。

（4）动作能力训练 将色彩鲜艳的气球或玩具（最好是能发出舒缓、悦耳的声音的玩具）放在距小儿双眼30cm远的地方，左右缓慢移动，使其头部随之转动。

（5）扶触、按摩 母亲用双手指面从小儿肩部到手部逐级按摩，又可在小儿腹部按顺时针方向按摩，再从腹部中心向两侧抚摸。每项按摩分别为6~8次（详见第四章的婴儿抚触）。

（二）婴儿期

1. 感知觉能力训练 给婴儿色彩鲜艳的，并可发出响声或音乐声的玩具，逗引小儿看和听，逐渐使婴儿多看、多听、多摸、多嗅、多尝，如看动物、听音乐、触摸玩具，以及辨别颜色、辨认图片及物品等。开始到户外进行日光浴、空气浴锻炼。

2. 动作能力训练 2个月时，可竖抱抬头或俯卧抬头；4个月练习翻身；6个月练习俯卧撑胳膊及拉坐；8个月练习爬行及站立；10个月练习起身站立及行走；12个月可以行走。

3. 做被动操 ①胸部运动：用双手握住婴儿双腕，将大拇指放在婴儿掌心里，先做两臂胸前交叉及左右分开运动，再做两臂向前、向上运动。②上肢运动：握住婴儿的双手腕，做上肢屈曲及伸直运动。③下肢运动：握住婴儿的双脚腕，做下肢屈曲及伸直运动。

4. 婴儿抚触 抚触可刺激皮肤的血液循环，有利于呼吸、消化、肢体肌肉的放松与活动，促进婴儿的身心发展，增进母婴的感情交流。

（三）幼儿期

可做模仿操、表演操，练习走斜坡、跳跃、攀登、上下楼梯及玩皮球等运动。为防治佝偻病，重点强调日光浴，每日在户外活动时间应在 2 小时以上。精细动作训练有搭积木、捡豆、插片、穿扣子等。同时，还需背诵简单的儿歌、看图画等，进行早期教育。

（四）学龄前期

可进行跳地板格、跳皮筋、滚铁环、玩抢椅子游戏、跳砖过河、游泳、登山、远足等运动。还需做广播操、健美操，并进行"三浴"锻炼，即日光浴、空气浴、水浴。精细动作训练有绘画、搭积木、做泥塑、拼图画、做模型、写字、剪纸等。

（五）学龄期及青春期

除进行"三浴"锻炼外，还应进行各类田径、球类、跳绳、舞蹈等运动。同时，还可做广播操、眼保健操及弹奏乐器、绘画等。

四、教育与教养

早期的教育有利于智力的早期开发。根据小儿神经系统的发育特点，为其创造条件，进行视、听、摸、触、动作、语言、思维的训练，培养小儿的感知、观察、认识、想象、判断等能力，应多利用游戏进行启蒙式教育，增加小儿的兴趣。

（一）教育中应注意几项原则

1. 教育三个一致性 即父母亲教育一致，学校与家庭一致，成人的言与行一致。

2. 教育要有具体性 教育的内容应结合日常生活中所能接触的、被小儿所能理解的事物。

3. 教育注重赞扬性 教育要以称赞、鼓励为主。

（二）教育的方法

注重启蒙教育，结合日常生活，通过看图片、讲故事、做游戏、做手工作业及劳动等方法进行启蒙教育。如鼓励小儿用筷子吃饭，训练手和手指的精细动作及协调动作。给小儿讲故事并启发小儿复述，发展小儿的注意力、记忆力、思维和想象能力等。

（三）几种常见心理行为问题的教育方式

1. 任性 任性往往是溺爱的结果，当小儿出现任性时，指导父母不能无原则地一味迁就，全家要态度一致，要尊重小儿的人格，不要当着许多人的面批评、讽刺、挖苦孩子。要循循善诱地进行引导、教育，不能急于求成。在小儿任性撒泼时，指导父母不能跟他硬顶，更不要说赌气话，可暂且不理睬他，但不能流露出迁就或怜悯之情。过后，再给他讲不该这样做的道理。

2. 撒谎　小儿撒谎时，指导父母首先要及时、明确地指出他的撒谎行为，并告诉其应该如何去做。还可给予适当的惩罚，但要明确告诉小儿这是针对他的撒谎行为，使他正确地对待自己的错误，勇于改正，同时应更多地奖励其诚实行为，使诚实行为得到强化。

3. 遗尿症　小儿 5 岁以后仍发生不随意排尿行为则为遗尿症。大多数出现的是夜间遗尿症，遗尿症分为原发性和继发性两类。继发性遗尿症应寻找并消除其病因。对于原发性遗尿症的小儿，指导家长不能加以责骂、讽刺、处罚等，应耐心训练及引导，如逐渐延长排尿间隔时间；晚餐后应控制入水量；夜间睡熟后父母常在固定时间将其唤醒排尿，使其习惯于觉醒时主动排尿。必要时可在医生的指导下给予药物治疗。

4. 手淫　手淫是青春期发育过程中常出现的一种行为，指导父母给予正确的引导，避免夸大其对健康的危害，减少恐惧、苦恼和追悔的心理压力。可采取转移注意力的方法进行纠正。

同步训练

1. 开始培养婴儿定时大小便的习惯是（　　）
   A. 1 个月后　　　　　　　　B. 2 个月后　　　　　　　　C. 3 个月后
   D. 4 个月后　　　　　　　　E. 5 个月后
2. 新生儿访视的内容有_____、_____、_____、_____、_____。
3. 教育三个一致性包括_____、_____、_____。
4. 2 个月小儿的动作能力训练是_____；4 个月小儿的动作能力训练是_____；6 个月小儿的动作能力训练是_____；8 个月小儿的动作能力训练是_____；10 个月小儿的动作能力训练是_____。
5. 小儿出现任性时，父母应该怎样做？
6. 讨论题：如何对小儿进行启蒙教育？

第三节　计划免疫

📖 知识要点

1. 小儿的计划免疫程序。
2. 各种疫苗的接种时间、方法及注意事项。
3. 疫苗接种后的反应及处理原则。

一、计划免疫与计划免疫程序

计划免疫是根据儿童的免疫特点和传染病发生的情况制定的免疫程序。通过有计划地使用生物制品进行预防接种，提高儿童的免疫水平，达到控制和消灭传染病之目的。

卫生部规定，婴儿必须在 1 岁内完成卡介苗，乙肝疫苗，脊髓灰质炎减毒活疫苗，百日咳、白喉、破伤风类毒素混合制剂（百白破混合制剂），麻疹减毒活疫苗 5 种疫苗的接种。此外，根据流行病地区的特点和家长的意愿，还可以进行乙型脑炎疫苗、流脑疫苗、风疹疫苗、甲型肝炎病毒疫苗、流感疫苗、腮腺炎疫苗等疫苗的接种。

我国现行预防接种的疾病共七种，为"五苗"，防"七病"。程序见表 3 - 5。

表 3 - 5 卫生部规定的儿童免疫程序

免疫原	初种年龄	接种途径	复　种
卡介苗	生后 2 ~ 3 天至 2 个月	皮内注射	接种后于 7 岁、12 岁复查 OT（或 PPD），阴性时加种
脊髓灰质炎减毒活疫苗	第一次 2 个月 第二次 3 个月 第三次 4 个月	口服	4 岁时加强 1 次
百白破混合制剂	第一次 3 个月 第二次 4 个月 第三次 5 个月	皮下注射	1.5 ~ 2 岁、7 岁各加强 1 次
麻疹减毒活疫苗	8 个月以上	皮下注射	7 岁时加强 1 次
乙肝疫苗	第一次出生时 第二次 1 个月 第三次 6 个月	肌内注射	1 岁时复查；免疫成功者 3 ~ 5 年加强 1 次；免疫失败者需要重复基础免疫

疫苗接种口诀："出生乙肝卡介苗，二三四月服麻丸，三四五月百白破，二六乙肝二三针，八月麻疹初种了，周岁免疫完成好。"

二、几种主要生物制品的特点

（一）卡介苗

1. 制剂　此为活菌苗，用于预防结核病。

2. 初种年龄　小儿出生 24 小时后可接种。2 个月以上的婴儿接种前应做结核菌素试验，阴性反应者可接种，阳性反应者表示已获得免疫力，不需再接种。

3. 接种方法　在左上臂三角肌上缘处进行剂量为 0.1cm 的皮内注射。

4. 接种反应　接种后 4 ~ 6 周局部有小溃疡，周围淋巴结可肿大。

（二）乙肝疫苗

1. 制剂　此为预防乙型肝炎病毒感染的主动免疫生物制品，可阻断母婴传播。

2. 接种方法　在上臂三角肌处进行剂量为 5μg 的肌内注射。

3. 接种反应　个别小儿局部轻度红、肿、疼痛，但很快消失。

（三）脊髓灰质炎减毒活疫苗（小儿麻痹糖丸）

1. 制剂　白色糖丸，怕热不怕冷，故在保存、运输及使用过程中需冷藏（0℃以下）。

2. 接种方法　口服。服用时，需用凉开水送服或直接含服，切勿用热开水喂服。

3. 接种反应　偶有低热、腹泻等。

（四）百白破混合制剂

1. 制剂　此为预防百日咳、白喉、破伤风三种疾病的三联制剂。

2. 接种方法　在上臂外侧处进行剂量为 0.2 ~ 0.5ml 的皮下注射。

3. 接种反应　局部轻微红肿。

（五）麻疹减毒活疫苗

1. 制剂　此为橘红色的透明液体或干燥制剂。如有颜色变黄、变紫、混浊等，概不能使用。

2. 接种方法　在上臂外侧处进行剂量为 0.2ml 的皮下注射。

3. 接种反应　可出现发热、打喷嚏、流鼻涕等。

三、免疫接种的禁忌证

禁忌证：急性传染病、未过检疫期、严重慢性病、消耗性疾病、化脓性疾病、皮肤病、有过敏史、肝肾疾病、严重湿疹、有癫痫或惊厥史的小儿。此外，还有少数特殊的禁忌证，如免疫缺陷患儿禁用脊髓灰质炎减毒活疫苗。近 1 个月内注射丙种球蛋白者，不能接种活疫苗。接种前，必须认真阅读各种制剂的禁忌证，严格按照使用说明执行。

四、免疫接种的操作要点

1. 严格查对　仔细核对姓名、疫苗名称、批号、有效期及生产单位。检查有无变质。

2. 生物制品的准备　打开安瓿前，应由第二人核对无误。干燥制品按规定方法稀释、溶解，摇匀后使用。打开安瓿前用酒精棉签消毒其颈部。

3. 局部消毒　接种时用2%碘酊及75%乙醇消毒皮肤，待干后注射；接种活疫苗、菌苗时，只用75%乙醇消毒，以免活疫苗、菌苗被碘酊杀死。

五、一般反应及处理原则

（一）一般反应

1. 局部反应　接种后24小时内局部出现红、肿、热、痛。红肿直径在 2.5cm 以下者为弱反应，2.6 ~ 5cm 者为中反应，5cm 以上者为强反应，共持续 2 ~ 3 天。接种活菌

（疫）苗，局部反应出现晚，持续时间长。轻者不必处理，重者可局部热敷。

2. 全身反应　发热，体温在 37.5℃ 以下为弱反应，37.6℃ ~ 38.5℃ 为中反应，38.6℃ 以上为强反应，可伴有头痛、寒战、恶心、呕吐、腹痛、腹泻等。轻者适当休息即可，重者需对症处理。

（二）异常反应

1. 过敏性休克　接种后数分钟或 2 小时以内出现烦躁不安，面色苍白，口周发紫，四肢湿冷，呼吸困难，脉细速，恶心，呕吐，惊厥甚至昏迷，此时有生命危险。立刻让患儿平卧，头低位，安静保暖，立即皮下或静脉注射 1:10000 肾上腺素 0.5 ~ 1ml，并吸氧，迅速抢救。

2. 晕针　小儿常因空腹、疲劳、空气闷热、紧张恐惧，在注射时或注射后数分钟内发生晕针，表现为头晕、心慌、面色苍白、出冷汗、手足发凉，重者四肢麻木、心跳加快、呼吸减慢。此时让其平卧，头低位，安静，饮用糖水，或喝热开水，短期内可恢复。

3. 过敏性皮疹　常于接种后几小时或几天内出现荨麻疹。口服抗组织胺药物即可。

4. 扩散　有免疫功能缺陷或低下者，接种减毒活菌苗后，可扩散为全身感染，如口服脊髓灰质炎减毒活疫苗，则可引起脊髓灰质炎；接种卡介苗后可感染粟粒型肺结核。所以，免疫力低下的患儿、应用糖皮质激素的患儿，均不能接种疫苗。

知识链接

疫苗的冷链运输与保管

　　疫苗的冷链是指为保证疫苗从疫苗生产企业到接种单位运转过程中的质量而装备的贮存、运输冷藏设施和设备。为了保证计划免疫所应用的疫苗从生产、贮存、运输、分发到使用的整个过程有妥善的冷藏设备，使疫苗始终置于规定的保冷状态之下，保证疫苗的合理效价不受损害，我国与联合国儿童基金会建立了冷链合作项目。疫苗的运输、贮存和使用要严格按照有关的温度要求进行。按照疫苗的品种、批号分类整齐码放，疫苗纸箱（盒）之间、与冰箱或冰柜壁之间均应留有冷气循环通道。分发使用疫苗按照"先短效期，后长效期"和同批疫苗按"先入库，先出库"的原则，存放要整齐，包装标志明显，疫苗之间留出冷气循环通道。

同步训练

1. 5 个月的婴儿应接种的疫苗是（　　　）

　　A. 卡介苗复种　　　　　　　　　　B. 脊髓灰质炎减毒活疫苗

　　C. 百白破三联疫苗　　　　　　　　D. 乙型脑炎疫苗

　　E. 麻疹减毒活疫苗

2. 白喉、百日咳、破伤风混合疫苗初种时需（　　）

　　A. 注射 1 次　　　　　　　　　　B. 每月 1 次，注射 3 次

　　C. 每周 1 次，注射 3 次　　　　　D. 每周 1 次，注射 2 次

　　E. 每月 1 次，注射 2 次

3. 复种脊髓灰质炎减毒活疫苗的年龄是（　　）

　　A. 1 岁　　　　　　　　B. 2 岁　　　　　　　　C. 3 岁

　　D. 4 岁　　　　　　　　E. 5 岁

4. 小儿 4 个月，需要进行免疫接种。该小儿按照计划免疫程序应该接种的下列疫苗有（　　）

　　A. 流脑疫苗　　　　　　B. 乙脑疫苗　　　　　　C. 卡介苗

　　D. 脊髓灰质炎减毒活疫苗　　E. 乙肝疫苗

5. 按照卫生部的规定，计划免疫程序中的"五苗"是 _____、_____、_____、_____、_____。

6. 计划免疫程序中的"五苗"预防的是_____、_____、_____、_____、_____、_____七种传染病。

7. 接种疫苗时经常出现的一般反应有哪些？如何处理？

8. 讨论题：当进行预防接种时，突然出现过敏性休克时有哪些症状？如何处理？

第四章　住院患儿的护理

　　住院是一种不愉快的经历，对小儿的心理和身体都会造成很大的影响。了解各年龄阶段的患儿对疾病和住院的心理反应，有助于缩短小儿对医院的适应时间，最大限度地减少住院给小儿带来的身心方面的影响。希望通过这一章内容的学习，使同学们能学会在实施护理操作的同时，给予患儿有效的心理护理；并且能准确、及时地完成儿科的基础护理操作。

第一节　儿科门诊、病室设置及住院患儿的心理反应与护理

 知识要点

　　1. 儿科门诊与儿科病房的设置。
　　2. 婴儿对住院的心理反应与护理。
　　3. 幼儿对住院的心理反应与护理。

一、儿科门诊、病室设置

（一）儿科门诊设置

　　儿科门诊各室的布置要符合小儿的心理发育，墙上可张贴或涂一些小儿喜欢的动物等图画，图画上应画有蓝天、白云、花草等图案，使小儿能够有一种轻松愉悦的感受。在诊查室及治疗室里摆放玩具，为患儿提供有安全感的环境，以减轻或消除患儿就诊时的紧张情绪。

　　1. 预诊处　设置预诊处是为了及时发现传染病患儿，及时到隔离室进行诊治，以防交叉感染；遇有危重患儿可直接护送至急诊室抢救。预诊处要设在儿科门诊的入口处，设有两个出口，分别通往普通门诊和传染病隔离室。小儿经过预诊确定为非传染病患儿凭预诊处卡片挂号。

　　2. 传染病隔离室　室内除备有必要的检查用具外，还必须备有隔离衣以及针对不同传染病的消毒设施和洗手设备。隔离室应分为互不相通的病室，分别诊治不同病种的传染病。

3. 测体温处 开诊前为每个患儿测量体温。如体温高达 38.5℃ 以上者，应根据患儿的情况适当给予降温处理，并优先安排就诊，以防出现高热惊厥。

4. 候诊室 要求宽敞、明亮、空气流通、温度和湿度适宜。室内设置足够的候诊椅，并设有 1~2 张小床，为家长给患儿更换尿布和包裹之用。室内要备有饮水设备及消毒水杯。

5. 检查室 要设置多个单间诊室，以防小儿哭闹而互相干扰。室内要设有诊查床、诊查用的桌椅、诊查用具及洗手设备等。

6. 治疗室 室内应备有常用的治疗器械及药品。根据情况进行注射、穿刺及灌肠等治疗。

（二）儿科急诊室设置

儿科急诊室应设抢救室、诊查室、观察室、隔离观察室、治疗室及小手术室等。

1. 抢救室 内设病床 2~3 张，并备有远红外线辐射式抢救台，以供抢救小婴儿使用。仪器设备需要备有人工呼吸机、心电监护仪、气管插管及气管切开用具；还应备有供氧设备、吸引装置和雾化吸入器以及各种穿刺包、切开包、导尿包等。室内应备有抢救车，车上放置急救药品、注射器、手电筒、记录本及笔等，以满足抢救危、重症患儿的需要。

2. 观察室 除一般病室应备有的病床、柜子、常规抢救设备外，可备各种监护仪和暖箱等。

3. 小手术室 除一般手术室的基本设备外，应准备清创缝合小手术、骨折固定、大面积烧伤的初步处理以及紧急情况下的胸、腹部手术等器械用具及抢救药品等。

4. 治疗室 应备有各种治疗设备、药品、护理用物等。

（三）儿科病房设置

儿科病房要根据小儿的年龄、病种及身心特点合理安排。每个病区以收治 30 多名患儿为宜。

1. 病室 一般病室设病床 4 张，小病室设病床 1~2 张。每张床位占地至少 $2m^2$，床间距、床与窗台相距各为 1m。病室之间采用玻璃隔壁，便于医护人员观察患儿。每间病室均有洗手设备及夜间照明装置，窗外应设护栏，病床两侧应有可上下拉动的床栏。

2. 医护办公室 设在病房的中部，靠近危重患儿病室，以便随时观察患儿，发现病情变化时可及时处理。

3. 治疗室 室内设治疗桌、治疗车、药柜、器械柜、冰箱等，并备有各种注射、输液、穿刺用物及常用药品等。

4. 配膳、配乳室 设在病房入口处，备有配乳用具、消毒设备、冰箱、分发膳食的小车。

5. 游戏室 可设在病房的一端。室内宜宽敞，光线充足。布局应体现儿童的特征，备有小桌、小椅、玩具柜及适合不同年龄小儿的玩具和书籍等。

6. **盥洗室、浴室、厕所、杂物室** 各种设备应适合儿童使用，注意使用安全。浴室要宽敞，便于护士协助患儿沐浴。厕所应有门，但不要加锁，以防发生意外。杂物室内放有便盆、污水池、污衣袋、大水池（浸泡各种需消毒的用品）等，还要放置分类垃圾桶或设有垃圾通道。

二、住院患儿的心理反应与护理

1. 婴儿对住院的心理反应与护理

（1）*心理反应* 6个月以前的患儿住院后，如能满足其生理需要和解除疾病的痛苦，一般比较安静，较少哭闹。6个月以后的患儿开始认生，对母亲或抚育者的依赖性越来越强，对住院的主要反应是分离性焦虑，表现为寻找母亲，哭闹、拒绝陌生人，甚至抑郁、退缩。

（2）*护理要点* 对6个月以内的患儿，要多抚摸、拥抱，满足患儿的情感需求；对6个月以上的患儿，要有固定的护士连续护理，增加感情的交流，保持原有的习惯。

2. 幼儿对住院的心理反应与护理

（1）*心理反应* 幼儿分离性焦虑具体表现为三个阶段：反抗、失望、否认。

（2）*护理要点* 对患儿入院后出现的反抗、哭闹等行为给予理解，允许幼儿发泄不满，为患儿创造表现其自主性的机会。当患儿有退行性行为（如吮指、咬指甲、尿床等）时，应给予抚摸、拥抱，以暗示和循循善诱的方法帮助患儿。

3. 年长儿对住院的心理反应与护理

（1）*心理反应* 学龄儿童分离性焦虑表现得较温和，对住院有被遗弃、遭受惩罚等恐惧心理。学龄儿童表现为孤独、焦虑、悲观。心理活动虽多，但表现较隐匿。

（2）*护理要点* 介绍有关病情和住院治疗的必要性等，增加沟通与交流，减少疑虑，尽量使患儿表达感情、发泄恐惧和焦虑情绪。

4. 青春期少年对住院的心理反应与护理

（1）*心理反应* 此期患儿个性基本形成，住院后表现为不愿接受医护过多的干涉，心理适应能力加强，但情绪容易波动，也易出现日常生活被打乱的问题。

（2）*护理要点* 建立良好的护患关系，增加患儿的安全感。与患儿及家长共同制定活动时间表，给患儿提供部分选择权。否定不合作及消极行为，强化患儿的自我管理能力。

知识链接

住院患儿的心理压力

儿童正处于心理健康发育的关键阶段，所患疾病和相关的治疗措施不仅给住院患儿造成躯体上的伤害和痛苦，而且很容易造成心理创伤，影响其心理的健康发展。住院患儿由于离开亲人和身体患病，会不自觉地产生心理压力，主要包括以下几个方面：疾病本身带来的痛苦和创伤；治疗限制了日常活动及对各种治疗的恐惧；对疾病的认识有限而产生的情绪反应；身体形象改变所造成的情绪影响；环境陌生及对其缺乏安全感；离开亲人及接触陌生人；中断学习，住院患儿被迫失去该年龄段应有的学习知识与技能的机会。

对此，护理人员应及时给予正确的评估，拟定周密的护理计划，切实执行各项护理措施，让住院患儿得到生理、心理及社会整体的护理照顾，从而减轻住院患儿的心理压力。

同步训练

1. 不表现出分离性焦虑的住院患儿为（　　　）
   A. 1~6 个月的婴儿　　　　　　B. 7~12 个月的婴儿　　　　　C. 幼儿
   D. 学龄前期小儿　　　　　　　E. 学龄期小儿
2. 幼儿分离性焦虑具体表现为三个阶段：_____、_____、_____。

第二节　儿科常见症状及其护理

知识要点

1. 发热患儿的护理诊断及护理措施。
2. 哭闹患儿的病因、护理诊断及护理措施。
3. 腹痛患儿的护理诊断及护理措施。
4. 呕吐患儿的病因、护理诊断及护理措施。

一、发热患儿的护理

体温超出正常范围而异常升高，即为发热。正常小儿的体温有个体差异，可随外界环境因素的变化而波动，临床上肛温 >37.8℃，腋温 >37.5℃为发热。进食、哭闹、运动、衣被过厚等均可使体温略有升高。体温在 37.5℃~38℃之间为低热，在 38.1℃~39℃之间为中等热，超过 39℃为高热，超过 40℃为超高热。如果发热持续时间超过两周为长期发热。

【病因】

1. 感染性发热　细菌、病毒、支原体、寄生虫等任何病原体感染所引起的疾病均可伴有发热，如呼吸道感染、败血症、尿道感染、结核病等，急性发热以上呼吸道感染最为多见。

2. 非感染性发热　见于坏死物质吸收，如大面积烧伤、恶性肿瘤等；变态反应，如某些药物反应、血清病等；代谢障碍而产热过多或散热过少，如甲状腺功能亢进或脱水时；体温调节失常，如中暑、颅脑损伤、安眠药中毒等。

【护理诊断】

1. 体温过高　与原发病或因年龄引起的体温调节无效有关。

2. 有体液不足的危险　与发热不显性失水增加及摄入不足有关。

3. 潜在并发症　高热惊厥。

【护理目标】

维持患儿的体温在正常范围；不发生脱水；不发生惊厥或者发生惊厥时能被及时发现并处理。

【护理措施】

1. 维持体温正常

（1）环境要求　保持室内空气流通、新鲜和适宜的温湿度。室内温度为 18℃ ~ 22℃，湿度为 50% ~ 60%，室内每日至少通风两次。

（2）体温观察及处理　促进机体散热；多饮温开水。当体温超过 38.5℃ 时给予物理降温，如松解过厚的包被（开包降温）；头部置冷毛巾湿敷或头部、腋下及腹股沟处置冰袋；全身温水擦浴，30% ~ 50% 乙醇擦浴及冷盐水灌肠等方法降低体温。新生儿首选开包降温，不宜采用乙醇擦浴。每 4 小时测 1 次体温，高热与超高热或有热性惊厥史者每 1 ~ 2 小时测体温 1 次，采取退热措施后半小时复测体温，评价降温效果。

（3）生活护理　高热患儿绝对卧床休息，出汗后及时更换衣服，避免因受凉而使症状加重或反复。注意皮肤护理与口腔护理。衣被不宜过厚，以免影响机体散热。

（4）遵医嘱用药　按医嘱给予退热剂，如口服对乙酰氨基酚或布洛芬颗粒冲剂。按医嘱使用抗病毒药，如利巴韦林等，合并细菌感染者按医嘱使用抗生素。注意观察用药后的反应，同时密切观察患儿有无体温骤降而引起的大汗淋漓、面色苍白、四肢厥冷、虚脱等现象。

2. 维持体液正常　保证营养和水分的摄入，尤其是大量出汗后应补足水分，婴儿所需总液体量为 100 ~ 150ml/kg，儿童所需总液体量为 60 ~ 80ml/kg，必要时可静脉补充液体。给予清淡、易消化、高热量、高蛋白质、富含维生素的流食或半流食。

3. 预防热性惊厥　密切观察病情，发热时及时给予物理降温或者遵医嘱给予药物降温，以防热性惊厥。必要时遵医嘱预防性地使用镇静剂，如地西泮、苯巴比妥、水合氯醛等。当高热患儿出现惊厥先兆时，立即通知医生。一旦发生惊厥要就地抢救，保持安静，按惊厥处理。

二、哭闹患儿的护理

小儿哭闹按照其发生的原因可分为生理性哭闹和病理性哭闹。生理性哭闹表现为哭声有力、时间短、间歇期面色如常；病理性哭闹表现为哭声剧烈，呈持续性、反复性，不能用玩具逗引或饮水、进食等方法止哭，同时有伴随症状，如中耳炎患儿常伴摇头、不让触及患处等。

【病因】

1. 生理性哭闹　最常见的原因为饥饿、口渴。此外，还有情绪变化、睡眠异常、断乳、过冷、过热、尿布潮湿、衣服不适、昆虫叮咬、要挟家长等。

2. 病理性哭闹　凡能引起小儿不适或疼痛的疾病都可致小儿哭闹，以腹痛、头痛、口痛为多见，其次是颅内疾病。

【护理诊断】

1. 舒适度的改变　与饥饿、口渴或因疾病引起的身体不适有关。

2. 有屏气的危险　与哭闹时出现呼吸暂停有关。

3. 知识缺乏（家长）　缺乏有关护理病理性哭闹小儿的知识。

【护理目标】

保证小儿身体的舒适度；不出现屏气，保持呼吸道通畅；家长掌握相关的护理知识。

【护理措施】

1. 病情观察

（1）耐心细致地观察病情　寻找患儿哭闹的原因。注意哭闹的声调、持续时间、特点及伴随症状，分清生理性哭闹和病理性哭闹。

（2）病理性哭闹的处理　持续性、反复发作的哭闹，哭声尖调或细弱呈呻吟状，或伴有面色、饮食、大小便、呼吸、精神等任何状况的改变，或触及腹部有包块等异常体征，多为病理性哭闹，应尽早与医生联系，及时处理。如出现脑性尖叫，多为小儿颅内压增高；如伴随睡眠不安、夜惊、烦躁或多汗等症状，多为维生素 D 缺乏性佝偻病；如伴有流涎、拒食、口腔局部黏膜破损，则为小儿口腔炎。要根据小儿的不同情况给予相应的处理。

（3）生活护理　悉心护理生理性哭闹的患儿，去除一切可能的不良刺激，如饥饿、口渴、尿布潮湿、保暖不当、被昆虫叮咬、熟睡时被声响惊醒等。

2. 预防屏气的发生　患儿哭闹时不要强迫喂食，避免不良刺激，两岁以上的小儿要挟性哭闹时，不要训斥与责骂，尽量积极地引导小儿，对其不合理的要求和不能满足的欲望应耐心进行说服教育。

3. 健康指导　向小儿的家长讲解病理性哭闹的常见原因、伴随症状、如何进行病情观察、及时就诊等。介绍小儿因哭闹造成屏气的预防知识，遵医嘱积极治疗原发病。对于生理性哭闹的小儿，要及时发现饥饿、口渴、情绪变化、睡眠异常、过冷、过热、尿布潮湿等不适情况，并予以解决，去除引起小儿身体不适的影响因素。

三、腹痛患儿的护理

腹痛是指由于各种原因引起的腹腔内、外脏器的病变，进而表现为腹部的疼痛，是小儿时期最常见的症状之一。引起腹痛的原因很多，涉及多科疾病，既可以是腹内脏器病变，也可以是腹外病变。急腹症需手术治疗者，若不及时诊断、治疗或延误手术，则可造成严重的后果，甚至危及生命，所以对小儿腹痛症状的鉴别非常重要。

【病因】

1. 功能性腹痛 由于肠管蠕动异常或肠管壁痉挛引起的腹痛，如小儿胃肠道痉挛、肠虫症、肠套叠等。

2. 器质性腹痛 如胃肠道疾患、胆囊炎、胰腺炎、尿路感染、尿路结石及各种原因所致的内脏破裂等。

【护理诊断】

1. 腹痛 与腹部的疾病或因某些疾病造成的腹部疼痛有关。

2. 有体液不足的危险 与腹痛影响进食或伴有呕吐、腹泻而引起液体丢失有关。

【护理目标】

腹痛的原因明确，处理得当，患儿疼痛缓解或减轻；体液丢失得以纠正。

【护理措施】

1. 腹痛的护理

（1）病情观察 密切观察腹痛的部位、性质、持续时间、严重程度及伴随症状。如是否伴随呕吐、腹胀、肠型、黄疸等症状，局部肌肉是否有压痛、肌肉紧张，同时注意患儿的精神状态，有无精神萎靡、烦躁、哭闹、出汗及特殊固定的疼痛部位等，以协助鉴别诊断，及时治疗。2岁以内的小儿突然出现剧烈的阵发性腹痛，伴有呕吐和果酱样便，多为肠套叠；腹痛多始于脐周或上腹部，之后转移性右下腹疼痛，多为阑尾炎。

（2）疼痛的处理 诊断不明者，禁用热敷或给予止痛药，以免掩盖症状，延误诊断和治疗。明确病因后按原发病护理，酌情给予热敷或者用温暖的手按摩，必要时遵医嘱，给予阿托品等药物解痉止痛。内脏破裂、急性阑尾炎等造成的急腹症者，需要紧急手术处理。

（3）生活护理 剧烈腹痛患儿需绝对卧床休息。根据原发病确定腹痛患儿的饮食，给予细软、易消化、富含营养的食物，避免给予含粗纤维、油炸食物及生、冷、硬等刺激性食物。急腹症需外科手术者应禁食，给予静脉补充营养。

2. 维持体液正常 保证充足水分的摄入，必要时给予静脉补液。密切观察患儿皮肤黏膜是否干燥、前囟及眼窝是否凹陷、眼泪及尿量的多少等情况变化，防止体液不足。

四、呕吐患儿的护理

呕吐是由于食管、胃或肠呈逆蠕动，伴有腹肌强力痉挛性收缩，迫使胃内容物从口、鼻腔涌出所致的一种反射性动作。此为小儿胃肠道功能障碍的一种表现，由消化道疾病及消化道外疾病所引起，频繁而剧烈的呕吐可造成小儿出现严重的脱水、电解质紊乱等并发症。

【病因】

1. 喂养不当 最常见的原因是由于喂养不当而出现溢乳或呕吐。

2. 消化道感染性疾病 如小儿胃炎、肠炎等引起反射性呕吐。

3. 消化道梗阻 先天性消化道畸形或后天性疾患使消化道梗阻，如肠套叠、肠扭转等。

4. 全身性和代谢障碍性疾病 消化功能异常而造成呕吐；肾上腺功能低下、酸中毒等。

5. 中枢神经系统疾病 见于颅内压增高引起的喷射状呕吐，如脑炎、脑膜炎等。

6. 各种中毒 各种化学毒物误服引起的呕吐。

7. 药物的副作用 见于各种药物副作用引起的呕吐。

【护理诊断】

1. 有窒息的危险 与误吸有关。

2. 营养失调（低于机体需要量） 与呕吐损失增加及摄入不足有关。

【护理目标】

保持呼吸道通畅，不出现窒息；保证营养的供给，维持正常的机体需要量。

【护理措施】

1. 防止窒息

（1）病情观察 密切观察病情，注意呕吐的性质与呕吐方式（喷射性或非喷射性），持续时间，量的多少，呕吐内容物的颜色、气味、性状等，呕吐出现的时间与饮食的关系，有关伴随症状及患儿的精神状态。如呕吐物混有血液、黄绿色的胆汁，可能存在十二指肠梗阻。如小儿腹泻的同时频繁呕吐，伴有精神萎靡等症状，可能为急性胃肠炎，要予以重视，以防脱水处理不当而引起小儿死亡。

（2）呕吐的处理 立即松解患儿的衣扣，予以侧卧位，床旁备吸痰器及抢救用物，迅速清除口、鼻腔呕吐物，防止误吸而导致窒息。记录呕吐次数、量及性状，患儿喂乳后应竖起拍背。呕吐后应清洗口腔，及时更换被污染的衣物。

（3）正确喂养 给小儿喂食的姿势要正确，用乳瓶喂乳时，要选择合适的胶皮乳头，防止吞咽过快而吞入过多的气体；乳温适中，以不烫手为宜；喂奶完毕应竖抱小儿，轻拍其背部，以帮助小儿将咽下的空气排出，然后置小儿于右侧卧位，防止溢乳而造成误吸。

2. 促进营养与体液的平衡 呕吐者宜少量多次哺喂（或进食），给予清淡、易消化的食物，忌油腻、酸、辣等刺激性食物，以免刺激消化道而引起呕吐。频繁而剧烈的呕吐者可暂禁食。密切观察患儿皮肤黏膜是否干燥、前囟及眼窝是否凹陷、眼泪及尿量的多少等情况变化，防止因频繁呕吐而造成体液不足，引起脱水者可遵医嘱给予静脉补液。

同步训练

1. 生理性哭闹最常见的原因为（ ）

  A. 饥饿、口渴   B. 蚊虫叮咬   C. 寒冷

  D. 发热   E. 尿布潮湿

2. 急性发热的病因以_____最为多见。

3. 新生儿首选_____降温，不宜采用_____降温。

4. 高热患儿每4小时测1次体温，高热与超高热或有热性惊厥史者_____小时测体温1次，采取退热措施后_____小时复测体温。

5. 患儿腹痛始于脐周或上腹部，之后转移性右下腹疼痛多为_____；出现果酱样便多为_____。

6. 小儿呕吐最常见的原因是由于_____而出现溢乳或呕吐。

7. 简述发热患儿物理降温的措施。

8. 简述呕吐患儿防止窒息的措施。

第三节　儿科用药及护理

 知识要点

1. 儿科常用药物的应用及护理。
2. 儿科药物剂量的计算与小儿给药方法。

一、儿科常用药物及其护理

小儿时期由于其肝脏的解毒、肾脏的排泄功能较差，对药物的毒性与副作用较为敏感，所以在各类药物的使用过程中要注意观察药物的毒、副作用，并做到合理用药、及时护理。

1. 抗生素的应用及护理　抗生素在使用过程中要严格掌握适应证，有针对性地使用，正确选择药物的种类、剂量和疗程，并充分考虑它的毒、副作用，防止抗生素滥用。如氯霉素可出现灰婴综合征及抑制骨髓造血功能，链霉素和卡那霉素可引起听力障碍和肾脏损害，长时间滥用广谱抗生素可造成鹅口疮、肠道菌群失调等。

2. 退热药的应用及护理　发热是小儿的常见症状，婴幼儿发热首选多饮水及物理降温，必要时应用对乙酰氨基酚和布洛芬，但不可过早、过多地应用。婴幼儿禁用复方解热止痛片；水痘患儿禁用阿司匹林；注意恶心、呕吐等不良反应；药量过大可出现面色苍白、出汗过多、虚脱等症状。

3. 糖皮质激素的应用及护理　糖皮质激素临床应用广泛，要严格掌握其使用的指征、剂量、疗程，不可随意减量或停药，防止出现反弹现象。长期使用可抑制骨骼生长，降低机体免疫力。另外，在应用糖皮质激素期间，不宜接种疫苗。水痘患儿禁止使用糖皮质激素，以免水痘病毒扩散而加重病情。

4. 镇静药的应用及护理　婴幼儿有高热、烦躁不安等情况时，使用镇静药可以使其得到休息，利于疾病的恢复。临床常用苯巴比妥、地西泮、水合氯醛等，使用时应特别注意观察呼吸情况，以免发生呼吸抑制，婴幼儿对阿片类药物（如吗啡）较敏感，故禁用此类药物。

5. 镇咳、祛痰、平喘药的应用及护理　婴幼儿支气管狭窄、呼吸道感染时分泌物多且不易咳出，易发生阻塞而引起呼吸困难，故一般不用镇咳药，不利于痰液的排出，可应用祛痰药或雾化吸入稀释分泌物,配合体位引流排痰。使用氨茶碱平喘时可引起精神兴奋,导致小儿惊厥,应慎用。

6. 止泻药与泻药的应用及护理 小儿肠道感染引起的腹泻不可先用止泻药,以免肠蠕动减慢,增加肠道内毒素的吸收,加重全身中毒症状,多采用调整饮食和补充液体等方法。小儿一般不用泻药,便秘患儿可增加蔬菜的摄入或应用开塞露等进行通便,但开塞露不宜长期使用。

二、药物剂量的计算

1. 按体重计算 这是最常用、最基本的计算方法,多数药物已给出每日或每次、每千克体重的需要量,所以临床常常按体重计算用药的总量。

每日(次)剂量=患儿体重(kg)×每日(次)每千克体重所需剂量

患儿体重要以实际测量结果为准。如果是年长儿,其计算结果超出成人每日(次)剂量时,则以成人量为限给药。如果是注射药物,必须将药量换算为准确的注射液所用药量。

例1: 遵医嘱给患儿用地西泮(安定)3mg(1ml 含地西泮 10mg),应抽多少毫升药液?

解:1ml/10mg×3mg = 0.3ml;答:需要抽取 0.3ml 药液。

同学们还可以这样推算:1ml 药液含地西泮 10mg,0.1ml 含有地西泮 1mg,0.3ml 含有地西泮 3mg。

例2: 需要给体重 8kg 的患儿注射氯丙嗪,氯丙嗪注射液的剂型为 25mg/ml,小儿应用剂量为每次 0.5~1mg/kg。请问:应该抽取多少毫升药液?

解:8kg×(0.5~1)mg = 4~8mg;答:体重 8kg 的患儿需要用氯丙嗪 4~8mg。

1ml/25mg×(4~8)mg = 0.16~0.32ml;答:需要抽取的药液在 0.16~0.32ml 之间即可。

同学们也可以这样推算:1ml 含有氯丙嗪 25mg,0.1ml 含有氯丙嗪 2.5mg,0.2ml 含有氯丙嗪 5mg(大于 4mg),0.3ml 含有氯丙嗪 7.5mg(小于 8mg)。所以,需要抽取药液 0.2~0.3ml。

2. 按体表面积计算 按体表面积计算药物剂量较其他方法更为准确,适应各年龄段小儿,计算时需要推算出小儿的体表面积,其计算公式为:

体重≤30kg,小儿体表面积(m²)=体重(kg)×0.035+0.1

体重>30kg,小儿体表面积(m²)=[体重(kg)-30]×0.02+1.05

每日(次)剂量=患儿体表面积(m²)×每日(次)每平方米体表面积所需剂量

3. 按年龄计算 按年龄计算给药剂量简单易行,由于不精确,所以仅用于剂量幅度大、不需十分精确的药物,如营养类药物剂量可以按年龄计算。

4. 按成人剂量折合计算 一般很少用,仅用于明确小儿剂量的药物,所得剂量偏小。

小儿剂量 = 成人剂量 × 小儿体重(kg)/50

以上方法在实际应用时，要结合小儿的具体病情，分析用药目的、给药途径，计算出较为确切的药物剂量。同一种药物在治疗不同的疾病时，剂量可有差异；同样的药物，口服剂量要大于静脉注射剂量。

三、给药方法

小儿给药方法应以保证用药效果为原则，综合考虑患儿的年龄、疾病、病情，决定适当的剂型、给药途径及用药次数，以排除各种不利的因素，减少患儿的痛苦。

1. 口服法 最常用的给药方法是口服法，只要是条件允许，就尽可能采用口服法给药。年长儿常用片剂和药丸，应鼓励和教会患儿自己服药；婴幼儿常选用糖浆、水剂和冲剂，也可将药片碾碎，加水调匀后喂服，但是任何药物均不可混于奶中哺喂。

2. 注射法 急症、危重症患儿以及不宜口服的患儿多采用注射法。常用的有肌内注射、静脉推注及静脉滴注法。肌内注射一般选择臀大肌外上方，对不合作、哭闹挣扎的婴幼儿，可采取"三快"注射法，即进针、注药、拔针均快，以缩短时间，防止发生意外。静脉推注多可用于抢救，在推注时速度要慢，并密切观察，勿使药液外渗。静脉滴注不仅可用于给药，还可补充水分及营养、供给热量等，因此应用广泛。静脉滴注的过程中，应根据患儿的年龄、病种、病情等情况调节滴速。注意随时巡视，观察输液的情况，保持静脉输液的通畅。

3. 外用药 多为软膏制剂，也常有水剂、混悬剂、粉剂、膏剂等。根据不同的用药部位，可对患儿的手进行适当约束，以免因患儿抓、摸而使药物误入眼、口，进而发生意外。

4. 其他方法 雾化吸入经常用于小儿呼吸系统疾病的治疗；灌肠给药虽然不是首选的给药方法，但镇静止惊时也会用到；还可用缓释栓剂。年长儿可用含剂、漱剂等。

同步训练

1. 易造成婴幼儿呼吸中枢抑制的药物为（　　　）
   A. 红霉素　　　　　　　　　B. 水合氯醛　　　　　　　　　C. 地西泮
   D. 吗啡　　　　　　　　　　E. 氨茶碱
2. 长时间滥用广谱抗生素可造成鹅口疮、_____。
3. 婴幼儿禁用_____退热。
4. 在应用糖皮质激素期间，不宜_____。患儿禁止使用糖皮质激素，以免病情加重。
5. 便秘患儿可增加蔬菜的摄入或应用_____等进行通便，但此类药物不宜长期使用。
6. 5个月的患儿，其出生体重为3.5kg，遵医嘱应用氯丙嗪，其剂型为25mg/ml，小儿应用剂量为每次0.5～1mg/kg。请问：应该抽取多少毫升药液？

第四节　儿科常用护理技术

知识要点

1. 小儿沐浴、脐部护理、约束法、婴儿抚触的护理技术。
2. 小儿头皮静脉穿刺、颈外静脉穿刺、股静脉穿刺的护理技术。
3. 小儿臀红的程度分类、预防及护理技术。

一、小儿沐浴

【目的】

保持皮肤清洁、舒适；协助皮肤的排泄和散热，促进血液循环；观察皮肤及全身的情况。

【操作前准备】

1. 用物准备　①棉布类有婴儿尿布、衣服、大小毛巾、包被、系带。②护理盘内备水温计、棉签、棉球、护臀霜或鞣酸软膏、爽身粉、婴儿浴液及洗发液；根据需要备指甲剪、碘伏、液体石蜡油等。③浴盆内备温热水（2/3 满），沐浴时冬季水温为 38℃～39℃，夏季水温为 37℃～38℃，另备一壶 50℃～60℃的热水随时添加。④必要时准备床单、被套、枕套、磅秤。

2. 环境准备　关好门窗，调节室温至 26℃～28℃。

3. 护士准备　服装、鞋帽整洁，洗手；举止端庄，态度和蔼，言语温和恰当。

【方法与步骤】

1. 准备　将用物携至床边并按顺序放好，浴盆至于床边凳上或操作台上。

2. 脱衣　将盖被折成三角放在床尾，脱去小儿衣服，保留尿布，用大毛巾包裹婴儿全身。测量体重并记录。

3. 擦洗面部　用小毛巾由内眦向外眦擦拭眼睛，更换清洁的小毛巾擦拭另一眼，然后擦洗耳及面部，用棉签清洁鼻孔。

4. 清洗头部　抱起婴儿，左前臂托住婴儿背部，左手托住头颈部，腋下夹住臀部及下肢，左手拇指和中指分别向前折耳郭以堵住外耳道口。右手用洗发液清洗头部，然后用清水冲洗，再用毛巾吸干（图 4-1）。

5. 清洗身体　盆底铺垫一块浴巾，以免婴儿滑倒跌伤。移开大毛巾及尿布，以左手握住婴儿左肩及腋窝处，使其颈枕于手腕处，用右手握住左腿靠近腹股沟处，使其臀部位于手掌上，右前臂托住双腿，轻放婴儿于水中（图 4-2）。松开右手，用毛巾淋湿婴儿全身，涂抹浴液，按顺序洗颈下、胸、腹、腋下、臂、手、会阴、臀部、腿、脚，随洗随用清水冲洗。

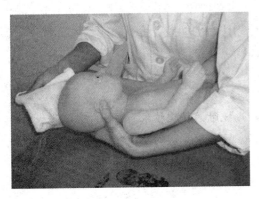

图 4-1　婴儿洗头法

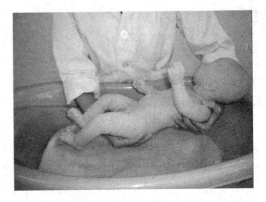

图 4-2　婴儿入、出盆法

6. 清洗背部　右手从小儿前方握住小儿左肩及腋窝处，使小儿头颈部俯于护士右前臂，左手涂抹浴液，清洗小儿后颈及背部。

7. 出盆检查　按放入水中的方法迅速抱出婴儿，用大毛巾包裹全身并将水分吸干，用棉签蘸水擦净女婴大阴唇及男婴包皮处污垢；对全身各部位进行检查，在颈下、腋窝、腹股沟等处涂抹爽身粉，臀部涂擦护臀霜或鞣酸软膏；如新生儿脐带未脱落，用碘伏消毒。

8. 整理用物　为小儿更换衣服、尿布，必要时修剪指甲。整理床单，洗手，做记录。

【注意事项】

1. 婴儿沐浴应该在喂奶前或喂奶后 1 小时进行，以免呕吐和溢奶。

2. 沐浴时尽量减少小儿身体暴露。注意保暖，动作轻快。

3. 擦洗面部时禁用肥皂。耳、眼内不得有水或浴液沫进入。

4. 头顶部皮质结痂不可用力清洗，可涂液体石蜡油浸润，次日轻轻梳去痂皮后再予清洗。

5. 清洗时注意洗净皮肤皱褶处，如颈部、腋下、腹股沟、手指及足趾缝等。

6. 注意观察全身皮肤情况，如发现异常及时报告医生。

二、脐部护理

【目的】

保持脐部清洁、干燥，预防新生儿脐炎的发生。

【操作前准备】

1. 用物准备　75% 乙醇、无菌棉签、1% 甲紫、2.5% 和 10% 硝酸银溶液、生理盐水、75% 乙醇纱布、3% 过氧化氢、安尔碘或 0.5% 碘伏。

2. 环境准备　关好门窗，调节室温。

3. 护士准备　服装、鞋帽整洁，洗手，戴口罩；举止端庄，态度和蔼，言语温和恰当。

【方法与步骤】

1. 评估 新生儿沐浴后，擦干全身皮肤，评估全身情况。查看脐部有无红肿、渗血、渗液、异常气味。

2. 暴露脐部 用75%乙醇擦净脐带残端，环形消毒脐带根部。一般情况不宜包裹，保持脐部干燥，使其易于脱落。

3. 发现异常，遵医嘱给予处理 ①脐部有分泌物：用75%乙醇消毒后，涂1%甲紫，使其干燥。②肉芽组织增生：用2.5%硝酸银溶液灼烧，并用生理盐水棉签擦洗。③脐轮红肿：用75%乙醇消毒后，覆盖75%乙醇纱布。④轻症脐炎：局部先用3%过氧化氢清洗，再涂以安尔碘（或0.5%碘伏）及75%乙醇，每日2～3次；脓液较多，有局部扩散或有全身症状者，可根据涂片或细菌培养结果选用适当的抗生素。有肉芽肿者可用10%硝酸银溶液局部涂擦。

4. 整理 为小儿更换衣服、尿布。整理床单，洗手，做记录。

【注意事项】

1. 为患儿进行脐部护理时，应当严密观察脐部有无特殊气味及脓性分泌物，发现异常及时报告医师。

2. 必须从脐带的根部由内向外环形彻底清洗消毒，保持局部干燥。

3. 脐带未脱落前，勿强行剥落，结扎线如有脱落应当重新结扎。

4. 脐带应每日护理1次，直至脱落。

5. 新生儿使用尿布时，注意勿使其遮盖脐部，以免尿粪污染脐部。

6. 使用硝酸银溶液时，注意勿引起烧灼伤。

三、臀红的护理

臀红是因婴儿臀部皮肤长期受尿液、粪便和漂洗不净的湿尿布刺激、摩擦或局部湿热（如使用不透气的尿布）等引起皮肤潮红所致，可有溃破甚至糜烂及表皮剥脱，又称尿布皮炎。

（一）根据臀红的严重程度分类

1. 轻度 主要为表皮潮红。

2. 重度 分为三度，重Ⅰ度表现为局部皮肤潮红，伴有皮疹；重Ⅱ度除以上表现外，并有皮肤溃破、脱皮；重Ⅲ度局部大片糜烂或表皮剥脱，可继发感染。

（二）臀红的预防

1. 勤换尿布，保持臀部皮肤清洁干燥。

2. 腹泻患儿便后及时用温水清洗臀部，拭干；清洗时禁用肥皂。局部可涂油保护。

3. 选用质地柔软、吸水性强的棉织品作尿布，勿用油布或塑料布直接包裹患儿的臀部。

4. 洗涤尿布时应漂洗干净，避免肥皂沫、洗涤剂等残留。

（三）臀红的护理

【目的】
保持臀部皮肤干燥、清洁，减轻患儿的疼痛，促进受损皮肤康复。

【操作前准备】
1. 用物准备　尿布、盛有温开水的盆、小毛巾、尿布桶、棉签、药物（0.02%高锰酸钾溶液、紫草油、3%～5%鞣酸软膏、氧化锌软膏、鱼肝油软膏、康复新溶液、硝酸咪康唑霜等）、弯盘、红外线灯。
2. 环境准备　关上门窗，保持室内适宜的温湿度。
3. 护士准备　按护士素质要求做好仪表和态度准备，评估患儿的年龄和病情，向家长解释注意事项。

【方法与步骤】
1. 备好用物　按操作顺序将用物放于治疗车上，推至床旁，放下床栏杆。
2. 解开尿布　轻轻掀开患儿下半身盖被，解开污湿的尿布，用上端清洁处的尿布，轻擦会阴及臀部，对折尿布，将污湿部分盖住并垫于臀下。
3. 清洗臀部　用手蘸温水清洗臀部，用软毛巾吸干水分，取出污湿尿布，卷折后放入尿布桶内。
4. 暴露臀部　将清洁的尿布垫于臀下，条件许可时将臀部暴露于空气或阳光下10～20分钟。
5. 红外线灯照射　重度臀红者可用红外线灯照射臀部10～15分钟，灯泡25～40W，灯泡距离臀部患处30～40cm。
6. 臀部涂药　暴露或照射后，将蘸有油类或药膏的棉签贴在皮肤上轻轻滚动涂药，用后将棉签放入弯盘内。
7. 更换尿布　给患儿更换清洁的尿布，拉平衣服，盖好被子。
8. 整理记录　整理用物并做记录。

【注意事项】
1. 重度患儿所用的尿布应煮沸，用消毒液浸泡，或在阳光下曝晒，以消毒灭菌。
2. 臀部清洗时禁用肥皂，避免用毛巾直接擦洗。
3. 暴露时应注意保暖，一般每日2～3次。
4. 照射臀部时必须有护士守候，避免烫伤，如果是男婴，用尿布遮住会阴部。
5. 酌情选择油类或药膏。轻度臀红，涂紫草油或鞣酸软膏；重Ⅰ、Ⅱ度，涂鱼肝油软膏；重Ⅲ度，涂鱼肝油软膏，每日3～4次。继发感染时，可用0.02%高锰酸钾溶液冲洗并吸干，然后涂红霉素软膏或硝酸咪康唑霜（达克宁霜），每日2次，至局部感染得到控制为止。
6. 涂抹油类或药膏时，采用滚动涂药，不可在皮肤上反复涂擦，以免加剧疼痛、脱皮。

四、约束法

【目的】

约束是为了限制患儿活动，确保诊疗、护理操作的顺利进行；保护意识不清、躁动不安的患儿，防止碰伤和坠床等意外；保护伤口及敷料，以免抓伤或感染。

【操作前准备】

1. 用物准备　大毛巾或包被、手足约束带、绷带、棉垫。

2. 护士准备　按护士素质要求做好仪表和态度准备，评估患儿的病情，向家长解释约束法的目的和注意事项。

【方法与步骤】

1. 全身约束法（图4-3）

（1）将大毛巾折叠，宽度以盖住患儿的肩部至足踝部为宜，长度以包裹患儿两圈半左右为宜。

（2）置患儿于大毛巾中间，将一侧的大毛巾从肩部绕过前胸，紧裹患儿的右侧上肢和身体，至左侧腋窝处，将大毛巾整齐地压于患儿身下；再将大毛巾另一侧边紧裹患儿的左侧肢体，经胸部压于右侧背下，如患儿活动剧烈，可用绷带在大毛巾外打活结系好。

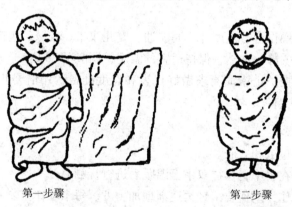

第一步骤　　　　　　　　　　第二步骤

图4-3　全身约束法

2. 手足约束法（图4-4）

（1）约束带法　置患儿手或足于约束带A端中间，将A两端绕手腕或踝部对折后系好，松紧度以手或足不易脱出且不影响血液循环为宜，将B端系于床缘上。

（2）双套结约束法　先用棉垫包裹手腕或踝部，再用宽绷带打成双套结，套在棉垫外，稍拉紧，以不脱出且不影响血液循环为宜，再将带子系于床缘上。

【注意事项】

1. 使用约束法时，需向家长及患儿解释其目的和约束时间等，并做好记录。

2. 包裹松紧适宜，随时注意观察约束部位皮肤的颜色、温度，掌握血液循环的情况；每两小时解开放松一次，并协助患儿翻身，若发现肢体苍白、麻木、冰冷时，应立

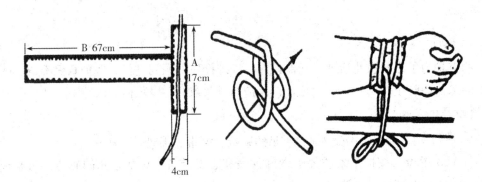

图 4 - 4　手足约束法

即放松约束带，必要时进行局部按摩，以促进血液循环。

五、婴儿抚触

【目的】

促进婴儿与父母的情感交流，促进神经系统的发育，提高免疫力，加快食物的消化和吸收，减少婴幼儿哭闹，增加睡眠。

【操作前准备】

1. 用物准备　操作台、温度计、润肤油、婴儿尿布、衣服、包被。

2. 环境准备　安静、清洁，保持适宜的温度，调节至28℃。

3. 护士准备　按护士素质要求做好仪表和态度准备，评估婴儿的身体情况，抚触前修剪指甲，温暖双手。

【方法与步骤】

1. 解开婴儿的包被和衣服。

2. 将润肤油倒在手中，揉搓双手至温暖后进行抚触。

3. 进行抚触动作，动作要由轻柔逐渐增加力度，每个动作重复 4~6 次。

（1）头部抚触　①两拇指指腹从眉间滑向两侧至发际。②两拇指从下颌部中央向两侧上滑成微笑状。③一手轻托婴儿的头部，另一手中指指腹从婴儿一侧前额发际抚向枕后，避开囟门，中指停在耳后乳突部轻压一下；换手，同法抚触另一侧。

（2）胸部抚触　两手掌分别从胸部的外下方，靠近两侧肋下缘处，向对侧外上方滑动至婴儿肩部，交替进行。

（3）腹部抚触　双手掌分别按顺时针方向按摩婴儿的腹部，避开脐部和膀胱。

（4）四肢抚触　①两手呈半圆形交替握住婴儿的上臂并向腕部滑行，在滑行的过程中，从近端向远端分段挤捏上肢。②用拇指从手掌按摩到手指，并从婴儿的手指两侧轻轻提拉每个手指；同法依次抚触婴儿的对侧上肢和双下肢。

（5）背部抚触　使婴儿呈俯卧位，以脊柱为中线，两手掌分别置于脊柱两侧，由中央向两侧滑行，从背部上端开始逐渐下移到臀部，最后由头顶沿脊椎抚触至臀部。

4. 包好尿布，穿衣；清理用物，洗手。

【注意事项】

1. 抚触应避免在饥饿和进餐后 1 小时内进行，最好在婴儿沐浴后进行，每次 10 ~ 15 分钟。

2. 抚触过程中注意观察婴儿的反应，如果出现哭闹、肌张力提高、兴奋性增加、肤色改变等，应暂停抚触，反应持续 1 分钟以上应停止抚触。

3. 注意用力适当，避免过轻或过重。

4. 抚触时保持环境安静，注意与婴儿进行语言和目光的交流。

六、头皮静脉穿刺技术

婴幼儿的头皮静脉丰富，表浅易见，不滑动且易固定，头皮静脉输液便于保暖，不影响患儿的肢体活动及其他诊疗和护理工作，常选用额上静脉、颞浅静脉及耳后静脉等（图 4 – 5）。

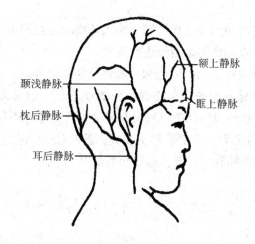

图 4 – 5　小儿的头皮静脉

【目的】

1. 治疗疾病，使药物快速输入体内。

2. 补充液体、营养，维持体内液体、电解质的平衡。

【操作前准备】

1. **用物准备**　治疗盘、输液器、液体及药物、70% 乙醇、棉签、弯盘、胶布、小垫枕，根据需要备剃刀、绷带等备皮和约束用物。

2. **护士准备**　按护士素质要求做好仪表和态度准备，评估患儿的身体状况，了解药物和静脉情况。

【方法与步骤】

1. **准备药液**　检查药液、输液器，按医嘱加入药物，将输液器针头插入输液瓶塞中，关闭调节器。

2. 核对挂瓶 携用物置患儿床旁，核对信息，查对药液，将输液器瓶挂于输液架上，排尽空气，备好胶布。

3. 安置卧位 将患儿取仰卧位或侧卧位，头垫小枕，助手固定其头部和肢体。必要时采用全身约束法。

4. 皮肤消毒 操作者站在患儿头端，必要时剃去局部头发，选择静脉，用 70% 乙醇消毒皮肤，再次查对。

5. 穿刺固定 操作者以左手拇指、食指分别固定静脉两端的皮肤，右手持针，在距静脉最清晰点后移 0.3cm 处，将针头近似平行刺入头皮，然后沿静脉向心方向穿刺，有落空感同时见回血时，再进针少许。松开活塞，无异常则固定针头，将输液管进行固定，必要时使用绷带。

6. 调节滴速 根据病情、年龄和药液性质调节滴速。再次核对、签字。

7. 洗手记录 清理用物，洗手、记录。

【注意事项】

1. 严格执行查对制度和无菌操作原则，加入药物时注意配伍禁忌。

2. 穿刺前应仔细检查并排尽输液管内的空气。

3. 加强巡视，注意观察患儿的面色和一般情况的变化等。

4. 注意鉴别头皮静脉与动脉，头皮静脉外观浅蓝色，触摸无搏动，管壁薄且易压瘪，不易滑动；头皮动脉外观浅红色，触摸有搏动，管壁厚且不易压瘪，易滑动。

5. 需 24 小时连续输液者，应更换输液装置，若超过 48 小时应更换注射部位及输液管。注意保护和合理使用静脉，一般从远端小静脉开始。

七、颈外静脉穿刺技术

【目的】

采集血标本，协助疾病诊断及治疗。

【操作前准备】

1. 用物准备 治疗盘、采血针、2% 碘酊、70% 乙醇、小垫枕、干棉球、棉签、采血管、无菌手套。

2. 护士准备 按护士素质要求做好仪表和态度准备，评估患儿的身体及颈外静脉状况。

【方法与步骤】

1. 安置体位 携用物至床旁，核对信息，协助患儿取仰卧位，头偏向一侧，肩下垫小枕。助手站在患儿足端，用两臂按住患儿身躯，两手扶着面部与枕部，使患儿充分暴露颈外静脉（图 4 - 6）。

2. 穿刺采血 操作者站在患儿头端，选取穿刺点，

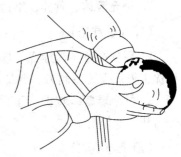

图 4 - 6　颈外静脉穿刺

即下颌角和锁骨上缘中点连线之上 1/3 处，常规消毒皮肤后，戴无菌手套，左手食指压迫颈外静脉近心端，右手持采血针，待患儿啼哭时（此时静脉显露最清晰）于颈外静脉外缘，针头与皮肤呈 30°角，沿血液回心方向进针，有回血后固定针头，连接采血针与采血管，抽取所需血量后拔针。

3. 按压止血 用消毒干棉球压迫穿刺部位 2 ~ 3 分钟。血标本送检。

4. 洗手记录 再次核对，安抚患儿，整理用物，洗手、记录。

【注意事项】

1. 有严重心肺疾病、新生儿、病情危重者以及有出血倾向的患儿禁用。

2. 要求操作者技术娴熟。若穿破静脉会引起血肿，甚至压迫气管，妨碍呼吸。一旦局部静脉穿破，立即加压止血，待止血后更换对侧采血。

3. 严格执行无菌操作，防止感染。穿刺时应随时观察患儿的面色和呼吸情况，发现异常则立即停止操作。

八、股静脉穿刺技术

【目的】

采集血标本，协助疾病诊断及治疗。

【操作前准备】

采血需备注射器，其余操作前准备同颈外静脉穿刺技术。

【方法与步骤】

1. 安置体位 携用物至床旁，核对信息，协助患儿取仰卧位，垫高穿刺侧臀部，助手站在患儿头端，用双肘及前臂约束患儿的躯干及双上肢，两手分别固定患儿的两腿，使之呈青蛙状（图 4 - 7），充分暴露腹股沟穿刺部位，用脱下的一侧裤腿或尿布遮盖会阴部。

2. 穿刺采血 操作者站于患儿足端，常规消毒穿刺部位皮肤和操作者的左手食指。在腹股沟中 1/3 与内

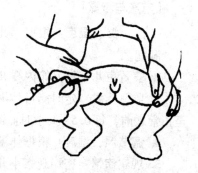

图 4 - 7 股静脉穿刺

1/3 交界处触到股动脉搏动点，再次消毒，右手持注射器沿股动脉搏动点内侧 0.3 ~ 0.5cm 处垂直刺入（斜刺法：在腹股沟下约 1 ~ 3cm 处，针头与皮肤呈 45°角，向股动脉搏动点内侧 0.3 ~ 0.5cm 处向心方向刺入），边向上提针边抽回血。见回血后固定针头，抽取所需的血量。

3. 按压止血 拔针后立即用消毒干棉球加压止血 3 ~ 5 分钟。将抽取的血液沿试管壁缓慢注入，送检。

4. 洗手、记录 再次核对，安抚患儿，整理用物，洗手、记录。

【注意事项】

1. 有出血倾向或凝血功能障碍的患儿禁用此法，以免引起出血不止。

2. 严格执行无菌操作，防止感染。

3. 若回血呈鲜红色，表明误入股动脉，应立即拔出针头，用无菌纱布压迫 5～10 分钟，直到不出血为止。

4. 若穿刺失败，不宜在同侧多次穿刺，以免形成血肿。

九、暖箱的应用

【目的】

使患儿体温保持稳定，提高未成熟儿的成活率。适用于出生体重在 2000g 以下、高危或异常的新生儿，如新生儿硬肿症、体温不升等，以确保异常新生儿维持正常的体温。

【操作前准备】

1. 暖箱准备

（1）检查暖箱，保证安全；清洁、消毒暖箱；将蒸馏水加入水槽中，加至水位指示线。

（2）接通电源，将预热温度调至 28℃～32℃，预热后再根据新生儿的出生日龄及体重调为适中温度（即中性温度）。按要求调整湿度控制旋钮。

2. 环境准备　调节室温至 24℃～26℃，维持箱内湿度在 55%～65%。暖箱避免放置在阳光直射、空气对流或取暖设备附近，以免影响箱内温度的控制。

3. 护士准备　在入箱操作、检查、接触患儿前，必须洗手、戴口罩。

【方法与步骤】

1. 设定温、湿度　根据小儿的体重、出生日龄及体温（或肛温）设定暖箱的适宜温、湿度。

2. 安置患儿　铺好箱内婴儿床，将小儿穿单衣、裹尿布后放置暖箱内。

3. 监测体温　定时测量体温，保持体温在 36.5℃～37.5℃之间。在小儿体温未升至正常之前，每 0.5～1 小时监测一次，升至正常后每 1～4 小时监测一次。

4. 调节温、湿度　根据体温调节箱内温度，维持相对湿度。

5. 观察病情　密切观察小儿的面色、呼吸、心率及病情变化。

6. 记录　记录并做好暖箱使用情况的交接班。

7. 出暖箱条件　小儿体重达到 2000g 或以上，体温正常；在 32℃的暖箱内，小儿穿单衣能保持正常的体温；小儿在暖箱内生活了 1 个月以上，体重虽不到 2000g，但一般情况良好。

【注意事项】

1. 护理操作尽量在箱内集中进行，动作要轻柔、熟练、准确，尽量少开箱门。

2. 保持箱内温度稳定，严禁骤然提高暖箱温度，以免小儿体温上升而造成不良后果。

3. 保持暖箱清洁，使用期间每天用消毒液擦拭暖箱内外，然后用清水再擦拭一遍。用过的暖箱用 0.1% 苯扎溴铵擦拭后，再用紫外线灯照射。湿化器水箱用水每天更换一次，机箱下面的空气净化垫每月清洗一次。

4. 严格执行操作规程，定期检查有无故障，保证绝对安全。随时观察使用效果，如暖箱发出报警信号，应及时查找原因，妥善处理。

十、光照疗法

在蓝色荧光灯的照射下，体内的非结合胆红素可转变成水溶性的异构体（双吡咯），该物质能迅速由胆道、尿液排出，从而用于治疗高胆红素血症。

【目的】

降低病理性黄疸患儿体内血清胆红素的浓度，预防黄疸加重，预防胆红素脑病的发生。

【操作前准备】

1. **用物准备**　光疗箱一般以波长450nm左右的蓝色荧光灯最为有效，160~320W为宜。上、下灯管与床面的距离分别是40cm和20cm。准备好遮光眼罩、尿布、体温计、记录单等。

2. **光疗箱准备**　清洁光疗箱，灯管及反射板应清洁、无灰尘。箱内湿化器水箱内加水至2/3满。接通电源，检查灯管亮度，并使箱温升至患儿适中的温度（30℃~32℃），相对湿度达55%~60%。光疗箱放置在干净、温湿度变化较小、无阳光直射的场所。

3. **患儿准备**　入箱前清洁患儿的皮肤，严禁在皮肤上涂粉剂和油类。剪短指甲，以防抓伤皮肤。测量患儿的体温，必要时测体重，取血检测血清胆红素水平。

4. **护士准备**　操作前洗手，戴墨镜。

【方法与步骤】

1. **入箱操作**　将患儿全身裸露，用尿布遮盖会阴部，佩戴护眼罩，抱入已预热好的光疗箱中，记录入箱时间。

2. **照射过程**　使患儿皮肤均匀受光，尽量广泛地照射身体；单面光疗箱一般每两小时更换体位一次，仰卧、侧卧、俯卧交替照射；俯卧时要有专人巡视，以免口鼻受压而影响呼吸；照射时每2~4小时测体温一次或根据病情、体温情况随时测量，使体温保持在36.5℃~37.5℃。根据体温调节箱温，如体温超过37.8℃或低于35℃，应暂停光疗，经处理体温恢复正常后再继续光疗；严密观察病情变化，如精神反应、呼吸、脉搏、皮肤颜色和完整性及黄疸进展程度；观察患儿是否出现高热、皮疹、腹泻、呕吐、脱水等。

3. **出箱准备**　出箱前先将衣物预热，关闭箱体电源开关，除去护眼罩，给患儿穿好衣服，抱回病床。做好各项记录，如出箱时间、灯管使用时间和生命体征等。

4. **整理用物**　光疗结束后切断电源，倒尽湿化器水箱内的水，做好整机清洁、消毒，有机玻璃制品禁用乙醇擦拭，需用0.1%苯扎溴铵擦洗消毒。

【注意事项】

1. 保持灯管及反射板清洁，并及时更换灯管。每只灯管累计使用1000小时必须更换。

2. 光照12~24小时才能使血清胆红素下降，光疗总时间要根据病因、黄疸程度及体内胆红素的浓度决定。一般持续或间断照射 24～48 小时；持续照射时间一般不超过72 小时。

3. 光照时可出现轻度腹泻、排深绿色多泡沫稀便、小便深黄色、一过性皮疹等副作用，可随病情逐渐好转而消失。

4. 光疗中应注意保证及时补充水分及营养，按需或定时喂乳，两次喂乳间要喂糖水。

5. 照射过程中，患儿出现呼吸暂停、烦躁、嗜睡、发热、腹胀、呕吐、拒乳、惊厥等症状时，及时与医师联系，妥善处理。

6. 光疗超过 24 小时会造成体内核黄素缺乏，一般光疗的同时或光疗后应补充核黄素。

十一、远红外线辐射保暖台的应用

远红外线辐射保暖台具有升温快、热辐射均匀、无可见光的污染，对婴儿的视网膜、角膜及皮肤不会照成伤害，从而利于危重儿的抢救及护理操作。

【目的】

适用于新生儿急救、治疗、护理及保暖，能在温暖的环境下充分暴露患儿。

【操作前准备】

1. **远红外线辐射保暖台的准备**　检查暖台，做好清洁、消毒。接通电源，调节控温旋钮至 28℃～30℃ 预热，温度显示器的红灯变亮。注意接好地线，保证安全。

2. **环境准备**　调节室温至 24℃～26℃，以减少辐射热的损失。

3. **护士准备**　在操作、检查、接触患儿前必须洗手、戴口罩。

【方法与步骤】

1. 将肤温传感器插入肤温传感器插座，将肤温传感器的末端置于婴儿床的中央，即接近患儿处，并充分暴露于远红外元件发热的区域内，3～5 分钟可达指定温度，温度显示器红灯灭、绿灯亮。保暖台在预热模式下运行 30 分钟，床垫表面温度至少能升高 4℃。当床温超过指定温度时，报警灯亮起，发出报警。

2. 将患儿置入辐射保暖台上，进行相应的处置、治疗、抢救。

3. 想改变温度控制模式时，按一下设置键，再按模式键进行温度控制模式的选择，选定后再按一次设置键，即完成温度控制模式的设置。

4. 使用肤温模式时，系统默认的设置温度值是 36℃，若要改变设置值时，在设置状态下（设置温度窗的数值闪烁），通过按加键或减键对温度值进行调整。

5. 如在操作时需要灯光照明时，打开位于辐射箱正前方的照明灯电源开关即可。如需要打开床四围的挡板，可用手抓住挡板上缘，向上提并向外翻下。

6. 每次使用结束后，先切断电源，再用消毒液擦拭、清洁仪器，清洁挡板及表面，更换床垫、床单，备用。

【注意事项】

1. 仪器必须接地线；测温探头放在控制的区域内，不得遮盖。避免将辐射保暖台放在通风处，以减少空气对流而使其散热。

2. 在手控模式时，要密切注意患儿体温的波动，保持皮肤温度在 36.0℃ ~ 36.5℃。极小的小婴儿皮温可稍高。操作人员不得离开，以保证患儿的安全。

3. 肤温模式下，将肤温传感器插入肤温传感器插座，将肤温传感器的末端置于婴儿床的中央（患儿未置保暖台时）或婴儿皮肤之上，金属面均向下，与床面或婴儿皮肤紧贴并用胶布固定，以不遮盖探头又方便护理为宜。

4. 为了确保患儿的安全，一般情况下，推荐使用肤温模式。但是，当患儿处于休克或发热状态时，不能使用肤温模式。

5. 操作完成后或者患儿病情稳定后，要及时将患儿转入暖箱或者病室。

6. 长时间使用时，应考虑婴儿脱水问题，需加适量的水用以蒸发，并及时给患儿补充水分。

实训三　小儿沐浴

【目的】

熟练掌握小儿沐浴法的操作技术和注意事项。在实践中培养护生认真学习与工作的态度，以及关心、爱护患儿的情感素质。

【准备】

1. 用物　婴儿尿布、衣服、大小毛巾、包被、系带、棉签、棉球、护臀霜或鞣酸软膏、爽身粉、婴儿浴液、洗发液、浴盆、磅秤。

2. 患儿　模拟婴儿教具。

3. 多媒体　准备多媒体演示光盘或录像带，调试好播放设备。

4. 护生　按护士的素质要求做好准备，操作时动作轻柔、准确，富有爱心。

【方法与过程】

1. 在示教室为学生提供多媒体，演示小儿沐浴方法。

2. 由带教老师在儿科护理实训室集中讲解，并模拟演示小儿沐浴法的操作技术。

3. 护生以小组为单位，每6人一组，轮流模拟操作，带教老师给予指导。

【小结】

1. 带教老师将各组的操作演示进行有针对性的点评，并将存在的共性问题及时纠正、反馈，对本次实践课进行总结。

2. 布置学生书写实验报告单和实践体会。

实训四　脐部护理

【目的】

熟练掌握脐部护理的操作技术和注意事项。在实践中培养护生认真学习与工作的态度，以及关心、爱护患儿的情感素质。

【准备】

1. 用物 75%乙醇、无菌棉签、1%甲紫、10%硝酸银溶液、生理盐水、75%乙醇纱布、3%过氧化氢、安尔碘或0.5%碘伏。

2. 患儿 模拟婴儿教具。

3. 多媒体 准备多媒体演示光盘或录像带，调试好播放设备。

4. 护生 按护士的素质要求做好准备，操作时动作轻柔、准确，富有爱心。

【方法与过程】

1. 在示教室为学生提供多媒体，演示脐部护理的操作步骤。

2. 由带教老师在儿科护理实训室集中讲解，并模拟演示脐部护理法的操作技术。

3. 护生以小组为单位，每6人一组，轮流模拟操作，带教老师给予指导。

【小结】

1. 带教老师将各组的操作演示进行有针对性的点评，并将存在的共性问题及时纠正、反馈，对本次实践课进行总结。

2. 布置学生书写实验报告单和实践体会。

实训五 臀红的护理

【目的】

熟练掌握臀红护理的操作技术和注意事项，能对患儿家长进行有效的健康指导。在实践中培养护生认真学习与工作的态度，以及关心、爱护患儿的情感素质。

【准备】

1. 用物 尿布、盛有温开水的盆、小毛巾、尿布桶、棉签、药物、弯盘、红外线灯等。

2. 患儿 模拟婴儿教具。

3. 多媒体 准备多媒体演示光盘或录像带，调试好播放设备。

4. 护生 按护士的素质要求做好准备，操作时动作轻柔、准确，富有爱心。

【方法与过程】

1. 在示教室为学生提供多媒体，演示臀红的护理方法。

2. 由带教老师在儿科护理实训室集中讲解，并模拟演示臀红护理法的操作技术。

3. 护生以小组为单位，每6人一组，轮流模拟操作，带教老师给予指导。

【小结】

1. 带教老师将各组的操作演示进行有针对性的点评，并将存在的共性问题及时纠正、反馈，对本次实践课进行总结。

2. 布置学生书写实验报告单和实践体会。

实训六 婴儿抚触

【目的】

熟练掌握婴儿抚触的操作技术和注意事项，能对患儿家长进行有效的健康指导。在实践中培养护生认真学习与工作的态度，以及关心、爱护患儿的情感素质。

【准备】

1. 用物 操作台、温度计、润肤油、婴儿尿布、衣服、包被。

2. 患儿 模拟婴儿教具。

3. 多媒体 准备多媒体演示光盘或录像带，调试好播放设备。

4. 护生 按护士的素质要求做好准备，操作时动作轻柔、准确，富有爱心。

【方法与过程】

1. 在示教室为学生提供多媒体，演示婴儿抚触的操作方法与步骤。

2. 由带教老师在儿科护理实训室集中讲解，并模拟演示婴儿抚触法的操作技术。

3. 护生以小组为单位，每6人一组，轮流模拟操作，带教老师给予指导。

【小结】

1. 带教老师将各组的操作演示进行有针对性的点评，并将存在的共性问题及时纠正、反馈，对本次实践课进行总结。

2. 布置学生书写实验报告单和实践体会。

同步训练

1. 小儿冬季盆浴的水温为（ ）

    A. 35℃ ~ 36℃   B. 36℃ ~ 37℃   C. 38℃ ~ 39℃

    D. 40℃ ~ 41℃   E. 41℃ ~ 42℃

2. 使用约束带时，应随时注意观察（ ）

    A. 衬垫是否垫好   B. 约束带是否牢靠

    C. 约束部位的皮肤颜色、温度   D. 体位是否舒适

    E. 神志是否清楚

3. 在温、湿度适宜时，使臀红患儿的臀部暴露于阳光或空气下（ ）

    A. <10 分钟   B. 10 ~ 20 分钟   C. 20 ~ 30 分钟

    D. 30 ~ 40 分钟   E. 40 ~ 50 分钟

4. 下列哪项不是小儿头皮静脉的特点（ ）

    A. 外观呈浅蓝色   B. 外观呈浅红色   C. 浅表易见

    D. 不易滑动   E. 触摸无搏动

5. 抚触时间应避免在饥饿和进餐后_____内进行，最好在婴儿沐浴后进行，时间为_____。

6. 为婴儿进行静脉输液应选择的最佳部位是_____，常选用的静脉有_____、_____及_____等。

7. 颈外静脉的穿刺点位于_____和_____连线之上 1/3 处。

8. 股动脉穿刺时，若回血呈鲜红色，表明_____，应立即拔出针头，用无菌纱布压迫 5 ~ 10 分钟，直到不出血为止。

9. 简述臀红的分度。

10. 如何鉴别小儿头皮动脉和静脉？

11. 讨论题：小宝宝芳芳，8 个月，臀部局部皮肤潮红，伴有皮疹，并有皮肤溃破、脱皮。该患儿的臀红为几度？臀红护理有哪些注意事项？应该如何预防臀红的发生？

第二篇　新生儿与新生儿疾病的护理

我们在总论部分已经学习了小儿的年龄分期与各期特点，了解了新生儿期的生活环境经过由宫内到宫外、由完全依赖母体到完全脱离母体的转变。这个阶段的小儿发病率和死亡率高，因此，做好新生儿的护理，帮助他们适应新的生活环境是儿童护理与保健的重要工作之一。这一部分的学习任务就是学习如何做好正常新生儿、异常新生儿以及患病新生儿的护理。

第五章　新生儿与早产儿的特点及其护理

在这部分内容中，要求同学们掌握与新生儿有关的所有定义及其分类；正常足月儿与早产儿在外观上的差别；新生儿几种特殊的生理状态；正常新生儿与早产儿的护理措施；生理性黄疸与病理性黄疸的临床特点、治疗要点与护理措施；新生儿窒息及其抢救与护理措施。需要熟悉、了解的是正常足月儿与早产儿各个系统的特点；新生儿胆红素的代谢特点。

第一节 新生儿及其分类

知识要点

1. 正常足月新生儿的定义。
2. 新生儿根据胎龄的分类及其定义。
3. 新生儿根据出生体重的分类及其定义。

新生儿是指从生时脐带结扎到生后满 28 天。此期为了适应宫内转为宫外的生活，需进行生理功能的调整，同时需要精心的护理和治疗。国际上通常用新生儿死亡率和围生期死亡率作为衡量某个国家和地区经济水平和卫生保健状况的标准之一。新生儿分类有不同的方法，分别根据胎龄、出生体重、出生体重和胎龄的关系及出生后周龄等分类。

一、根据胎龄分类

1. 足月儿 指胎龄满 37 周到不满 42 周的新生儿。

2. 早产儿 指胎龄满 28 周至不满 37 周的新生儿。其中，第 37 周的早产儿因成熟度已接近足月儿，故又称过渡足月儿。

3. 过期产儿 指胎龄满 42 周及以上的新生儿。

二、根据出生体重分类

1. 正常出生体重儿 指出生体重在 2500～4000g 的新生儿。

2. 低出生体重儿 指出生体重不足 2500g 的新生儿。其中，体重不足 1500g 者又称极低出生体重儿，体重不足 1000g 者称超低出生体重儿。

3. 巨大儿 指出生体重超过 4000g 的新生儿。

温馨提示：出生体重指出生 1 小时内的体重。

三、根据体重与胎龄的关系分类

1. 适于胎龄儿 指出生体重在同胎龄儿平均体重的第 10～90 百分位者。

2. 小于胎龄儿 指出生体重在同胎龄儿平均体重的第 10 百分位以下的新生儿。我国习惯上将胎龄已足月，而体重在 2500g 以下的新生儿称足月小样儿。

3. 大于胎龄儿 指出生体重在同胎龄儿平均体重的第 90 百分位以上的新生儿。

四、根据出生后周龄分类

1. 早期新生儿 生后 1 周内的新生儿，也属围生儿。

2. 晚期新生儿 生后第 2 周至第 4 周末的新生儿。

五、高危新生儿

指已经发生或有可能发生危重情况而需要监护的新生儿。

1. 母亲有高危妊娠史的新生儿 如母亲患糖尿病、严重心肾疾病、妊娠高血压综合征、感染、吸毒等；或母亲为 RH 阴性血型，母亲年龄 >40 岁或 <16 岁，孕期有阴道流血、胎盘早剥、前置胎盘等；以往有死胎、死产史等。

2. 异常分娩的新生儿 如各种难产、急产、产程延长；分娩过程中使用镇静和止痛药物等。

3. 出生时有异常的新生儿 如窒息、早产、小于胎龄儿、巨大儿、宫内感染和各种先天性畸形等。

同步训练

1. 早产儿的胎龄应是（ ）
   A. >25 周至 <37 足周　　　　　B. >26 周至 <37 足周
   C. >27 周至 <38 足周　　　　　D. >28 周至 <37 足周
   E. >28 周至 <38 足周

2. 足月儿是指胎龄_____的新生儿。

3. 足月小样儿是指胎龄_____，而体重_____的新生儿，根据胎龄与体重关系来分，属于_____。

4. 极低体重儿是指体重_____的新生儿，超低体重儿是指体重_____的新生儿。

第二节　正常新生儿的特点及护理

知识要点

1. 正常足月新生儿的定义。
2. 新生儿的特殊生理状态。
3. 正常新生儿的护理要点与措施。

一、正常新生儿的特点

正常新生儿是指出生时胎龄满 37 周、不满 42 周；体重在 2500～4000g；无任何疾病、无任何畸形的活产新生儿。

（一）外观特点

哭声响亮，皮肤红润；胎毛少，胎脂多；头发分条清楚；耳郭软骨发育好、轮廓清楚；乳头隆起，乳晕清晰，乳房可摸到结节（约 3cm）；指（趾）甲达到或长过指

（趾）尖；足底有较深的足纹；四肢屈曲，肌张力好；男婴睾丸已降入阴囊，女婴大阴唇完全遮盖小阴唇。

（二）解剖生理特点

1. 呼吸系统　呼吸中枢发育不成熟，呼吸浅表，节律不规则，约 40 ~ 50 次/分。以腹式呼吸为主，因为胸廓呈圆桶状，肋间肌薄弱，呼吸时主要靠膈肌运动，呈腹式呼吸。

2. 循环系统　新生儿的心率波动范围较大，平均 120 ~ 140 次/分，血压平均 9.3/6.7kPa（70/50mmHg）。新生儿时期血流分布于躯干和内脏较多，四肢较少，使其四肢易发凉。

3. 消化系统　新生儿胃容量小，呈水平位，贲门括约肌松弛，幽门括约肌较发达，易发生溢乳和呕吐。胎粪呈墨绿色糊状，一般生后 12 小时内开始排泄，2 ~ 3 天即可排尽而转为正常粪便。若超过 24 小时无胎粪排出，应检查是否存在肛门闭锁等消化道畸形。

4. 血液系统　新生儿出生时血液中的红细胞数和血红蛋白量较高，以后逐渐下降，血容量在 85 ~ 100ml/kg；白细胞计数生后第一天可达（15 ~ 20）×10^9/L，3 天后明显下降。细胞分类以中性粒细胞为主，4 ~ 6 天中性粒细胞与淋巴细胞相近，6 天后淋巴细胞占优势。

5. 泌尿系统　生后 24 小时内排尿，如生后 48 小时仍无尿，需查找原因。新生儿肾小球滤过率低、浓缩功能差，易发生水肿或脱水；肾对酸、碱平衡调节的能力不足，易发生代谢性酸中毒。生后头几天，尿色深、稍混、放置后有红褐色沉淀，为尿酸盐结晶，不需处理。

6. 神经系统　新生儿脑相对较大，占体重的 10% ~ 20%（成人仅 2%）。新生儿大脑皮层兴奋性低，睡眠时间长。足月儿已具有原始的神经反射、如觅食反射、吸吮反射、握持反射、拥抱反射、颈肢反射、交叉伸腿反射等。正常情况下，生后数月这些反射可自然消失，若上述反射减弱、消失，或者数月后仍存在，提示神经系统有病变。

7. 免疫系统　新生儿非特异性和特异性免疫功能均不成熟。但新生儿可从母体获得 IgG，因此不易患麻疹、白喉等传染病。而免疫球蛋白 IgA 和 IgM 不能通过胎盘，因此新生儿易患呼吸道、消化道感染。母乳的初乳中含较高的免疫球蛋白，可以提高新生儿的抵抗力。

8. 体温调节　新生儿的体温调节中枢功能不完善，体温易随外界的温度变化而变化，体温波动在 36℃ ~ 37℃；新生儿皮下脂肪薄，体表面积相对较大，易散热。寒冷时主要依靠皮下棕色脂肪的代谢产热，产热量相对不足。所以，当室温过低时，如不及时保温，新生儿可发生寒冷损伤综合征；若环境温度过高，进水不足，可使体温增高，发生"脱水热"。

9. 皮肤特点　新生儿出生时皮肤上覆盖一层灰白色胎脂，有保护皮肤和保暖的作用。新生儿皮肤薄嫩，而且血管丰富，易于擦伤而致细菌感染，严重者可导致败血症。

10. 能量与体液的代谢　新生儿患病时特别容易发生代谢性酸中毒，需要及时纠正。

（三）新生儿常见的几种特殊生理状态

1. 生理性黄疸　生后 2 ~ 3 天出现黄疸，4 ~ 5 天达高峰，10 ~ 14 天消退。早产儿多于生后 3 ~ 5 天出现黄疸，5 ~ 7 天达高峰，消退较慢，可延至 3 ~ 4 周（详见本章第四节）。

2. 生理性体重下降　新生儿出生后第一周（数日内），因进食少，水分丢失多，胎粪排出，进而出现体重下降，但不超过 10%（一般在 3% ~ 9%），10 天左右恢复到出生时体重。

3. 乳腺肿大和假月经　男、女新生儿在生后 3 ~ 5 天都可出现乳腺肿大，多于生后 2 ~ 3 周消退，切勿强行挤压，以防感染。部分女婴生后 5 ~ 7 天可见阴道流出少量血性分泌物，持续 1 周。这两种现象是因母体的雌激素进入胎儿体内所致，不需要处理。

4. 口腔内改变　"上皮珠"（上颚中线齿龈切缘上的黄白色斑点），是上皮细胞堆积或者黏液腺分泌物堆积所致，俗称"马牙"；两颊各有一隆起的脂肪垫，俗称"螳螂嘴"，有利于吸吮乳汁。两者均属正常现象，不需处理，不可挑破，以免发生感染。

5. 新生儿粟粒疹　因皮脂腺堆积，在鼻尖、鼻翼两侧形成小米粒大小、黄白色皮疹，称为"新生儿粟粒疹"，几天后便自然消失。

二、正常新生儿的护理

【护理诊断】

1. 有体温失调的危险　与新生儿体温调节功能不完善有关。

2. 有窒息的危险　与羊水吸入、溢乳、呕吐等有关。

3. 有感染的危险　与免疫功能发育不成熟有关。

【护理目标】

体温维持在正常范围；保持呼吸道通畅，不发生窒息；不发生感染。

【护理要点与措施】

1. 保持呼吸道通畅

（1）新生儿娩出后，开始呼吸前，应迅速清除口、咽、鼻部的黏液及羊水，保持呼吸道通畅，防止吸入性肺炎，防止窒息。

（2）保持新生儿于舒适的体位，仰卧位时避免颈部前屈或过度后仰，俯卧位时头偏向一侧。

（3）经常检查新生儿的鼻腔是否通畅，清除鼻腔内的分泌物。避免包被、奶瓶、母亲的乳房或其他物品遮盖新生儿口鼻，或压迫其胸部。

（4）喂乳后竖抱拍背，以助新生儿排出咽下的空气，然后将其保持右侧卧位，头偏向一侧，防止溢乳或呕吐而引起窒息。

2. 维持体温稳定

（1）环境 室内环境要干净、清洁，阳光充足，空气要流通，室温调至"适中温度"（又称"中性温度"，系指能维持正常体温的最适宜的环境温度，在此温度下，身体耗氧量最少，新陈代谢最低）。在分娩室时，室温应在26℃～28℃；新生儿出生后的处置需要在远红外线辐射台上（调温度至30℃～32℃）进行，以便保暖；母婴同室时，保持室温在22℃～24℃，相对湿度为55%～65%。

（2）保暖 新生儿出生后立即擦干身体，用温暖的包被包裹，并因地制宜采取不同的保暖措施，如戴帽、外置热水袋、母亲怀抱等。必要时应用暖箱、远红外线辐射床。对新生儿进行检查和护理时，避免不必要的暴露，接触新生儿的手、仪器、物品等均应保持温暖。

（3）密切观察 保持体温在正常范围内（36.5℃～37.5℃），如不能保持，加盖毯子，或让产妇拥抱新生儿。实行24小时母婴同室，给产妇讲解新生儿保暖的重要性。

3. 预防感染

（1）消毒隔离 新生儿室应该使用湿法进行日常清洁，每晚应用紫外线照射30分钟。入室需更衣、换鞋，护理每个新生儿前后均要洗手，工作人员患感染性疾病者暂停护理新生儿，新生儿如患感染性疾病应立即隔离，以免交叉感染。

（2）黏膜的护理 口腔黏膜不宜擦洗，每次喂奶后喂少许温开水洗净口腔即可。所有哺喂用具用后要煮沸消毒。

（3）皮肤的护理 ①出生后用消毒植物油轻轻除去皱褶处过多的胎脂，体温稳定后每天沐浴1次，沐浴时室温维持在26℃～28℃，水温39℃～41℃。②勤换尿布，每次大便后用温水清洗臀部。尿布应用浅色、柔软、吸水性强的棉布。③衣服应柔软、宽松，不用纽扣。④脐带残端一般生后3～7天脱落，脱落前应保持脐带残端清洁、干燥；每天沐浴后检查脐部，用75%酒精擦拭脐带残端和脐窝，尿布的上端勿遮挡脐部，以免尿粪污染。

（4）预防接种 生后24小时内注射第一针乙肝疫苗，生后2～3天内接种卡介苗。

【健康指导】

1. 合理喂养，鼓励"三早" 提倡母婴同室、母乳喂养；出生后30分钟内开奶，按需哺乳；母婴皮肤早接触、早吸吮、早开奶。定期测量体重，了解新生儿的营养状况。

2. 宣传育儿和保健知识 指导家长在婴儿安静清醒时给婴儿以良好的皮肤刺激，如抚摸头部、面部、额头和四肢等，以及轻轻抱起和摇动，眼神和语言的交流有利于婴儿的身心发育。介绍保暖、皮肤护理、消毒隔离、预防接种的原则等知识。

3. 新生儿筛查 护士应了解对新生儿可进行筛查的疾病，如先天性甲状腺功能减低症、苯丙酮尿症和半乳糖症等，建议可疑者进行筛查，向家长解释筛查的重要性。

同步训练

1. 新生儿开始排便的时间在出生_____后为异常。

 A. 12 小时   B. 24 小时   C. 36 小时

 D. 48 小时   E. 32 小时

2. 关于足月新生儿的特点，正确的是（　　　　）

 A. 皮肤红润，胎毛多   B. 呼吸不规则，常发生呼吸暂停

 C. 足纹少，耳郭软   D. 生后 48 小时开始排便

 E. 生后 24 小时内开始排尿

3. 正常新生儿是指出生时胎龄满_____周，体重在_____，无任何疾病、畸形的活产婴儿。

4. 母婴同室的室温为_____，新生儿沐浴时的室温为_____。

5. 新生儿常见的几种特殊的生理状态包括哪些？

6. 何谓适中温度？

第三节　早产儿的特点及护理

知识要点

> 1. 早产儿的外观特点。
> 2. 早产儿的护理要点与措施。
> 3. 早产儿的体温调节特点。

早产儿又称未成熟儿，指胎龄满 28 周至未满 37 周的活产新生儿。早产儿的各个系统发育均不成熟，发病率与死亡率均比正常新生儿高；年龄越小，体重越轻，死亡率越高。

一、早产儿的特点

（一）外观特点

皮肤薄嫩，胎毛多，胎脂少；哭声低弱；头发呈细绒状；耳郭软骨发育不成熟，轮廓不清晰，紧贴颅骨；乳晕不清，乳腺结节小或无；男婴睾丸未降至阴囊，女婴大阴唇不能覆盖小阴唇；四肢肌张力低下，呈伸直状，指（趾）甲软，未达到指（趾）尖，足底光滑，足纹少。

（二）解剖生理特点

1. 呼吸系统　早产儿的呼吸中枢发育更不成熟，呼吸浅表而不规则，甚至发生呼吸暂停（即呼吸停止达 15～20 秒，或虽小于 15 秒，但伴有心率减慢，小于 100 次/分并出现发绀）。由于肺发育不成熟，肺泡表面的活性物质少，易发生肺透明膜病、吸入

性肺炎。

2. 循环系统 早产儿的心率较足月儿快，血压也较足月儿低。

3. 消化系统 早产儿的吞咽能力差，容易发生呛乳；胃贲门括约肌松弛，胃容量小，易发生溢乳。各种消化酶分泌不足，消化能力弱，但生长发育所需的营养素却相对高，因此更需要合理喂养，以母乳喂养为宜。早产儿的肝脏发育不成熟，葡萄糖醛酸转移酶不足，因此生理性黄疸程度重，持续时间长，胎粪排出延迟。

4. 血液系统 早产儿的红细胞生成素水平低下，先天贮存铁不足，故易发生缺铁性贫血；"生理性贫血"出现早；维生素 K 贮存少，凝血因子活性低，易发生出血。

5. 泌尿系统 早产儿的肾小管对醛固酮反应低下，易出现低钠血症。肾小管的排酸能力差，易发生代谢性酸中毒。葡萄糖阈值低，易出现糖尿。

6. 神经系统 神经系统的功能与胎龄的关系密切，胎龄越小，各种原始反射越差。早产儿容易发生缺氧而致缺氧缺血性脑病。脑室管膜下胚胎生发层发达而容易导致颅内出血。

7. 免疫系统 早产儿体内的 IgG 较足月儿低，其他免疫功能也比足月儿差，更易感染。

8. 体温调节 早产儿的体温调节功能更不完善，体温更容易随着环境的变化而变化。棕色脂肪少，产热能力差；体表面积相对大，皮下脂肪少，散热多，寒冷时更易出现低体温而致寒冷损伤综合征。同时，汗腺发育不成熟，在气温高或者保暖过度时，又易引起体温过高。

9. 生长发育快 早产儿的体重与其他生长发育指标的增长速度较足月儿快，各种营养素的需求较足月儿多，故更容易发生佝偻病及贫血等营养性疾病。

二、早产儿的护理

【护理诊断】

1. 体温调节无效 与体温调节中枢发育不完善、产热多、散热少有关。

2. 营养失调（低于机体需要量） 与吸吮和吞咽能力差、消化功能差有关。

3. 不能自主呼吸 与呼吸中枢、呼吸肌、肺发育不完善有关。

4. 有感染的危险 与免疫功能不成熟、脐部结扎有关。

5. 潜在并发症 出血。

【护理目标】

维持体温在正常范围，使体温不随环境温度的变化而变化；合理喂养，满足早产儿的消化功能和生长发育的需要；保持呼吸道通畅，维持有效呼吸；不出现窒息，或者出现窒息时能被及时发现、及时处理；不发生感染；不发生出血，或者发生出血时能及时发现并及时处理。

【护理要点与措施】

1. 维持体温稳定，注意保暖

（1）室温保持在 24℃ ~ 26℃，晨间护理时应达到 27℃ ~ 28℃；相对湿度为 55% ~65%。

（2）注意保暖，体重低于2000g者应置于暖箱内，并根据胎龄、日龄及体重将箱温调至适中温度（中性温度）。当体温能维持正常、体重增至2000g以上时可出暖箱，但仍要注意箱外保暖。无暖箱条件者可用暖水袋、电热毯、热炕等，但须注意防止烫伤。

（3）各种操作要在远红外线辐射床保暖下集中进行。每日监测体温2~4次。

2. 合理喂养，保证营养供给

（1）开奶时间　出生体重在1500g以上而无青紫的早产儿，可于生后2~4小时喂10%葡萄糖水2ml/kg；无呕吐者，可在6~8小时喂乳；出生体重在1500g以下或伴有青紫者，可适当延迟喂养时间。

（2）需要量　早产儿对营养需求的个体差异很大，喂乳量以不发生胃内潴留及呕吐为原则。胎龄越小，出生体重越低，每次喂乳量越少，喂奶间隔时间越短。以后根据吞咽及消化功能逐渐增加喂乳量。以不发生呕吐、体重增加理想为原则，每日增加10~15g为理想增重。

（3）喂养方式　首选母乳喂养，早产儿消化、吸收能力较差，但生长发育所需的营养多，母乳最适合其生长发育。无法母乳喂养者选择早产儿配方乳。

（4）喂养方法　吸吮及吞咽反射良好者可直接哺喂；有吞咽反射但无吸吮能力者可用滴管喂；吸吮及吞咽能力均不佳者用鼻饲法喂养；必要时静脉补充高营养液。喂乳后需注意观察早产儿有无青紫、溢乳和呕吐等，以防窒息发生，并注意喂乳后取右侧卧位。

3. 维持有效呼吸　保持呼吸道通畅，早产儿仰卧时可在肩下放置小软枕，避免颈部弯曲、呼吸道梗阻。有缺氧者给予吸氧，氧浓度以30%~40%为宜，持续吸氧不宜超过3天，以免发生氧中毒，引发视网膜病变。因此，不得持续高浓度给氧。

4. 观察病情，预防出血、感染　严密观察病情，监测生命体征。早产儿缺乏维生素K依赖凝血因子，出生后连续3天肌内注射维生素K_1，预防出血症。严格执行消毒隔离制度，室内定期消毒，以防止各种可能发生的感染。

【健康指导】

1. 鼓励父母在住院期间尽早参与照顾早产儿的活动，如拥抱、喂乳、与早产儿说话等，耐心解答父母提出的有关问题，介绍早产儿的治疗方法，以减轻他们的焦虑及恐惧。

2. 指导并示范护理早产儿的方法，指导家长保暖、喂养及预防感染的方法和注意事项。在护理早产儿前后必须洗手，减少他人探视，家中有感染者避免接触早产儿。

3. 早产儿出院后定期到医院复查，生后2周开始用维生素D制剂，生后2个月补充铁剂，以预防佝偻病和贫血；还应该补充维生素A、维生素C、维生素E等物质；按期预防接种；定期进行生长发育监测。

同步训练

1. 下列哪项不属于早产儿的特点（　　）

    A. 体重在 2500g 以下　　　　B. 身长不足 47cm　　　　C. 乳房有结节

    D. 耳郭软骨较软　　　　E. 足底纹理少

2. 有关早产儿的喂养，以下哪项不正确（　　）

    A. 首选母乳

    B. 一般在生后 2～4 小时试喂糖水

    C. 根据体重决定开始喂养的时间

    D. 根据吸吮及吞咽能力选择喂养方式

    E. 未成熟儿生长发育快，生后即供给高能量

3. 早产儿喂养后应取＿＿＿＿卧位。

4. 早产儿吸氧时常用的氧气浓度为＿＿＿＿，持续吸氧不超过＿＿＿＿，以防发生＿＿＿＿病变。

5. 为预防佝偻病和贫血发生，早产儿生后＿＿＿＿用维生素 D 制剂，生后＿＿＿＿补充铁剂。

第四节　新生儿黄疸的护理

宝宝出生后第 3 天，母亲及亲属因为发现新生儿皮肤颜色及巩膜略微发黄而比较紧张，因此来到预防保健中心咨询。经了解，婴儿的精神状态良好，睡眠、吸吮等均无异常。请问：你初步考虑这个刚出生几天的小宝宝出了什么问题？如何处理？如何向家长做好解释工作？

知识要点

1. 新生儿病理性黄疸的主要病因。

2. 新生儿生理性黄疸、病理性黄疸的特点。

3. 新生儿病理性黄疸的护理要点与措施。

新生儿黄疸是新生儿血清胆红素浓度增高而引起巩膜、皮肤、黏膜及组织黄染的现象，又称为高胆红素血症。分为生理性黄疸与病理性黄疸两大类。引起病理性黄疸的原因有很多，病情严重的可致中枢神经系统受损，产生胆红素脑病，引起死亡或严重的后遗症。

【新生儿黄疸的原因】

1. 生理性黄疸的原因

（1）胆红素生成相对较多　　胎儿期形成的红细胞数量多且寿命较短，血红蛋白分解较快；出生后红细胞破坏多而快，使未结合胆红素生成增多；肝脏等其他组织来源的胆红素也较多。

（2）转运胆红素的能力差　新生儿体内清蛋白含量低，使其联结运送胆红素的能力低。早产儿体内的清蛋白含量更低，所以其转运胆红素的能力更差。

（3）代谢胆红素的能力差　新生儿肝功能发育不完善，肝细胞内摄取胆红素所必需的 Y 蛋白和 Z 蛋白含量低，肝细胞对未结合胆红素的转运能力差。肝细胞内尿苷二磷酸葡萄糖醛酸转移酶的含量低、活力不足，不能有效地将未结合胆红素转换成结合胆红素。肝细胞排泄结合胆红素的能力暂时低下，易发生肝内胆汁淤积。

（4）肠肝循环增加　新生儿肠道内的正常菌群尚未建立，不能将进入肠道的结合胆红素还原成粪胆原和尿胆原；肠壁吸收胆红素增加，使胆红素重新吸收入血。

2. 病理性黄疸的原因

（1）感染　新生儿肝炎，大多因病毒（如乙肝病毒）通过胎盘传给胎儿或产程中感染。新生儿败血症、尿路感染及其他感染，是由于细菌毒素加快红细胞破坏，损坏肝细胞所致。

（2）非感染　新生儿溶血症，以 ABO 系统和 Rh 系统血型不合最为常见；先天胆道闭锁，导致肝肠循环受阻，胆红素排泄障碍；母乳性黄疸；粪便延迟排出；红细胞 G－6－PD（葡萄糖－6－磷酸脱氢酶）缺陷症；药物性黄疸（如樟脑丸、维生素 K_3、K_4 等）；低血糖、缺氧、酸中毒等，均可导致病理性黄疸。

【症状与体征】

1. 生理性黄疸　指单纯因胆红素代谢特点引起的暂时黄疸，其特点为：①一般情况良好。②足月儿 2～3 天出现黄疸，4～5 天达高峰，10～14 天消退；早产儿多于生后 3～5 天出现黄疸，5～7 天达高峰。早产儿由于血浆清蛋白偏低，肝脏代谢功能更不成熟，黄疸程度较重，消退也较慢，可延长至 3～4 周消退。③每日胆红素浓度升高 <85/μmol/L（5mg/dl）。④血清胆红素浓度足月儿 <220μmol/L（12.9mg/dl）；早产儿 <257μmol/L（15mg/dl）。⑤以未结合胆红素升高为主。

2. 病理性黄疸　由于患儿患某种疾病所致，其特点为：①黄疸出现过早，于生后 24 小时内。②黄疸持续时间长，足月儿超过 2 周，早产儿超过 4 周，或者黄疸退而复现。③进展快，每日上升 >85μmol/L（5mg/dl）。④程度重或进行性加重，血清胆红素浓度足月儿 >220μmol/L（12.9mg/dl）；早产儿 >257μmol/L（15mg/dl）。⑤血清结合胆红素 >34μmol/L（2mg/dl）。当血清胆红素 >342μmol/L（20mg/dl）时，易发生胆红素脑病（又称核黄疸），一般在生后 2～7 天发生，早产儿更容易发生胆红素脑病。⑥病理性黄疸患儿一般状态不良，伴有原发病的症状，如肝炎、败血症、新生儿溶血症等。

3. 不同原因所致黄疸的特点　①新生儿溶血病：常在生后 24 小时内出现黄疸，并进行性加重，可同时伴贫血、肝脾肿大等。②新生儿肝炎：起病慢，一般生后 2～3 周出现黄疸，伴厌食、呕吐、大便色淡、肝脾肿大等。③先天性胆道阻塞：生后 1～3 周出现黄疸：进行性加重，大便呈灰白色，肝进行性增大。④母乳性黄疸：母乳喂养后 4～5 天出现黄疸，常与生理性黄疸重叠且持续不退，无其他症状，停乳 3 天后黄疸即下降。

【并发症】

常见的并发症是胆红素脑病（核黄疸），是一种严重的并发症，血清胆红素 >

342μmol/L（20mg/dl）时可发生。多见于新生儿溶血病时，血清未结合胆红素过高，血清清蛋白含量低，使游离的未结合胆红素透过血脑屏障而出现神经系统症状。早期表现为嗜睡、反应差、肌张力下降、吸吮无力、拥抱反射减弱等，12~24小时后很快出现凝视、肌张力增强、抽搐、尖叫、呼吸不规则、发热等症状。预后极差，死亡率高，存活者多留有后遗症。

【治疗要点】

生理性黄疸不需要特殊处理。病理性黄疸的治疗原则是寻找病因，积极治疗原发病；降低血清胆红素，防止胆红素脑病的发生。可采用光照疗法、使用酶诱导剂、输血浆或白蛋白等方法；如新生儿溶血症可采取换血疗法；有感染者应积极控制感染。

【护理诊断】

1. 潜在并发症　胆红素脑病。

2. 焦虑（家长）　与家长对新生儿黄疸的知识缺乏有关。

【护理目标】

患儿不发生胆红素脑病或者发生时能被发现；家长能正确认识本病、情绪稳定。

【护理要点与措施】

黄疸患儿的护理重点是预防胆红素脑病的发生，降低血清胆红素，密切观察病情的变化。

1. 保暖　置患儿于适中温度下，维持体温稳定。因低体温时胆红素与清蛋白的结合下降，血清游离的未结合胆红素升高。

2. 提早喂养　提早喂养既可刺激肠蠕动，又可促进胎粪的排出，并利于肠道建立正常菌群，减少胆红素的肠肝循环。患儿黄疸期间常表现为食欲差、吸吮无力，应耐心喂养，保证热量的供给，必要时静脉点滴10%葡萄糖液。疑母乳性黄疸者，可暂时停止母乳喂养3天，如果黄疸明显下降，可明确诊断，并改为隔次或隔日母乳喂养，逐步过渡到正常母乳喂养。

3. 处理感染灶　观察皮肤有无破损及感染，如脐部有脓性分泌物，可用3%过氧化氢清洗局部后涂2%碘酊，保持局部清洁、干燥。

4. 密切观察病情变化　注意观察生命体征的变化、有无出血倾向，注意患儿有无核黄疸的早期表现，如吸吮无力、肌张力低下、嗜睡等胆红素脑病的早期症状。观察大小便次数、量及性质，胎粪排出延迟者应给予灌肠处理。

5. 配合换血与光照疗法　严重溶血患儿采取换血疗法；采用蓝光照射降低血清胆红素。

【健康教育】

1. 向家长介绍新生儿黄疸的主要表现，说明生理性黄疸与病理性黄疸的不同原因，告知生理性黄疸不需要处理。如果是病理性黄疸，需要介绍疾病的严重程度、治疗方法及预后。

2. 对母乳性黄疸者，可继续母乳喂养，但要改为间隔母乳喂养，然后逐渐过渡到正常母乳喂养；若黄疸严重，患儿一般情况差，可考虑暂停母乳喂养，黄疸消退后再恢复正常喂养。

3. 如果是红细胞 G－6－PD 缺陷症的患儿，要嘱其家长必须禁食蚕豆及其制品。此外，禁用磺胺及解热镇痛类药物；患儿衣物的存放要远离樟脑丸。

4. 预防新生儿肝炎、新生儿败血症等感染性疾病的发生。对已经发生核黄疸的患儿，要观察后遗症的出现，并指导家长给予康复训练及其护理。

知识扩展

新生儿败血症

新生儿败血症是指细菌侵入血液循环并生长繁殖，产生毒素而造成的全身感染。在我国，致病菌以金黄色葡萄球菌为多见，其次为大肠埃希菌。感染常可发生在产前、产时、产后的不同阶段，最常见的是产后感染，其中经脐部感染最为多见。

临床表现常不典型，主要为严重的全身中毒症状。反应低下、嗜睡、哭声减弱；体温不稳定，或升高、或过低、或不升；体重不增或下降；继之迅速出现精神萎靡、不吃、不哭、不动；肝脾肿大出现较晚，一般为轻至中度肿大；生理性黄疸消退延迟或退而复现，黄疸加重而无法用其他原因解释；有出血倾向，皮肤黏膜可见瘀点、瘀斑；严重者发生 DIC、休克、中毒性肠麻痹、胆红素脑病等；容易合并化脓性脑膜炎。

同步训练

1. 新生儿出现生理性黄疸主要是因为（　　　）

　　A. 新生儿胆道狭窄　　　　　　　　B. 新生儿胆汁黏稠

　　C. 新生儿胆囊较小　　　　　　　　D. 生后过多的红细胞被破坏

　　E. 肝脏形成胆红素的能力强

2. 新生儿，出生 2 天。生后 20 小时出现皮肤黄染，现黄疸明显加重。为确定病因，该患儿首要的辅助检查为（　　　）

　　A. 肝胆 B 超　　　　　　　　　B. 母婴血型　　　　　　　　C. 细菌培养

　　D. 尿常规　　　　　　　　　　E. 血常规

3. 新生儿病理性黄疸重要的护理诊断是（　　　）

　　A. 营养不良　　　　　　　　　B. 胆红素脑病　　　　　　　C. 体温过高

　　D. 有感染的危险　　　　　　　E. 知识不足

4. 新生儿生理性黄疸的特点是（　　　）

　　A. 血清胆红素大于 220mol/L　　　B. 黄疸退而复现

C. 黄疸于第 10 天加重   D. 黄疸持续时间大于 4 周

E. 出生后 2 ~ 3 天出现黄疸

5. 新生儿溶血性黄疸出现的时间是出生后（   ）

A. 24 小时内   B. 2 天   C. 3 天

D. 4 天   E. 5 天

6. 血清胆红素浓度超过_____时可引起胆红素脑病。

7. 简述病理性黄疸的护理要点与措施。

8. 病例讨论：早产儿，生后 8 天，胎龄 34 周，体重 2000g，生后 3 天出现明显黄疸。体检：体温 36.5℃，精神一般，吃奶少，血白细胞 12×10^9/L，中性粒细胞 40%，血清谷丙转氨酶正常，血清总胆红素 206μmol/L。该患儿最可能是生理性黄疸还是病理性黄疸？为什么？

第五节　新生儿窒息及其抢救与护理

人们常常以呱呱坠地来形容孩子的诞生，因为哭声宣告了一个活生生的小生命来到世间。宝宝的第一声啼哭表明肺已经张开，胎儿离开母体，开始独立生存。正常情况下，胎儿出生后 1 分钟内就会发出第一声啼哭。如果生后 1 分钟内不哭，说明出现了新生儿窒息，医生就会立即进入紧张的抢救之中。出现这种情况，护士应该如何配合救治？如何预防窒息的发生？

知识要点

1. 新生儿窒息的定义。

2. 新生儿窒息的症状与体征。

3. 新生儿窒息的抢救与护理措施。

新生儿窒息指产前、产时或产后的各种病因，使胎儿缺氧而发生宫内窘迫或娩出过程中发生呼吸、循环障碍，导致胎儿娩出后 1 分钟内仅有心跳而无自主呼吸或未能建立规律呼吸的缺氧状态。此为新生儿死亡及伤残的主要原因之一，是出生后最常见的一种紧急情况。

【病因与发病机制】

引起胎儿或新生儿缺氧的任何因素都可以引起窒息。常见的有：胎儿羊水吸入或黏液阻塞呼吸道而致气体交换障碍；缺氧、滞产、脐带绕颈、产钳术致使胎儿颅内出血及脑部长时间缺氧缺血而致呼吸中枢受到损害；孕妇妊高征、前置胎盘、胎盘早剥等。以低氧血症、高碳酸血症和酸中毒为主要病理生理改变。

【症状与体征】

根据窒息程度分轻度和重度，以 Apgar 评分（表 5 - 1）为指标，于出生后 1 分钟、5 分钟各评一次。

1. 轻度（青紫）窒息　生后 1 分钟 Apgar 评分为 4 ~ 7 分。患儿皮肤青紫；呼吸浅表或不规则；心跳慢而有力，80～120 次/分；对外界刺激有反应；肌张力好，四肢稍屈；喉反射存在。若抢救不及时，可转为重度窒息。

2. 重度（苍白）窒息　生后 1 分钟 Apgar 评分为 0～3 分。患儿皮肤苍白；呼吸微弱或无呼吸；心跳慢而不规律，心率 <80 次/分；对外界刺激无反应；肌张力低下；喉反射消失。若抢救不及时可致死亡。

生后 5 分钟 Apgar 评分对估计预后有重要意义。如评分低于 3 分，则发生神经系统后遗症的可能性大，预后较差。

表5－1　新生儿 Apgar 评分标准

	评　分　标　准		
体　征	0 分	1 分	2 分
皮肤颜色	青紫或苍白	身体红，四肢青紫	全身红
心率（次/分）	无	<100	>100
呼吸	无	慢，不规则	正常，哭声响
肌张力	松弛	四肢略屈曲	四肢活动
弹足底或插鼻管	无反应	有些动作，如皱眉	哭，喷嚏

温馨提示：8～10 分为正常，4～7 分为轻度窒息，0～3 分为重度窒息。分别于生后 1 分钟、5 分钟和 10 分钟进行评分。如婴儿需复苏，15、20 分钟仍需评分。1 分钟仅是窒息诊断和分度的依据，5 分钟及 10 分钟评分有助于判断复苏效果及预后。

【治疗要点】

1. 预防为主　有胎儿窘迫、胎儿娩出有窒息危险时，积极做好抢救和复苏的准备工作。

2. 实施复苏　一旦发生窒息，要迅速而有效地实施 ABCDE 复苏方案进行抢救。A 指清理呼吸道；B 指建立有效呼吸，增加通气量；C 指维持正常循环；D 指药物治疗；E 指评价。其中，前三项最为重要。A 是根本，B 是关键，E 贯穿整个复苏过程。

【护理诊断】

1. 气体交换受损　与羊水吸入、黏液阻塞呼吸道及分泌物吸入有关。

2. 潜在并发症　缺氧缺血性脑病、颅内出血。

3. 恐惧（家长）　与病情危重、预后不良有关。

【护理目标】

新生儿能建立规律的自主呼吸，维持正常的生命体征；缺氧症状得到改善，避免出现颅脑损伤等后遗症；家长能正确认识本病，减轻焦虑，情绪稳定。

【护理措施】

1. 清理呼吸道　胎儿娩出后，立即挤尽口、咽、鼻部的黏液及羊水；娩出断脐后，将新生儿仰卧在预热的抢救台上，肩部垫小软枕，使颈部轻微伸仰；用吸管吸出咽部的黏液及羊水，必要时用气管插管吸取，动作轻柔，避免损伤气道黏膜，要在 15～20 秒内完成。

2. 建立自主呼吸 清理呼吸道后如仍无呼吸，可拍打或轻弹足底、刺激人中等以引起啼哭，刺激其建立呼吸。对于重度窒息患儿，需协助医生做气管插管、人工呼吸。方法：①鼻内插管给氧，氧流量 <2L/min，5～10 个气泡/秒，避免气胸的发生。②气管插管加压给氧，一般维持呼吸 30 次/分，加压的压力不可过大，以防肺泡破裂。待新生儿皮肤逐渐转红，建立自主呼吸后，拔出气管内插管，给予一般氧气吸入。

3. 改善并维持循环 给氧后心率仍然 <80 次/分，应遵医嘱给予 1∶10000 肾上腺素静脉或脐静脉注射，推药后立即加做胸外心脏按压。方法：使新生儿仰卧，用双拇指法（操作者双拇指重叠于患儿胸骨体下 1/3 处，其他手指围绕胸廓托在后背）有节奏地按压，按压频率为 120 次/分，按压深度为胸廓按下 1～2cm。若按压有效，可摸到颈动脉和股动脉搏动。

4. 随时评价，注意保暖 在复苏过程中，要随时评价新生儿的情况，以确定进一步需采取的抢救方法。应在 30℃～32℃ 的抢救床上进行抢救，维持肛温在 36.5℃～37℃。

5. 复苏后护理 加强新生儿护理，保证呼吸道通畅，密切观察新生儿面色、呼吸、心率、神志、肌张力等，评估有无新生儿缺氧缺血性脑病和颅内出血等并发症的发生。窒息的新生儿应延迟哺乳，以静脉补液维持营养。遵医嘱应用抗生素，以预防感染。

【健康教育】

提供情感支持，刺激子宫收缩，预防产后出血。窒息的新生儿延时哺乳，以静脉补液维持营养。在适当的情况下，告知家长患儿目前的情况和可能的预后，帮助家长树立信心。

同步训练

1. 出生后 Apgar 评分对判断预后有意义的时间是（   ）
   A. 1 分钟 B. 3 分钟 C. 5 分钟
   D. 7 分钟 E. 10 分钟
2. 给窒息新生儿胸外心脏按压的频率是（   ）
   A. 90 次/分 B. 100 次/分 C. 110 次/分
   D. 120 次/分 E. 130 次/分
3. 关于新生儿窒息的预防，应除外（   ）
   A. 监测胎动和胎心 B. 分娩时避免难产
   C. 孕母多补充维生素 D D. 出现胎儿窘迫时给孕妇吸氧
   E. 加强产前检查，及时处理异常状况
4. 抢救新生儿窒息是按照 ABCDE 复苏方案进行的，请写出 A、B、C、D、E 分别代表什么：
   A _____、B _____、C _____、D _____、E _____。
5. 新生儿窒息是指胎儿娩出后 1 分钟内仅有_____。
6. 分别简述新生儿轻度窒息与重度窒息的特点。

第六章　新生儿常见疾病及其护理

在这部分内容中，需要同学们掌握新生儿缺氧缺血性脑病、新生儿颅内出血、新生儿寒冷损伤综合征、新生儿脐炎、新生儿低血糖、新生儿低钙血症的症状与体征、治疗要点、护理要点与措施。熟悉这些疾病的发病机制。了解新生儿败血症、新生儿破伤风等特殊的表现。

第一节　新生儿缺氧缺血性脑病的护理

患儿，早产，日龄 1 天。出生时轻度窒息，表现为嗜睡，反应迟钝，四肢活动少。查体：前囟隆起，吸奶无力，拥抱反射弱。医生初步诊断为新生儿缺氧缺血性脑病。我们刚刚学习完新生儿窒息，围生期窒息是导致缺氧缺血性脑病的最主要原因。那么，对这样的患儿应该如何护理？在护理过程中应密切观察哪些方面？如何指导家长给予患儿正确的护理？

知识要点

1. 新生儿缺氧缺血性脑病的主要病因。
2. 新生儿缺氧缺血性脑病的症状与体征。
3. 新生儿缺氧缺血性脑病的治疗要点与护理措施。

新生儿缺氧缺血性脑病是由于各种围生期因素引起的缺氧和脑血流减少或暂停而导致新生儿的脑损伤，是新生儿窒息后的严重并发症之一，是引起新生儿急性死亡和慢性神经系统损伤的主要原因之一。

【病因与发病机制】

围生期窒息是本病的主要病因。凡是造成母体和胎儿间血液循环和气体交换障碍、新生儿缺氧缺血、使血氧浓度降低者，均可造成窒息，常见的有母亲患有妊娠高血压综合征、大出血、胎盘早剥、前置胎盘、胎盘功能不良等。另外，新生儿窒息、反复的呼吸暂停、颅内出血、脑水肿、心肺疾病、严重失血、心跳停止等引起脑血流减少或暂停而致患儿发病。

脑组织新陈代谢旺盛，脑的能量来源几乎全部由葡萄糖氧化而来。脑耗氧量是全身耗氧量的一半。脑缺氧后，脑细胞氧化受损，大量神经细胞死亡。加之缺氧和高碳酸血症可导致脑血管自主调节功能障碍,当血压升高时,脑血流灌注过度,可致颅内出血;当血压下降时,脑血流减少而引起缺血性脑损害。

【症状与体征】

主要表现为意识障碍、肌张力改变,临床上根据意识、肌张力、原始反射改变、有无惊厥、病程及预后等,分为轻、中、重三度。

1. 轻度　主要表现为兴奋、易激惹,拥抱等原始反射活跃,吸吮反射正常,肌张力正常,一般无意识障碍,呼吸平稳,无惊厥。症状在24小时后逐渐减轻,多于3天内消失,预后良好。

2. 中度　表现为抑制状态,嗜睡,反应迟钝;肌张力低下,肢体自发活动减少;常伴有惊厥;前囟正常或稍有饱满;拥抱、吸吮等原始反射减弱。足月儿上肢肌张力减退明显,表明病变累及矢状窦旁区;早产儿下肢肌张力减退明显,表明病变累及脑室周围白质区。症状多在生后24~72小时内明显,在一周末至两周内消失,少数患儿会病情恶化或留有后遗症。

3. 重度　表现为昏迷状态,意识不清,肌张力低下;自发活动和疼痛反应消失,频繁惊厥;前囟饱满、紧张;原始反射消失;反复呼吸暂停;瞳孔不等大或瞳孔放大等。症状一般可持续数周,病死率高,存活者多数留有后遗症,如瘫痪、癫痫、智力低下、共济失调等。

【辅助检查】

1. 头颅B超、CT检查与脑电图检查　超声检查比CT更能清楚地显示室管膜下的病变和脑室内出血;CT显示脑软化明显,最适合的检查时间为生后2~5天;脑电图有助于判断脑损伤的程度和预后及惊厥的诊断。

2. 血生化检查　血清肌酸磷酸激酶同工酶升高(正常值<10U/L),提示脑组织受损。

3. 磁共振成像(MRI)　有助于确定脑水肿、脑梗死等脑损伤的具体情况。

【治疗要点】

治疗原则是采取支持疗法和对症治疗,控制惊厥,减轻脑水肿,维持正常的脑代谢。

1. 维持良好的通气功能,酌情给氧;纠正酸中毒和低血糖;保证脑组织良好的血液灌注。

2. 控制惊厥首选苯巴比妥,顽固性抽搐者加用地西泮或水合氯醛。使用地西泮时,剂量为0.1~0.3mg/kg,静脉滴注,用药时应注意抑制呼吸的可能性。

3. 减轻脑水肿,控制液体量,可用呋塞米1mg/kg静脉推注,严重者可给予20%甘露醇。

【护理诊断】

1. 低效性呼吸形态　与缺氧缺血致中枢神经系统损害有关。

3. 营养失调(低于机体需要量)　与摄入不足、早产有关。

3. 潜在并发症　颅内压增高、呼吸衰竭。

4. 恐惧与焦虑(家长)　与病情严重及预后不良有关。

【护理目标】

患儿能维持正常的呼吸和循环，保证脑组织供氧和供血；加强营养，促使生长发育；不发生颅内压增高与呼吸衰竭，或者发生时能被及时发现并处理。

【护理措施】

1. 预防颅内压增高 及时清除呼吸道分泌物，保持呼吸道通畅。选择适当的给氧方法，根据患儿缺氧的情况，可给予鼻导管吸氧或头罩吸氧，重者可考虑气管插管及机械正压通气。遵医嘱给予镇静剂、利尿剂及脱水剂。

2. 观察病情 严密观察患儿的神志、瞳孔、前囟张力、肌张力、神经反射、呼吸、心率等情况及有无惊厥发生，发生的时间、表现等，做好记录并及时报告医生。

3. 合理喂养 保证热量供给，根据病情选用喂养方式，必要时鼻饲喂养或静脉营养。

【健康教育】

向家长介绍疾病的治疗、护理过程，做好心理疏导，缓解家长的恐惧心理。恢复期指导家长掌握康复训练的措施，坚持有效的功能训练。定期随访，根据患儿的康复状态，指导康复训练的内容，促进康复。

知识链接

新生儿肺透明膜病

新生儿肺透明膜病，又称新生儿呼吸窘迫综合征，是指出生后不久即出现进行性呼吸困难、青紫、呼气性呻吟、吸气性三凹征和呼吸衰竭。主要见于早产儿，因肺表面活性物质不足而导致进行性肺不张。其病理特征为肺泡壁至终末细支气管壁上附有嗜伊红透明膜。

临床表现：患儿呆钝，面色灰白或青紫，四肢松弛；出现进行性呼吸困难、呼气性呻吟及吸气性三凹征；心率先快后慢，心音由强转弱，胸骨左缘可听到收缩期杂音；呼吸频率60～100次/分或更快，呼吸节律不规则，间有暂停，两肺呼吸音减低，早期肺部啰音常不明显，以后可听到细湿啰音，叩诊可出现浊音；肝脏可增大。

同步训练

1. 新生儿缺氧缺血性脑病的主要表现是（　　　）

　　A. 意识障碍和肌张力改变　　　　　B. 颅内高压症　　　　　C. 青紫

　　D. 瞳孔改变　　　　　E. 呼吸改变

2. 治疗新生儿缺氧缺血性脑病引起惊厥的首选（　　　）

　　A. 地西泮　　　　　B. 氯丙嗪　　　　　C. 苯妥英钠

　　D. 水合氯醛　　　　　　　　　　　E. 苯巴比妥

3. 新生儿缺氧缺血性脑病的主要原因是_____。

4. 对于新生儿缺氧缺血性脑病，控制惊厥首选_____，顽固性抽搐者加用_____。

5. 对新生儿缺氧缺血性脑病患儿应重点观察哪些情况？如何预防颅内压增高？

第二节　新生儿颅内出血的护理

　　早产儿，日龄 3 天，出生时窒息；烦躁不安、易激惹；尖叫、哭声高亢；双眼凝视、有肢体抽搐。第 2 日转为嗜睡，少哭并哭声弱，四肢活动减少。查体：体温正常，前囟紧张隆起，肌张力低下。你认为可能的诊断是什么？为明确诊断，应做哪些检查？如何护理？

知识要点

1. 新生儿颅内出血的主要病因。

2. 新生儿颅内出血的特征与体征。

3. 新生儿颅内出血的治疗要点与护理措施。

　　新生儿颅内出血是新生儿期常见的一种严重的脑损伤，主要是由于缺氧或产伤引起。早产儿多见，病死率高，预后差。临床上以中枢神经系统兴奋和抑制症状相继出现为特征。

【病因与发病机制】

1. 缺氧　多见于早产儿。凡能引起缺氧的因素均可致新生儿颅内出血。因缺氧可导致脑血管自主调节功能障碍，当血压升高时，脑血流灌注过度，可致颅内出血；当血压偏低时，脑血流少，可引起毛细血管通透性增高，产生漏出性出血。出血部位以脑室周围、脑室内出血较为多见。

2. 产伤　多见于足月儿，如急产、高位产钳、抬头吸引器、臀牵引、胎位不正、胎头过大、难产等使胎儿头部过分受压，导致颅内出血。出血部位多见于硬脑膜下及蛛网膜下腔。

【症状与体征】

　　颅内出血的表现与出血部位及出血量有关，一般生后数小时或 1 ~ 2 天出现。常见的症状与体征有：①意识改变，易激惹，过度兴奋或嗜睡，甚至昏迷；烦躁不安或表情淡漠。②呼吸增快或减慢、不规则或暂停等。③颅内压增高，前囟隆起、脑性尖叫、惊厥等。④双眼凝视、斜视、眼球震颤等。⑤瞳孔不等大、对光反射减弱或消失。⑥肌张力早期增高，以后减弱或消失。此外，还可出现不明原因的苍白、贫血、黄疸。特征性表现为窒息、惊厥和抑制相继出现。

【辅助检查】

1. 头颅 B 超和 CT 检查　有助于判断出血的部位和范围，对预后有一定的参考价值。

2. 脑脊液检查 呈均匀血性和有皱缩红细胞有助于诊断，蛋白含量明显增高。严重者 24 小时内脑脊液糖定量降低。但脑脊液正常不能排除本病。病情危重者不宜进行此项检查。

【治疗要点】

1. 支持疗法 保持患儿安静，尽可能避免搬运、刺激性操作；改善通气功能。

2. 控制惊厥 首选苯巴比妥，还可选用地西泮、水合氯醛等。

3. 降低颅内压 呋塞米静脉推注，病情严重、中枢性呼吸衰竭者，可用小剂量 20% 甘露醇。

4. 止血 遵医嘱应用维生素 K_1、酚磺乙胺（止血敏）等止血药物。

5. 保护脑细胞 应用恢复脑细胞功能的药物。

【护理诊断】

1. 潜在并发症（颅内压增高） 与颅内出血有关。

2. 低效性呼吸形态 与呼吸中枢压迫有关。

3. 营养失调（低于机体需要量） 与意识障碍不能进食有关。

【护理目标】

患儿颅内压降为正常，生命体征平稳；能维持有效呼吸；每日能获得机体需要的能量和水分，营养状况良好。

【护理措施】

1. 降低颅内压

（1）保持安静，减少刺激 尽量少搬动，避免声、光刺激；喂乳时不宜抱起；护理操作要轻、稳、准，集中进行；除臀部护理外，免去其他清洁护理；避免因烦躁而加重缺氧和出血；静脉穿刺应留置针，减少反复穿刺；避免头皮穿刺输液，以防加重颅内出血。

（2）缓解颅内高压 头肩抬高 15°～30°，使患儿侧卧位，头偏向一侧。按医嘱应用降颅内压的药物，观察用药后的机体反应。

（3）密切观察病情 注意神志、瞳孔、肌张力等改变，出现脉搏减慢、呼吸节律不规则、瞳孔不等大、对光反射消失等症状，立即报告医生，并做好抢救准备。

2. 维持有效呼吸 及时清除呼吸道分泌物，保持呼吸道通畅。根据缺氧程度选择不同的用氧方式和氧浓度。呼吸衰竭或呼吸暂停者需机械正压通气，做好相应的护理。

3. 保证热量供给 根据病情，选用不同的喂养方式，必要时鼻饲喂养或静脉营养，保证热量和水分供给。静脉补充营养时输液宜慢。记录 24 小时出入量。

【健康教育】

向家长讲解患儿的病情、治疗方法及预后，给予相应的心理支持；指导家长对有后遗症的患儿尽早进行功能训练；坚持随访，嘱咐病后患儿按医嘱服用脑代谢激活剂，协助恢复脑功能。

同步训练

1. 臀位出生的新生儿易发生（　　　）
    A. 新生儿黄疸　　　　　　　B. 新生儿败血症　　　　　　C. 新生儿破伤风
    D. 新生儿颅内出血　　　　　E. 新生儿寒冷损伤综合征

2. 护理新生儿颅内出血时，下列正确的是（　　　）
    A. 保持安静，避免声、光等刺激　　B. 不断吸痰以保持呼吸道通畅
    C. 给高浓度吸氧以纠正缺氧　　　　D. 将患儿置于稍凉的环境中
    E. 快速大量静脉输入新鲜血

3. 患儿，生后2天，产钳分娩。今晨抽搐2次，哭声尖，拒乳，前囟饱满。脑脊液呈血性，血钙2.2mmol/L，血糖2.4mmol/L，最可能的诊断是（　　　）
    A. 新生儿低钙血症　　　　　B. 新生儿低血糖症　　　　　C. 新生儿颅内出血
    D. 新生儿败血症　　　　　　E. 新生儿化脓性脑膜炎

4. 新生儿颅内出血主要由于＿＿＿＿和＿＿＿＿引起。

5. 有颅内压增高的患儿应采取哪些护理措施？

6. 病例分析：早产儿，有窒息史，生后第2天不哭、不动，面色苍白，呼吸33次/分，不规则，心率97次/分，四肢肌张力低下，前囟隆起。写出其主要的护理诊断及其护理措施。

第三节　新生儿寒冷损伤综合征的护理

早产儿，于12月底出生。日龄2天，晨起发现该患儿吸吮费力，哭声弱，嗜睡。查体：肛温33℃，心音低钝，心率100次/分，小腿外侧皮肤红肿发硬。医生诊断为新生儿寒冷损伤综合征。作为护士，你如何给患儿复温？如何指导家长做好保暖措施？

▌知识要点

    1. 新生儿寒冷损伤综合征的主要病因。
    2. 新生儿寒冷损伤综合征的症状与体征。
    3. 新生儿寒冷损伤综合征的治疗要点与护理措施。

新生儿寒冷损伤综合征又称新生儿硬肿症，是由于寒冷和（或）多种疾病所致，其特点是低体温和皮肤硬肿、发凉，严重者可发生多器官功能损害。生后1周内的新生儿容易发病，尤以早产儿多见。

【病因与发病机制】

新生儿寒冷损伤综合征主要是与寒冷、早产、感染、缺氧有关。新生儿体温调节中枢发育不完善，皮下脂肪薄，血管丰富，体表面积相对较大，易散热；特别是早产儿，其棕色脂肪含量少，产热能力差，更容易出现低体温，导致寒冷损伤综合征。新生儿皮下脂肪中的饱和脂肪酸含量多，熔点高，体温降低时易凝固而出现皮肤变硬。低体温和

皮肤硬肿使皮肤血管收缩，血流缓慢凝滞，造成组织缺氧、代谢性酸中毒和微循环障碍，导致毛细血管通透性增加，引起弥散性血管内凝血（DIC）和全身多脏器官损伤，甚至多器官功能衰竭。

【症状与体征】

1. 早期表现　反应低下，哭声低，吸吮差或拒乳，甚至不吃不哭；心音低钝，心率慢。

2. 低体温　肛温低于35℃；重者低于30℃，肛温-腋温差由正值变为负值。如有感染或者在夏季可以不出现低体温。

3. 皮肤硬肿　皮肤发亮，呈暗红色或者青紫色；皮肤紧贴皮下组织，不易捏起，压之如硬橡皮样，可伴有凹陷性水肿。硬肿发生的顺序为：小腿→大腿外侧→整个下肢→臀部→面颊→上肢→全身，常呈对称性。严重时，皮肤僵硬，不能活动。

4. 多器官功能损害　严重者可导致肺出血、休克、心力衰竭、DIC及急性肾功衰竭等。

5. 病情分度　根据体温、硬肿范围及器官功能受损程度，分为轻、中、重3度，轻度<20%，中度20%~50%，重度>50%。

【治疗要点】

保温、复温是治疗的关键。采取正确的保温、复温措施；运用支持疗法，对症治疗，合理用药；供给足够的热量和液体，促进体温恢复；改善器官功能，处理微循环障碍。

【护理诊断】

1. 体温过低　与受寒、早产、感染、缺氧、摄入不足有关。

2. 营养失调（低于机体需要量）　与吸吮困难、摄入营养不足有关。

3. 有感染的危险　与皮肤硬肿、持续低体温致机体免疫功能低下有关。

4. 潜在并发症　肺出血、休克、DIC等。

【护理目标】

患儿体温逐渐恢复正常；营养摄入充分，生长发育达标；患儿住院期间不发生感染；患儿不发生并发症或者发生时能被及时发现并处理。

【护理措施】

1. 保温、复温　这是治疗护理的关键，复温的原则是循序渐进，逐步复温。根据患儿的体温情况采取相应的复温方法。

（1）肛温>30℃，肛温-腋温差为正值的轻、中度患儿，将患儿置于已经预热至中性温度的暖箱内，6~12小时内恢复正常体温。

（2）肛温<30℃，肛温-腋温差为负值的重度患儿，要先将其置入比肛温高1℃~2℃的暖箱中，每小时提高箱温0.5℃~1℃（但不能超过34℃），12~24小时恢复正常体温。

（3）无条件者可采用热水袋、热炕、电热毯或母亲怀抱等方法取暖。

（4）复温过程中，每小时测肛温、腋温1次。体温恢复正常6小时后，每4小时测1次。

2. 合理喂养　能吸吮者可经口喂养，吸吮无力者用滴管、鼻饲或静脉给予营养。重者可输血及血浆。有心、肾功能损害者，严格控制输液速度。供给的液体需加热至35℃左右。

3. 预防感染　做好保护性隔离，严守无菌操作规程，注意病室、暖箱等的清洁消毒；加强皮肤护理，尽量避免肌内注射；经常更换体位，防止体位性水肿和坠积性肺炎。

4. 密切观察病情　对患儿应进行持续全面评估，监测和记录生命体征。如患儿呼吸困难加重、发绀明显、肺部啰音增多，考虑肺出血；如黄疸加重、一般情况差、皮肤有瘀点或瘀斑，考虑败血症或DIC。发现上述并发症时应及时报告医生，以便医生及时救治。

【健康教育】

向家长介绍该病的病因和预防方法；讲解正确复温、保证热量的重要性；介绍有关保暖措施与喂养方法，嘱母亲坚持排乳，鼓励母乳喂养，尽早开奶，保证足够的能量；经常与家长沟通，耐心解答家长的询问，主动介绍病情的进展情况，消除家长的担心和焦虑。

同步训练

1. 治疗与护理新生儿寒冷损伤综合征的首要措施是（　　）

    A. 供给足够的热量　　　　　B. 供给足够的液体　　　　C. 逐渐复温

    D. 预防各种感染　　　　　　E. 加强皮肤护理

2. 新生儿硬肿症的复温要求，下列正确的是（　　）

    A. 迅速复温　　　　　　　　　B. 4～8小时体温恢复正常

    C. 6～12小时体温恢复正常　　D. 8～10小时体温恢复正常

    E. 24～48小时体温恢复正常

3. 下列因素中，与发生硬肿症无关的是（　　）

    A. 棕色脂肪少　　　　　　　　B. 体表面积相对较大

    C. 寒冷　　　　　　　　　　　D. 皮下脂肪中饱和脂肪酸含量多

    E. 免疫功能低下

4. 新生儿寒冷损伤综合征硬肿部位最早出现于（　　）

    A. 上肢　　　　　　　　　　　B. 面颊　　　　　　　　C. 臀部

    D. 躯干　　　　　　　　　　　E. 下肢外侧

5. 新生儿寒冷损伤综合征的主要病因包括 ＿＿＿＿、＿＿＿＿、＿＿＿＿、＿＿＿＿和＿＿＿＿。

6. 新生儿寒冷损伤综合征患儿如何护理？

7. 病例分析：早产儿，有窒息史，生后5天，哭声低弱，反应差，查体：体温33℃，心音低钝，小腿外侧皮肤发硬，诊断为新生儿寒冷损伤综合征。试判断此为何种程度？如何复温？如何对家长进行健康指导？

第四节　新生儿脐炎的护理

某足月、顺产新生儿，日龄8天，生后第4天脐带残端脱落，无出血；每日用浴盆洗浴。今晨洗浴时发现新生儿脐部皮肤红肿，脐窝有少许脓性分泌物，全身无异常状况。作为护士，如何指导家长正确进行脐部的护理？

知识要点

1. 新生儿脐炎的主要病原菌。
2. 新生儿脐炎的护理措施。

【病因与发病机制】

新生儿脐炎是指细菌入侵脐带残端，并在其处繁殖所引起的急性炎症，主要是由于断脐时或出生后处理不当而造成细菌污染，引起脐部发炎所致。最常见的病原菌有金黄色葡萄球菌、大肠埃希菌，其次为溶血性链球菌或混合细菌感染。

【症状与体征】

1. 局部表现　脐窝周围皮肤发红，脐带脱落后伤口不愈合；脐窝湿润、流水；脐周围红肿；脐部有黏液、脓性分泌物；有臭味；还可形成局部脓肿。重者会引起蜂窝织炎、脓毒血症或菌血症、败血症等。

2. 全身表现　发热、拒食、精神状态不好、烦躁不安。

3. 慢性脐炎　脐部形成肉芽肿，可有樱红色肿物突出，流黏性分泌物，经久不愈。

【辅助检查】

脐部分泌物的细菌培养阳性率很高，涂片可见细菌及中性粒细胞增多；血白细胞增高，以中性粒细胞升高为主。

【治疗要点】

1. 清除脐部感染灶　轻者用3%过氧化氢清洁脐部，再涂碘伏或75%乙醇。

2. 抗生素应用　脐部化脓者根据脐部脓性分泌物培养和药敏试验，选用适宜的抗生素控制感染；合并蜂窝织炎的患儿可用青霉素。对已形成脓肿者，应及时切开排脓。

3. 肉芽肿形成者　可用10%硝酸银溶液烧灼后，敷以油膏，每日更换敷料，直到愈合为止。如肉芽肿较大，可手术切除。

【护理诊断】

1. 潜在并发症　败血症、蜂窝织炎。

2. 皮肤完整性受损　与脐部损伤、感染有关。

【护理目标】

患儿脐部感染得到控制，无并发症发生。

【护理措施】

1. 彻底清除感染灶　先用3%双氧水冲洗局部，从脐的根部由内向外环形消毒，轻者涂以0.5%碘伏，或者涂以碘酊后用75%酒精脱碘，每日2~3次；重者需选用适当的抗生素局部用药和静脉注射；如有脓肿形成，需切开引流。

2. 保持脐部清洁干燥　洗澡时，注意不洗湿脐部，洗澡完毕，用消毒干棉签吸干脐窝内的水，并用75%酒精消毒，保持脐部干燥，勤换尿布，防止尿液污染。

【健康教育】

普及新法接生，断脐时严格执行无菌操作，做好断脐后的护理；保持脐部清洁、干燥、勤换尿布，并避免尿布过长而直接覆盖在脐部，接触患儿前后要洗手，污染物品要焚烧处理。

知识链接

新生儿破伤风及其预防

新生儿破伤风俗称"七日风"、"脐风"、"锁口风"，是由于破伤风梭状杆菌侵入脐部并产生毒素而引起的急性感染性疾病。以牙关紧闭、苦笑面容、全身肌肉强直性痉挛为临床特征，常在生后4~7天左右发病。其原因主要是出生时不注意无菌操作，接生所用器械未经严格消毒或被污染，使破伤风梭状杆菌侵入脐部所致。因为破伤风杆菌的芽孢对外界的抵抗力强，普通消毒剂不能将其杀灭，需要煮沸1小时以上，或者采用高压蒸汽消毒。

新生儿破伤风早期表现一般为哭闹不安，继之出现牙关紧闭、苦笑面容、全身肌肉强直性痉挛等典型症状，重者出现角弓反张。呼吸肌痉挛、喉肌痉挛可引起呼吸困难、发绀、窒息。任何轻微的刺激（光、声、接触等）均可引发痉挛加重。患儿早期可不发热，后期由于全身肌肉反复痉挛或者激发感染可出现体温升高。

因此，护理时要注意避光、避声，避免不必要的刺激，控制痉挛发作，保持呼吸道通畅；做好脐部消毒的护理。采用无菌接生法、严格执行无菌操作是预防新生儿破伤风的关键所在。如果接生时未经严格消毒，则必须在24小时内重新消毒，并重新结扎脐带，还要肌注破伤风抗毒素。

同步训练

1. 为预防新生儿脐炎，每次清洁后用何种消毒液消毒（　　）

A. 0.1%新洁尔灭　　　　　　　B. 0.5%碘伏　　　　　　　C. 75%酒精

　　　　D. 3% 过氧化氢　　　　　　　　E. 0.1% 依沙吖啶

　　2. 新生儿出生后如何正确护理脐部？

第五节　新生儿低血糖的护理

　　我们在早产儿护理一节中，强调了出生体重在 1500g 以上、无青紫的早产儿应于生后 2～4 小时喂 10% 葡萄糖水 2ml/kg。你知道这是为什么吗？如果这样的早产儿出现反应低下、喂养困难、嗜睡、发绀、震颤等，应考虑患儿有可能发生了什么情况？应该如何处理？

 知识要点

　　1. 新生儿低血糖的诊断标准。

　　2. 新生儿低血糖的护理措施。

　　新生儿低血糖症是指全血血糖低于 2.2mmol/L（40mg/dl），是新生儿期的常见病，多发于早产儿、低出生体重儿、糖尿病母亲的婴儿、新生儿缺氧窒息、硬肿症、败血症等。

【病因与发病机制】

　　糖原储存不足，而消耗增加；胰岛素分泌过多及遗传代谢障碍；颅内出血、胆红素脑病、垂体发育不全、肾上腺皮质功能不全等也可出现低血糖。

　　1. 暂时性低血糖　低血糖持续时间较短，不超过新生儿期。多见于早产儿，由于葡萄糖储存不足所致；还可见于缺氧、败血症、小于胎龄儿等，因葡萄糖无氧酵解利用增多或糖原储存不足所致；还有患有糖尿病母亲的婴儿因葡萄糖利用增加所致。

　　2. 持续性低血糖　指低血糖持续到婴儿或儿童期。见于胰岛细胞瘤、胰岛细胞增生症等致高胰岛素血症；先天性垂体功能不全等内分泌缺陷性疾病；遗传代谢性疾病。

【症状与体征】

　　大多数低血糖患儿无临床症状或无特异症状，少数于生后数小时至一周内可出现嗜睡、反应低下、喂养困难、烦躁不安、嗜睡、气急、发绀、哭声异常、肌张力低下、震颤、甚至惊厥、呼吸暂停等非特异性症状，经静脉补充葡萄糖后症状消失，血糖恢复正常。如果反复发作应该考虑糖原累积症、先天性垂体功能不全等。

【辅助检查】

　　1. 高危儿应在生后 4 小时内反复监测血糖，以后每隔 4 小时复查一次，直至血糖浓度稳定。持续性低血糖者，根据病情测定血胰岛素、胰高血糖素等。

　　2. 高胰岛素血症时可做胰腺 B 超或 CT 检查。

【治疗要点】

　　保持血糖稳定，防止低血糖的发生。无症状低血糖者，可口服葡萄糖，若口服无效则改为静脉输注葡萄糖。有症状低血糖者，应静脉注射葡萄糖，每分钟 6～8mg/kg。持续反复低血糖者，除注射葡萄糖外，根据病情可增加氢化可的松、胰高糖素治疗。同时治疗原发病。

【护理诊断】

1. 潜在并发症　昏迷、惊厥。

2. 营养失调（低于机体需要量）　与摄入不足、葡萄糖利用增加有关。

【护理目标】

患儿不发生昏迷与惊厥；合理喂养，保证营养的摄入，避免低血糖的发生。

【护理措施】

1. 保证能量供给　无症状能进食者，可先进食。如口服不能纠正者，可静脉滴注葡萄糖，根据血糖测定结果调整静脉滴注葡萄糖的速度。早产儿或窒息儿尽快建立静脉通路，保证葡萄糖的输入。静脉输入葡萄糖时，定期监测血糖的变化，及时调整输液速度，保证血糖浓度稳定。

2. 预防低血糖的发生　对可能发生低血糖的患儿，生后 1 小时即喂 10% 的葡萄糖。

3. 对症护理　低体重儿注意保暖；缺氧者给予吸氧；有感染者遵医嘱给予抗感染治疗。

4. 密切观察病情变化　监测血糖，观察神志、哭声、呼吸、抽搐等情况，以便及时抢救。出现昏迷、惊厥时立即报告医生并及时处理。

【健康教育】

尽早开奶（生后 30 分钟内），吸吮母乳；向家长讲述低血糖的发生原因，指导家长了解低血糖发生时症状和体征的观察；加强新生儿保暖；预防感染。

同步训练

1. 低血糖症患儿若进食无效改为静脉输注葡萄糖，其速度为每分钟（　　　）

    A. 1～2mg/kg　　　　　　　　B. 3～4mg/kg　　　　　　　　C. 5～6mg/kg

    D. 6～8mg/kg　　　　　　　　E. 8～10mg/kg

2. 新生儿低血糖症的诊断标准是血糖低于_____。

    A. 1.8mmol/L　　　　　　　　B. 1.75mmol/L　　　　　　　C. 1.88mmol/L

    D. 2.0mmol/L g　　　　　　　E. 2.2mmol/L

3. 讨论：早产儿，出生体重为 2000g，无青紫，护士指导家长于生后 2～4 小时喂 10% 葡萄糖水 2ml/kg。请问：这是为什么？如果该早产儿出现反应低下、喂养困难、嗜睡、发绀、震颤等，你考虑患儿有可能发生了什么情况？应该如何紧急处理？应采取哪些护理措施？

第六节　新生儿低钙血症的护理

我们已经学过了几种能引起小儿惊厥的疾病，如发热、窒息、颅内出血、胆红素脑病、低血糖等都可以引起惊厥。那么，你是否知道血钙降低也可以引起惊厥？新生儿低钙血症的主要表现是什么？补钙时需注意哪些方面？如何护理这样的患儿？

 知识要点

1. 新生儿低钙血症的血清总钙浓度。
2. 新生儿低钙血症的症状与体征。
3. 新生儿低钙血症的治疗要点与护理措施。

新生儿正常血清总钙浓度为 2.5mmol/L（10mg/dl）。当血钙总量低于 1.75mmol/L（7.0mg/dl）或血清离子钙（游离钙）低于 0.9mmol/L（3.5mg/dl）时，称为低钙血症，是新生儿惊厥的重要原因之一。常见于孕母患有糖尿病或妊娠高血压、早产儿及有窒息史者。

【病因与发病机制】

甲状旁腺和降钙素调节异常（包括暂时性甲状旁腺功能抑制和先天性甲状旁腺功能不全），出生后磷的摄入量过多和胎儿储钙不足；出生后母体供钙停止，外源性供钙不足，骨质钙不能入血，导致低钙血症。本病分为早期低钙血症和晚期低钙血症。

1. 早期低钙血症 出生后 48 小时内发生，常见于早产儿、低体重儿、各种难产、颅内出血、窒息、ARDS（新生儿呼吸窘迫综合征）、脓毒血症或菌血症、低血糖症的患儿；或者在应用碱性液纠正酸中毒之后，或者孕母患有糖尿病、妊娠高血压综合征、产前出血；婴儿饮食中缺乏钙及维生素 D。

2. 晚期低钙血症 出生后 48 小时后发生，多见于牛乳喂养的足月儿，由于牛乳中磷的含量高，钙磷比例不适宜，导致血磷偏高，钙吸收偏低，血钙沉积于骨，出现低钙血症。其他还可见于维生素 D 缺乏或者先天性甲状旁腺功能低下的婴儿，低血钙持续的时间长。

【症状与体征】

临床表现差异较大，与血钙浓度不平行。主要表现为神经肌肉兴奋性增高，出现惊跳、手足搐搦；局部、半身或全身惊厥；新生儿抽搐发作时可出现不同程度的呼吸改变、心跳加快、发绀、呕吐等症状；严重者出现喉痉挛、呼吸暂停而窒息。在惊厥发作间歇期，患儿神志清楚，一般情况良好，但肌张力可稍高。

【辅助检查】

血清总钙 < 1.75mmol/L（7.0mg/dl）或血清游离钙 < 0.9mmol/L（3.5mg/dl），血清磷 > 2.6mmol/L（8mg/dl），碱性磷酸酶多正常。心电图 QT 间期延长（早产儿 > 0.2 秒，足月儿 > 0.19 秒），提示低钙血症。

【治疗要点】

补充钙剂、抗惊厥。用钙剂治疗有特效，应用 10% 葡萄糖酸钙，剂量是每次 1.0 ~ 2.0ml/kg，用 5% 葡萄糖液稀释 1 倍后静脉缓慢推注，速度 < 1ml/min。必要时 6 ~ 8 小时后重复用量 1 次。

【护理诊断】

此病有窒息的危险，这与血钙降低、惊厥、喉痉挛有关。

【护理目标】

患儿血钙维持正常，不发生惊厥和窒息。

【护理要点与措施】

1. 维持血钙浓度正常，降低神经肌肉的兴奋性 遵医嘱补充钙剂，10% 葡萄糖酸钙需用 5% ~ 10% 葡萄糖液稀释至少 1 倍，静脉推注，速度 <1ml/min，不能快，而且必须有专人监护，当心率 <80 次/分应停用。

2. 确保输液通畅 发现药液外溢，要立即停止注射，局部用 25% ~ 50% 硫酸镁湿敷。

3. 正确用药 惊厥停止后可口服 10% 氯化钙 1 ~ 2g/d，服前应用糖水稀释，以减少对胃的刺激。口服补钙要在两次喂奶之间给药，严禁与牛奶搅拌在一起服用，以免影响吸收。

4. 调整饮食 因母乳中的钙磷比例适当，有利于肠道内钙的吸收，故应提倡母乳喂养或应用钙磷比例适当的配方乳。

5. 备好急救物品 备好吸引器、氧气、气管插管、气管切开等急救物品。

【健康教育】

注意孕期营养，妊娠最后 3 个月应该多食含钙剂、维生素 D 丰富的食物，定期检查，预防早产，多晒太阳。鼓励母乳喂养，按时补充钙剂与维生素 D。

同步训练

1. 新生儿低钙血症的诊断标准是血钙低于（　　　　）

    A. 1. 75 mmol/L　　　　　　　　B. 1. 0 mmol/L　　　　　　　　C. 0. 9mmol/L

    D. 2. 2 mmol/L　　　　　　　　E. 2. 75 mmol/L

2. 晚期低钙血症常在出生_____发生，多见于_____。

3. 简述新生儿出现低钙血症时的紧急处理方法及其护理措施。

第三篇　婴幼儿与儿童常见疾病的护理

通过前一阶段的学习，我们已经掌握了一些有关儿童生长发育、预防保健以及与新生儿护理有关的知识，现在我们来学习婴幼儿与儿童一些最常见疾病的护理。要求同学们掌握的是有关这些儿科疾病的特点、症状与体征、治疗要点、护理诊断与护理措施。我们在护理这些患有疾病的儿童时，不仅要关注患儿的身体，还要关注患儿的心理反应，同时做好健康指导与保健预防，教会家长针对不同的疾病采取相应的护理方法。

第七章　营养性疾病患儿的护理

婴幼儿的营养与儿童的生长发育关系非常密切，喂养不当、户外活动少、日照不足等都可以影响小儿的正常生长发育，甚至患病。这一章我们要学习的内容就是有关营养性疾病患儿的护理。首先，要学习的内容就是幼儿期由于喂养不当而致的小儿营养不良。

请看病例：宝宝 12 个月了，牛乳喂养，未添加辅食。近 4 个月食欲差、精神不振、体重 6.6kg、消瘦；皮下脂肪的厚度为 0.2cm。经医生检查后诊断为中度营养不良。对这样的宝宝应该如何护理？对宝宝的家长应该如何给予正确的指导？怎样预防小儿营养不良？在饮食护理方面应注意哪些问题？相信同学们在学习本章节后，就会得出正确的答案。

第一节 营养不良患儿的护理

知识要点

1. 小儿营养不良的主要病因。
2. 小儿营养不良的分度、症状与体征及并发症。
3. 小儿营养不良的治疗要点、预防与护理措施。

营养不良是指因缺乏热量和（或）蛋白质而引起的一种营养缺乏症，主要是由于长期能量摄入不足所致，多见于 3 岁以下的婴幼儿。喂养不当是导致营养不良的最常见的原因。临床主要以体重减轻、皮下脂肪减少或消失为特征；重者出现皮下水肿；常伴有各器官不同程度的功能紊乱。

【病因与发病机制】

由于喂养不当、消化不良、吸收障碍等导致长期能量供应不足而引起自身组织消耗。主要病因是喂养不当，其次是疾病因素。

1. 喂养不当、摄入不足 母乳不足或者奶粉配制过稀；未及时添加辅食；长期以淀粉类食品（如粥、米粉）喂养等。较大小儿的营养不良多为婴儿期营养不良的继续，或因不良的饮食习惯，如偏食、挑食、吃零食过多、不吃早餐等。

2. 消化吸收不良、消化吸收障碍 消化系统先天畸形、迁延性腹泻、过敏性肠炎等疾病均可影响食物的消化和吸收。

3. 需要量增加、消耗量过多 早产、双胎、急慢性传染病恢复期以及生长发育的快速阶段等，可使营养素的需要量增加；发热、糖尿病、甲状腺功能亢进、恶性肿瘤等，可使营养素的消耗量过多。

【症状与体征】

体重不增是营养不良的早期表现，随之体重逐渐下降，患儿的主要表现为消瘦，皮下脂肪逐渐减少，以至消失；皮肤干燥、苍白，皮肤逐渐失去弹性；毛发枯黄，精神不振；体格生长速度减慢，直至停顿。皮下脂肪减少的顺序首先是腹部，其次为躯干、臀部、四肢，最后为面颊部。皮下脂肪的厚度是判断营养不良程度的重要指标之一。营养不良根据各种症状的程度分为轻、中、重三度（表 7 - 1）。

表 7 - 1　婴幼儿不同程度的营养不良的特点

	Ⅰ度（轻）	Ⅱ度（中）	Ⅲ度（重）
体重低于均值	15% ~ 25%	25% ~ 40%	>40%
腹壁皮脂厚度	0.8 ~ 0.4cm	<0.4cm	消失
消瘦	不明显	明显	皮包骨样
身长/高	正常	稍低于正常	明显低于正常

续表

	Ⅰ度（轻）	Ⅱ度（中）	Ⅲ度（重）
皮肤及弹性	正常或稍干燥	干燥、苍白、弹性差	苍白、多皱纹、弹性消失
肌张力、肌肉	正常或稍有松弛	降低、明显松弛	肌张力低下、肌肉萎缩
精神	正常或稍不活泼	烦躁不安	萎靡、呆滞、反应低下

【并发症】

小儿营养不良常见的并发症有自发性低血糖、营养性贫血、继发各种感染、多种维生素缺乏和微量元素缺乏，其中维生素 A 缺乏最常见，维生素 A 缺乏可致干眼症。另外，自发性低血糖可使患儿发生致命的危险。

【辅助检查】

1. 血清清蛋白（又称血清白蛋白）浓度降低是营养不良的特征性改变。

2. 多种血清酶活性降低；血糖、血清胆固醇、多种维生素、铁、锌水平降低。

【治疗要点】

治疗原则：去除病因，调整饮食，促进消化功能，积极治疗并发症。

1. 去除病因　在查明病因的基础上，积极治疗原发病，如纠正消化道畸形，控制感染性疾病，根治各种消耗性疾病，改进喂养方法等。

2. 调整饮食　饮食调整的量和内容必须适合患儿的消化能力，符合营养的需要。

3. 促进消化功能、补充矿物质　可给予 B 族维生素、胃蛋白酶、胰酶等以助消化，适当补充锌。

4. 治疗并发症　积极治疗和处理各种并发症，特别是出现自发性低血糖时必须立即处理。

【护理诊断】

1. 营养失调（低于机体需要量）　与能量、蛋白质摄入不足，以及需要、消耗过多有关。

2. 有感染的危险　与机体免疫功能低下有关。

3. 生长发育迟缓　与营养物质缺乏，不能满足生长发育有关。

4. 潜在并发症　自发性低血糖、营养性贫血、维生素 A 缺乏。

5. 知识缺乏　家长缺乏正确的喂养及护理知识。

【护理目标】

通过调整饮食，使患儿的体重逐渐增加；住院期间无呼吸道、消化道等感染发生；无并发症的发生，或者在住院期间发生低血糖时能被及时发现并及时处理；家长能正确地为患儿选择食物、合理喂养，配合医护人员给予正确的护理。

【护理要点与措施】

1. 饮食管理

（1）调整饮食　原则是适合消化能力，符合营养需要；要由少到多、由稀到稠，循序渐进，逐渐增加，直至恢复正常。轻度营养不良可从每日 250～330kJ/kg（60～80kcal/kg）开始。中、重度可参考原来的饮食情况，从每日 165～230kJ/kg（40～55kcal/kg）开始，逐步少量增加；若消化和吸收能力较好，可逐渐加到每日 500～727kJ/kg（120～170kcal/kg），并按实际体重计算热能需要。体重恢复后，可给予同年龄组正常的需要量。

（2）注意喂养方法，提倡母乳喂养　婴儿以乳类为主。母乳喂养儿可根据患儿的食欲哺乳，按需哺喂；人工喂养儿从给予稀释奶开始，适应后逐渐增加奶量和浓度。

（3）及时增加辅食　除乳制品外，可给予蛋类、肝泥、肉末、鱼类、豆制品等食物；食物中应富含维生素和微量元素。较大婴儿要逐渐增加米面制品；要选择营养丰富、易消化的高能量、高蛋白、高维生素食物。

（4）蛋白质的补充　蛋白质摄入量从每日 1.5～2.0g/kg 开始，逐步增加到 3.0～4.5g/kg，过早给予高蛋白食物，可引起腹胀和肝肿大。

（5）促进消化功能，改善食欲　遵医嘱给予助消化的药物，如胃蛋白酶、胰酶等；补充锌制剂，因为锌制剂可提高味觉敏感度，能增加食欲。

2. 预防感染　保持皮肤清洁、干燥，防止皮肤破损。预防呼吸道感染，保持生活环境空气新鲜、舒适卫生，做好保护性隔离。预防消化道感染，注意饮食卫生，做好口腔护理。

3. 观察病情，及时处理并发症

（1）观察输液速度，中、重度营养不良患儿输液时速度宜慢，补液量不宜过多。

（2）观察有无出现脉搏快、脉弱、四肢发凉、出汗、血压下降、甚至神志不清、惊厥等低血糖的症状，如出现低血糖症状，必须立即遵医嘱静脉输入 25%～50% 的葡萄糖溶液进行抢救。

（3）观察患儿有无眼干、畏光、眨眼，或用手搓揉眼睛等干眼症的症状。发现病情变化要及时报告医生，并做好相应的准备。患儿有干眼症症状时，可用生理盐水棉球湿润角膜，涂以抗生素眼膏，并按医嘱应用维生素 A 制剂。

【预防】

1. 提倡母乳喂养，及时添加辅食，对母乳不足或不宜母乳喂养者，应补以含优质蛋白的代乳品（如牛乳），防止单纯以淀粉类食品、炼乳或麦乳精喂养。

2. 按时进行预防接种，积极治疗小儿腹泻，防治传染病和先天的消化道畸形。保证睡眠，坚持户外活动与体育锻炼，纠正不良的卫生和饮食习惯，不偏食、不挑食。

3. 定期进行体格检查，监测生长发育指标，定期测量体重，并随时记录到生长发育监测图上，如发现体重增长缓慢或不增，应尽快查明原因，及时予以纠正。

【健康教育】

向家长介绍营养不良的常见原因及预防方法，特别强调对营养不良患儿的饮食调整要细致，即要从小量开始，循序渐进，同时指导全面补充营养，促进机体代谢。向家长讲述婴儿营养需要的知识，示范配乳方法。避免偏食，更要注意避免强迫小儿进食，以防产生畏食心理。加强小儿的体格锻炼，增加抵抗力，预防感染性疾病。

知识链接

小儿单纯性肥胖症

小儿单纯性肥胖是由于长期能量摄入超过人体的消耗，使体内脂肪过度积聚、体重超过一定范围的一种营养障碍性疾病。当体重超过同性别、同身高儿童的 20% 时即可称为肥胖。在小儿肥胖症中，单纯性肥胖占肥胖症的 95%～97%，这些儿童不伴有明显的内分泌和代谢性疾病。

单纯性肥胖症的主要原因：一是能量摄入过多，摄入的营养超过机体代谢需要，使多余的能量转化为脂肪贮存体内。二是活动量过少，缺乏适当的体育锻炼，不爱活动者即使摄入的食量不多也可引起肥胖，肥胖儿童大多不喜爱运动。三是遗传因素，肥胖双亲的后代发生肥胖者高达 70%～80%，双亲之一肥胖者后代肥胖的发生率约为 40%～50%，双亲正常的后代发生肥胖者仅 10%～14%。

另外，进食过快也可以引起肥胖，原因是当你狼吞虎咽地吃饭时，虽然已经吃饱了，你却仍然觉得没吃饱，还继续吃。因为神经系统将吃饱的信号传送至大脑时会延迟几分钟，所以当你感觉到吃饱的时候，实际上已吃过量了。

同步训练

1. 营养不良的最初症状是（　　　）

　A. 智力发育障碍　　　　　　B. 肌张力低下　　　　　　C. 身长低于正常

　D. 体重不增　　　　　　　　E. 运动功能发育落后

2. Ⅱ度营养不良患儿腹壁下脂肪的厚度应是（　　　）

　A. 0.4～0.8cm　　　　　　　B. 0.5～0.6cm　　　　　　C. 0.4cm 以下

　D. 0.1～0.2cm　　　　　　　E. 基本消失

3. 营养不良最常见的原因是（　　　）

　A. 维生素 A 缺乏　　　　　　B. 日照不足　　　　　　　C. 生长发育迅速

　D. 吸收障碍　　　　　　　　E. 喂养不当

4. 营养不良的常见并发症有_____ _____ _____ _____，其中可以使患儿致命的是_____。

5. 营养不良患儿容易缺乏多种维生素，其中_____缺乏最常见，并且可致干眼症。

6. 给予营养不良患儿饮食调节的原则是什么？补液时应该注意什么问题？

7. 患儿出现低血糖时会有哪些主要表现？如何处理？

8. 病例讨论：16 余月患儿，男，面色略苍白，精神状态欠佳。查体：身高 75cm，体重 7.8kg，皮下脂肪的厚度为 0.5cm。经医生检查后诊断为轻度营养不良。对该患儿应该如何护理？在饮食方面应该注意哪些问题？怎样预防小儿营养不良？如何指导患儿家长？

第二节　维生素 D 缺乏性佝偻病患儿的护理

同学们：你们一定听说过"小儿佝偻病"。知道小儿患佝偻病的主要原因吗？小儿佝偻病到底是怎么回事呢？佝偻病俗称缺钙，婴儿期比较常见，是由于维生素 D 缺乏引起体内钙、磷代谢紊乱而致骨骼钙化不良所引起的一种疾病，是我国"小儿四病"防治之一的常见病。你知道吗，小儿佝偻病与日光照射的长短有直接的关系呢！

知识要点

> 1. 维生素 D 缺乏性佝偻病的主要病因。
> 2. 维生素 D 缺乏性佝偻病的分期及各期症状与体征。
> 3. 维生素 D 缺乏性佝偻病的治疗要点、预防与护理措施。
> 4. 维生素 D 缺乏性佝偻病的护理诊断、辅助检查。

维生素 D 缺乏性佝偻病是由于体内维生素 D 不足，使钙、磷代谢紊乱而产生的一种以骨骼病变为特征的全身慢性营养性疾病，多见于 2 岁内的婴幼儿。因为婴幼儿生长快、户外活动少，所以是发生维生素 D 缺乏性佝偻病的高危人群。特别是在我国的北方，由于冬季长、日照短，致使小儿佝偻病的患病率高于南方。

【病因】

1. 日光照射不足　小儿缺少室外活动；高大建筑阻挡日光照射；大气中的烟雾、尘埃吸收部分紫外线；冬季日照短，紫外线较弱。日光照射不足是最主要的病因。

2. 维生素 D 摄入不足　天然食物中含维生素 D 较少，母乳及其他乳类中维生素 D 含量也很少，生后不及时补充维生素 D 及鱼肝油等。

3. 生长速度快　早产及双胎婴儿生后生长发育快，需要维生素 D 较多。

4. 体内贮存不足　母亲妊娠期，特别是妊娠后期维生素 D 补充不足；母亲患有严重的营养不良等疾病；早产、双胎可使维生素 D 在婴儿体内贮存不足。

5. 疾病的影响　胃肠道疾病、肝胆、肾等疾病可影响维生素 D 的合成和钙的吸收。

【发病机制】

婴幼儿体内维生素 D 的来源有三个途径，内源、外源、胎儿通过胎盘从母体获得。

1. 内源　皮肤经紫外线照射合成是主要来源，为内源性来源。人与高等动物的皮肤中存在一种为 7 - 脱氢胆固醇的物质，经阳光中的紫外线照射后转变成维生素 D_3，再经肝脏、肾脏的代谢与转化转变成有活性的 1,25 - 2 羟胆骨化醇。

2. 外源　从食物中摄取是外源性来源。维生素 D 可来自动物性食物，尤其是由海产类的鱼肝中提炼的鱼肝油。自然界中纯天然食物含有维生素 D 的非常少，母乳中维生素 D 的含量也很少；动物肝脏、蛋黄、奶油和奶酪中含有一定量的维生素 D；瘦肉、奶、坚果中含有微量的维生素 D。

3. 胎儿通过胎盘从母体获得 胎儿体内 25 –（OH）D（25 羟维生素 D）的贮存可满足生后一段时间的生长需要。早期新生儿体内维生素 D 的含量与母体的维生素 D 的营养状况及胎龄有关。所以，孕妇要及时补充维生素 D，多晒太阳。

4. 维生素 D 的功能 促进肠道对钙、磷的吸收；促进肾小管对磷和钙的重吸收；促进成骨细胞功能，使钙盐沉积在骨质生长部位。所以，维生素 D 缺乏会导致钙和磷的供应不足，引起骨样组织钙化障碍、骨样组织堆积，出现骨骼改变。

【症状与体征】

最常见于 3 个月至 2 岁的婴幼儿，特别是小婴儿。主要表现为神经、精神症状与骨骼的改变。患儿生长最快部位的骨组织钙化不全，肌肉松弛及神经兴奋性增高。临床上可分为四期，即初期（早期）、激期（活动期）、恢复期和后遗症期。

1. 初期（早期） 多见于 6 个月内，特别是 3 个月内。主要是神经精神症状，如易激惹、烦躁不安、睡眠时易惊醒、头部多汗、枕秃（因出汗刺激头皮而引起摇头、蹭枕所致）。

2. 激期（活动期） 除上述症状外，主要表现为骨骼改变。

（1）头部 颅骨软化（3~6 个月），似乒乓球状；方颅（7~8 个月），为骨样组织堆积形成；出牙迟缓；前囟过大或延迟闭合。

（2）胸部 一般在 1 周岁左右，出现肋膈沟（郝氏沟，由于下前侧胸壁的肋骨外翻，附着在膈肌上的胸壁向内凹陷而形成沟状）、肋骨串珠（在肋骨和肋软骨交界处，因骨化不了的组织堆积而形成钝圆形突起）；鸡胸（胸骨体向外突出）；漏斗胸（胸骨剑突向内凹陷）。

（3）四肢与脊柱 手腕处与脚踝骨处可见环状隆起，似手镯或脚镯（6 个月以上）；下肢承受体重，可出现 O 形腿或 X 形腿。严重者脊柱后突或侧弯。

（4）其他 运动功能及智力发育迟缓；头颈软弱无力；免疫功能低下；腹部膨隆，呈蛙型腹。

3. 恢复期 临床症状和体征逐渐减轻或消失，精神活泼，肌张力恢复。

4. 后遗症期 多见于 2~3 岁以后，临床症状消失，留有不同程度的骨骼畸形。

【辅助检查】

1. 初期 X 线检查骨骼可正常或钙化带稍模糊；血清 25 –（OH）D 下降；血钙正常或稍低，血磷降低，钙磷乘积稍低（30~40），碱性磷酸酶正常或升高。

2. 激期 X 线检查长骨钙化带消失；血生化检查，血清钙稍降低，血磷明显降低；钙磷乘积 <30，碱性磷酸酶增高。

3. 恢复期 血清钙、磷浓度、钙磷乘积逐渐恢复正常，碱性磷酸酶开始下降，4~6 周恢复正常；X 线检查长骨重新出现不规则的钙化带。

4. 后遗症期 血生化及骨骼 X 线检查除仅有不同程度的骨骼畸形外均正常。

【治疗要点】

治疗原则：控制活动期，防止骨骼畸形。治疗尽可能以口服为主，口服一般剂量为

2000～4000U/d，1 个月后改为预防量 400U/d。不能口服者，可大剂量肌肉注射维生素 D_3 20 万～30 万单位一次，2～3 个月后改用预防量口服。3 个月以下的患儿或有手足搐搦症病史的患儿，注射维生素 D 前 2～3 天至注射后 2～3 周需按医嘱加服钙剂，防止低钙抽搐。

【护理诊断】

1. 营养不足（维生素 D 缺乏）　与日光照射少、维生素 D 摄入不足有关。

2. 有感染的危险　与胸廓畸形、免疫功能低下有关。

3. 潜在并发症　维生素 D 中毒。

4. 知识缺乏　家长缺乏对佝偻病的预防和护理知识。

【护理目标】

患儿多汗、易惊等神经精神症状消失；钙、磷乘积正常，碱性磷酸酶正常；X 线显示骨密度增加并逐渐恢复正常；无感染发生，无维生素 D 中毒；无骨骼受伤；家长了解小儿佝偻病的预防、护理知识，能正确配合治疗与护理。

【护理要点与措施】

1. 生活护理　坚持每日户外活动，接受日光照射，在不影响保暖的情况下尽量暴露皮肤，初步到户外活动的小婴儿应逐渐增加每日晒太阳的时间；注意及时添加含维生素 D 及钙相对较多的辅食，如动物肝脏、鱼类、蛋类、裙带菜、海带、瘦肉、奶油、奶酪等食品。

2. 补充维生素 D　正常足月儿生后两周开始口服维生素 D 400U/d；早产儿、低出生体重儿、双胎儿加倍，800U/d，3 个月后改为 400U/d。口服至 2 周岁。

3. 预防骨骼畸形　尽量减少患儿负重，避免久坐、久站、久行，护理动作要轻柔。鼓励做俯卧、抬头、扩胸等动作，下肢可做肌肉按摩。

4. 预防感染　保持空气新鲜，预防交叉感染。

5. 预防维生素 D 中毒　严格按医嘱用药，维生素 D 服用过量可导致中毒。其常见表现是厌食、恶心、倦怠、烦躁不安、低热，甚至出现呕吐、腹泻、顽固性便秘、体重下降；密切观察病情，若发现患儿出现维生素 D 中毒症状时，应立即停用维生素 D，避免阳光照射，及时通知医生。

【预防】

小儿佝偻病的预防关键在于日光照射与及时适量地补充维生素 D，同时注意及时添加辅食。孕妇也要注意多晒太阳，在妊娠后期适量补充维生素 D，使胎儿能贮存充足的维生素 D，以满足生后一段时间生长发育的需要。

【健康教育】

向家长介绍护理患儿的注意事项，避免过早行走、久坐、久站等；指导正确使用维生素 D，讲解维生素 D 过量的危害性及中毒的表现；介绍佝偻病的预防方法；介绍矫正骨骼畸形的方法，如俯卧、抬头、扩胸、按摩等动作。

同步训练

1. 口服维生素 D 治疗佝偻病，每日 2000~4000U，一般持续多久再改为预防量（　　　）

　　A. 3~4 周　　　　　　　　B. 5~6 周　　　　　　　　C. 1 周左右

　　D. 2~3 个月　　　　　　　E. 到骨骼症状消失

2. 下列预防小儿佝偻病补充维生素 D 的各种措施中，哪项是错误的（　　　）

　　A. 增加富含维生素 D 的食物　　　　B. 增加富含矿物质的食物

　　C. 大量快速地补充维生素 D　　　　　D. 给予适量维生素 D

　　E. 接受日光照射

3. 预防佝偻病需要特别强调的首先是_____。

　　A. 合理喂养　　　　　　　B. 多晒太阳　　　　　　　C. 口服钙剂

　　D. 长期口服鱼肝油　　　　E. 多吃富含维生素 D 的饮食

4. 小儿佝偻病的分期为_____、_____、_____、_____。

5. 小儿佝偻病的病因是_____、_____、_____、_____、_____；其中最主要的病因是_____。

6. 小儿佝偻病的预防关键是_____与_____。

7. 如何预防佝偻病患儿的骨骼畸形？正常足月儿、早产儿为预防佝偻病的发生，需要如何口服维生素 D？需要服用多久？

8. 病例讨论：15 个月小儿，人工喂养；平时易激惹，睡眠时头部出汗；有方颅、枕秃；胸部有肋骨串珠。血生化检查：血钙磷乘积 <30，碱性磷酸酶增高；X 线检查：临时钙化带消失。请问：你认为医生会对该小儿作出怎样的诊断？对该患儿的护理应注意哪些？对患儿家长应该如何给予指导？怎样预防？

第三节　维生素 D 缺乏性手足搐搦症患儿的护理

　　小宝宝 4 个月，睡眠时常烦躁哭闹，难以入睡，有枕秃和颅骨软化，临床诊断为佝偻病。遵医嘱给宝宝肌注维生素 D_3 30 万单位后突然发生全身抽搐，先后发作 3 次，每次 20~60 秒，发作停止时精神如常，体重 6.5kg，体温 37.9℃。实验室检查：血清钙 1.65mmol/L。请问：为什么给宝宝肌内注射维生素 D 后会出现抽搐？我们遇到这种情况应如何处理？怎样防止或者避免此类症状的发生？在给佝偻病患儿使用维生素 D 时，应该特别注意哪些问题？请带着这些问题学习本节内容，相信你会得出正确的答案。

 知识要点

　　1. 维生素 D 缺乏性手足搐搦症的主要病因和直接原因。

　　2. 维生素 D 缺乏性手足搐搦症的症状与体征、护理诊断。

　　3. 维生素 D 缺乏性手足搐搦症的辅助检查、治疗要点。

　　4. 维生素 D 缺乏性手足搐搦症的预防、护理要点与措施。

小儿维生素 D 缺乏性手足搐搦症是由于维生素 D 缺乏致使血中钙离子浓度降低而导致神经肌肉兴奋性增高，出现惊厥、喉痉挛或手足搐搦等表现。多见于 4 个月至 3 岁的婴儿。

【病因与发病机制】

由于维生素 D 缺乏使血清离子钙降低而导致神经肌肉兴奋性增高，因此，血清离子钙降低是引起惊厥、喉痉挛或手足搐搦的直接原因。下列情况可使血钙下降：

1. 维生素 D 缺乏早期，钙吸收减少，血钙下降，而甲状旁腺调节反应迟钝，骨钙不能及时游离入血，致使血钙下降。

2. 春、夏季节小儿接触日光增多，或者佝偻病患儿进行日光浴、接受维生素 D 治疗等，未能及时补钙，肠道吸收钙不足，同时骨骼加速钙化，大量钙盐沉积于骨骼，使血钙下降。

3. 人工喂养儿长期使用含磷过高的奶制品，导致高血磷、低血钙。

4. 发热、感染或者饥饿时，组织细胞分解释放磷，使血磷升高，抑制 25－（OH）D（25 羟维生素 D）转化为 1,25－（OH）D_2 而致钙离子下降。

5. 血清钙离子水平还受 pH 值的影响，pH 值升高，钙离子降低。

【症状与体征】

典型症状为惊厥、喉痉挛、手足搐搦，常伴有烦躁、睡眠不安、易惊、夜啼、多汗等。

1. 惊厥发作　多见于婴幼儿。两眼上翻、四肢及面肌抽动、神志不清；持续数秒至数分钟，发作为数日一次至一日数次或数十次不等；发作停止后意识很快恢复，神志萎靡而入睡；醒后活泼如常；无发热。发作轻者仅有短暂的眼球上翻和面肌抽动，神志清楚。

2. 喉痉挛　多见于 2 岁以下的小儿，喉部肌肉、声门突发痉挛，出现呼吸困难，吸气时喉鸣；严重者可发生窒息而导致死亡。

3. 手足搐搦　多见于较大的婴儿、幼儿和年长儿。手足肌肉突然出现痉挛，呈弓状；手腕屈曲、手指僵直、拇指内收并贴近掌心（被称为"助产士手"）；踝关节僵直、足趾弯曲向下（被称为"芭蕾舞足"）；发作停止后，活动自如。

4. 特殊体征（隐性体征）

（1）面神经征　不发作时，通过刺激神经肌肉可引出面神经征，用叩诊锤轻击患儿面部的颧骨弓与口角间，眼睑、口角抽动为阳性。新生儿可呈假阳性。

（2）腓反射　用叩诊锤骤击膝下外侧腓骨小头上方，足向外侧收缩为阳性。

（3）陶瑟征　用血压计袖带包裹上臂后打气，当压力在收缩压与舒张压之间时，5 分钟之内患儿该手抽搐为阳性。

【辅助检查】

血钙 < 1.75 ~ 1.88mmol/L（7.0 ~ 7.5mg/dl），或者血清离子钙浓度 < 1mmol/L（4mg/dl），血磷正常或者偏高。

【治疗要点】

治疗原则是止惊、补钙、给予维生素 D。方法是先止惊，后补钙，然后给予维生素 D。

1. 紧急处理　控制惊厥与喉痉挛，迅速使用镇静剂，10% 水合氯醛保留灌肠或地西泮 0.1～0.3mg/kg 肌肉或静脉注射；加压吸氧。

2. 补充钙剂和维生素 D　10% 葡萄糖酸钙 5～10ml，用 10%～25% 葡萄糖液稀释 1～3 倍后缓慢推注（时间不得少于 10 分钟）或者静脉滴注。惊厥发作时，每日注射 1～2 次。惊厥、喉痉挛发作控制后或末期，给予 10% 氯化钙 5～10ml，用糖水稀释 3～5 倍后口服，每日 3 次，连服 3～5 天后改服 10% 葡萄糖酸钙。惊厥控制后，应用钙剂的同时口服维生素 D。

【护理诊断】

1. 有窒息的危险　与惊厥、喉痉挛发作有关。

2. 有受伤的危险　与惊厥、手足搐搦发作致舌咬伤、肢体碰伤、皮肤摩擦损伤有关。

3. 紧急处理不当　与家长缺乏医学知识、在家中处理惊厥与痉挛的方法错误有关。

【护理目标】

1. 患儿呼吸道通畅，不发生窒息。

2. 患儿不发生舌咬伤、肢体碰伤及皮肤摩擦损伤等。

3. 教会家长在惊厥、痉挛发作时正确的处理方法。

【护理要点与措施】

1. 保持气道通畅　惊厥发作时就地抢救；松解衣领，头偏向一侧，清除口、鼻腔分泌物，预防窒息。喉痉挛者，将舌轻轻向外牵拉，防止舌后坠阻塞呼吸道而引起呼吸不畅；给予吸氧。做好气管插管或者气管切开的术前准备。

2. 控制惊厥及喉痉挛　遵医嘱应用抗惊厥药物和钙剂。静脉给予钙剂时必须缓慢，以防血钙骤升而引起心搏骤停；避免药液外渗而造成组织坏死。保持环境安静，减少刺激。

3. 专人看护，以防损伤　腋下置纱布以防止皮肤擦伤，为已经出牙的小儿放置牙垫以防止舌咬伤；床栏遮挡并放置棉垫，防止坠床、碰伤。

4. 密切观察病情，配合治疗　注意患儿的呼吸、神志的变化，详细记录发作的次数与治疗效果。随时备好急救物品与药品。

5. 及时补充钙剂，预防惊厥、抽搐发生　3 个月以下的佝偻病患儿用维生素 D 治疗时，或曾经有过手足搐搦症病史的患儿，大剂量应用维生素 D 前 2～3 天至应用后 2～3 周按医嘱加服钙剂，防止低钙而出现惊厥或抽搐。

【健康教育】

1. 预防宣教　佝偻病患儿在春、夏季接受日光照射、大量补充维生素 D 或者遇到发热、感染等情况时，需及时补充钙剂。

2. 康复指导　指导家长合理喂养；加强户外活动；遵医嘱补充维生素 D，适量补充钙剂；积极预防、治疗佝偻病；教会家长惊厥、喉痉挛发作时的紧急处理方法，比如平卧位、松衣领、颈伸直、头后仰等，保持呼吸道通畅，同时呼叫医生。

知识链接

小儿四病及其特点与防治措施

卫生部规定的小儿四病有营养性缺铁性贫血、维生素 D 缺乏性佝偻病、婴幼儿腹泻、小儿肺炎。每种疾病的特点与防治措施如下：

1. 维生素 D 缺乏性佝偻病：易激怒，睡眠不安，夜间惊啼，多汗，枕秃，方颅，重者出现串珠肋、肋膈钩或鸡胸等骨骼改变。防治措施：孕妇及婴幼儿经常到户外活动，多晒太阳；给予含维生素 D、钙、磷丰富的食物；提倡母乳喂养，及时添加辅食；2 周岁内的小儿、早产儿及双胎儿给予维生素 D 口服预防。

2. 婴幼儿腹泻：大便呈蛋花样或水样，每日 4 ~ 10 次，口干，尿少。防治措施：提倡母乳喂养；注意饮食卫生，每天将食具煮沸消毒，进食前母子都要洗手；不随地大小便，随地大小便容易污染食物而导致肠道感染。

3. 营养性缺铁性贫血：面色苍白，眼睑、口唇、指甲苍白，精神不振。化验检查：血色素低于正常。防治措施：婴幼儿、儿童及孕妇及时添加含铁及维生素 C 较多的食品，注意蛋白质的补充；多进食含铁丰富的食品，如猪肝、瘦肉、海带、紫菜、木耳、香菇，其次是豆类、蛋类、蔬菜、水果。

4. 小儿肺炎：发烧、咳嗽、喘憋，重者出现口唇青紫、鼻翼煽动、三凹征等呼吸困难的症状。防治措施：加强体格锻炼，增强机体的抵抗力；避免接触患呼吸道感染的病人，做好计划免疫。

同步训练

1. 婴儿手足搐搦症发生惊厥时首先需要做的紧急处理是（　　　）

   A. 输氧、人工呼吸　　　　　　　　B. 静注钙剂

   C. 静注地西泮或苯巴比妥钠　　　　D. 肌注维生素 D_3

   E. 静滴葡萄糖、呼吸兴奋剂

2. 当血钙总量低于_____ mmol/L 时称为低钙血症。

   A. 2. 25　　　　　　　　B. 2. 26　　　　　　　　　　C. 2. 18

   D. 1. 75 ~ 1. 88　　　　E. 2. 05 ~ 2. 15

3. 由于维生素 D 缺乏使_____降低而导致_____增高，使患儿出现惊厥、喉痉挛或手足抽搐。

4. 小儿患维生素 D 缺乏性足搐搦症的主要原因是缺乏_____，而引起惊厥、喉痉挛或手足搐搦的直接原因是_____降低。

5. 维生素 D 缺乏性手足搐搦症的隐性体征有_____、_____、_____。

6. 维生素 D 缺乏性佝偻病患儿在应用维生素 D 治疗时应该特别注意什么问题？

7. 病例讨论：小宝宝 4 个月，睡眠不安，头部多汗，有枕秃和颅骨软化，临床诊断为佝偻病。遵医嘱给予维生素 D_3 30 万单位肌注后突然发生惊厥。实验室检查：血清钙 1. 65mmol/L。请分析小宝宝出现惊厥的原因？如何进行紧急处理？护理时应该注意哪些问题？

第八章　急性传染病患儿的护理

传染病的防治是人类同疾病作斗争的重要任务之一。传染病的发生、发展、消灭有着一定的规律。因此，我们需要掌握传染病的发病规律，从而做好监测，以便控制传染源、阻断传播途径、保护好易感人群。

第一节　儿科传染病护理与管理

 知识要点

1. 传染病传播的三个基本环节。
2. 传染病的临床特点。
3. 传染病的一般护理与传染病预防。

一、儿科传染病概述

传染病的基本特点是具有病原体、传染性、流行性、季节性、地方性、感染后免疫性。传染病的传播必须具备传染源、传播途径、易感人群三个基本环节。切断其中任何一个环节都能阻止传染病的流行。小儿时期免疫力低下，是各种传染病的易感人群，而且起病急、症状重、病情复杂多变，容易患并发症。

1. 传播途径　通过水与食物传播；通过空气飞沫传播；通过虫媒传播；通过接触传播。

2. 传染病的流行　受自然因素和社会因素的影响，包括气候、温度、湿度、地理环境、社会经济、文化教育、生活水平以及公共卫生设施和劳动环境等方面。

3. 传染病的临床特点　按传染病的病程发展具有阶段性，可分为四个阶段。

（1）**潜伏期**　指从病原体侵入人体到开始出现临床症状为止。了解潜伏期的意义在于：①判断受感染时间、追踪传染源、查找传播途径；②确定接触者的留验、检疫和医学观察期限；③确定免疫接种时间；④评价预防措施效果。

（2）**前驱期**　指从起病至临床症状明显的时期称为前驱期，起病急骤者可无前驱期。

（3）**临床症状期**　指传染病病人出现疾病特异性症状和体征的时期，此期传染性最强。

（4）恢复期 临床症状基本消失，机体所遭受的损伤逐渐恢复，患者免疫力开始出现。

二、传染病患儿的一般护理

1. 建立预诊制度 在小儿门诊设预诊处，传染病门诊应有单独的治疗室、药房、化验室、观察室、厕所等，避免或减少交叉感染。患儿诊治完毕后，由指定出口离院。

2. 疫情报告制度 发现传染病后及时填写"传染病疫情报告卡"，并按国家规定的时间向防疫部门报告，以便采取措施进行疫源地消毒，防止传染病的播散。

3. 隔离消毒制度 隔离与消毒是防止传染病播散的主要措施。根据具体情况采取相应的隔离消毒措施，防止交叉感染，控制传染源，切断传播途径和保护易感人群。

4. 病情观察 急性传染病的病情进展快、变化多。小儿（尤其是婴幼儿）语言表达能力差，不会或不能准确地说出病情，护理人员应掌握小儿常见传染病的临床表现及发病规律，及时仔细地观察病情变化、服药反应、治疗效果、特殊检查后的反应等。正确作出护理诊断，采取有效的护理措施，随时做好各种抢救的准备工作。

5. 日常生活护理 小儿的生活自理能力差，在患急性传染病后更是如此，需要做好或协助家长做好日常生活护理。急性期应卧床休息，症状减轻后可逐渐下床活动。

6. 症状护理 ①注意皮疹护理，严密观察皮疹的性质、出疹时间、部位及顺序，这对临床诊断有很大的帮助。保持皮肤清洁，防抓伤而致继发感染。②观察生命体征，尤其是体温变化，高热增加氧耗量，还可使患儿出现惊厥。因而，高热时应及时采取适当的降温措施，高热伴循环不良时禁用冰水擦浴或酒精擦浴。降温伴大汗亦应注意防止虚脱的发生。③观察神志改变，根据神志改变的不同情况给予相应的护理，如降温、止惊、使用脱水剂、吸痰、供氧等。

7. 心理护理 传染病患儿由于隔离而产生孤独、紧张、恐惧的心理，促使病情加重。患儿常表现出哭闹、拒食、抗拒治疗等。护理人员要倍加关注、耐心劝导患儿，使其配合治疗。对恢复期的患儿鼓励其适量活动，如做游戏、看电视等，保持良好的情绪，促进疾病康复。

8. 健康教育 根据传染病的特点选择不同的教育方式，介绍传染病的发生、发展、转归和预防，配合医院做好消毒隔离工作，防止院内交叉感染，做好出院指导等。

三、传染病的预防

1. 管理传染源 对传染病患儿的管理必须做到"五早"：早发现、早诊断、早报告、早隔离、早治疗。根据 2004 年 12 月 1 日开始实施的《中华人民共和国传染病防治法》规定，传染病分 3 类。①甲类传染病（包括鼠疫、霍乱），为强制管理传染病。②乙类传染病（包括传染性非典型性肺炎、艾滋病、病毒性肝炎、脊髓灰质炎、人感染高致病性禽流感、麻疹、流行性出血热、狂犬病、流行性乙型脑炎、登革热、炭疽、细菌性和阿米巴性痢疾、肺结核、伤寒和副伤寒、流行性脑脊髓膜炎、百日咳、白喉、新生儿破伤风、猩红热、淋病、梅毒、钩端螺旋体、血吸虫病、疟疾、布鲁斯菌病）。

2009 年又将甲型 H_1N_1 列为乙类传染病。故乙类由原来的 25 种增加到 26 种。③丙类传染病（包括流行性感冒、流行性腮腺炎、风疹性出血性结膜炎、麻风病、流行性和地方性斑疹伤寒、黑热病、棘球蚴病、丝虫病，除霍乱、细菌性和阿米巴性痢疾、伤寒、副伤寒以外的感染性腹泻），手足口病现已列为丙类。故丙类已由原来的 10 种增加至 11 种。此外，对乙类传染病中的传染性非典型性肺炎、炭疽中的肺炭疽和人感染高致病性禽流感，采取甲类传染病的预防和控制措施。

2. 切断传播途径 了解各种传染病的传播途径。经呼吸道传播的传染病有：麻疹、水痘、流行性腮腺炎、百日咳、白喉、流行性脑脊髓膜炎等。经虫媒传播的传染病有：流行性乙型脑炎。经胃肠道传播的传染病有：中毒性痢疾、脊髓灰质炎。搞好卫生处理和消毒是切断传染病传播的关键步骤，管理好家禽、家畜，切断虫媒传染和动物源性传染的途径。

3. 保护易感人群 远离传染源，进行预防接种。疫苗接种是预防传染病的最有力武器。主动免疫的保护作用大多可持续数年。被动免疫的保护作用时间较短。

同步训练

1. 传染病的传播途径一般是通过_____传播。
    A. 水与食物   B. 虫媒   C. 空气飞沫
    D. 接触   E. 以上都是

2. 经呼吸道传播的传染病有_____、_____、_____、_____、_____、_____等；经胃肠道传播的传染病有_____、_____；经虫媒传播的传染病有_____。

3. 按传染病的病程发展可分为四个阶段：_____、_____、_____、_____。

4. 传染病流行的三个环节是_____、_____和_____。因此，传染病的预防是管理_____、切断_____、保护_____。

5. 对传染病患儿的管理必须做到"五早"：_____、_____、_____、_____、_____。

6. 了解传染病潜伏期的意义是什么？

第二节 麻疹患儿的护理

 案例

    患儿，男，7 月余。由于患儿发热、出现少量皮疹来医院就诊。其母诉患儿 3 日前发热，体温波动在 38℃ ~39.2℃之间。医生检查：咽部充血，肺部有少量湿啰音；全身淋巴结及肝脾肿大；耳后、颜面出现红色皮疹。你知道患儿患了何种疾病吗？应该怎样预防？需要采取哪些护理措施？相信我们学习完这一节的内容，你就会得出正确的结论。

■■ 知识要点

> 1. 麻疹的病因与皮疹特点。
> 2. 麻疹的典型症状、体征与并发症。
> 3. 麻疹的预防、护理诊断与护理措施。

麻疹是麻疹病毒所致的小儿常见的急性呼吸道传染病，临床以发热、咳嗽、流涕、眼结膜炎、口腔麻疹黏膜斑（又称柯氏斑，Koplik's Spot）及全身斑丘疹为主要表现。患病后获得的免疫力持久，多数人可终身免疫。我国自 20 世纪 60 年代开始普遍接种麻疹疫苗，使麻疹的发病率一直保持下降的趋势。近年来，不足 6 个月的婴儿和年长儿患麻疹成为我国麻疹流行的新特点。按时接种麻疹减毒活疫苗是预防小儿患麻疹的有效方法。

【病因与发病机制】

麻疹病毒属副黏液病毒，在体外生存力弱，加热至 56℃，30 分钟灭活。在阳光下和空气流通的环境中，半小时失去活力。其对消毒剂敏感。病毒存在于患者的口、鼻、咽、眼的分泌物及血、尿中，出疹前后 5 天，可从这些体液中分离出来。

麻疹病毒随空气飞沫侵入易感儿的呼吸道、眼结膜上皮细胞，在局部繁殖并通过淋巴组织进入血流，感染后 3 天左右形成第一次病毒血症。病毒被单核 – 巨噬细胞系统（肝、脾、骨髓）吞噬，并在其内大量繁殖后再次侵入血流，感染后 5 ~ 7 天左右形成第二次病毒血症，引起全身症状和皮疹。病毒可随鼻咽分泌物、尿液、血液传播。在感染过程中，机体产生迟发型变态反应而发生皮疹。

【流行病学】

麻疹患儿是唯一的传染源。出疹前 5 天至出疹后 5 天均有传染性，有并发症者传染性可延至出疹后 10 天。病毒通过打喷嚏、咳嗽和说话等空气飞沫传播。未接种麻疹疫苗的小儿或儿童均为易感人群。全年均可发病，冬、春季多见。

【症状与体征】

1. 潜伏期 一般 6 ~ 18 天，接受过免疫者延长至 3 ~ 4 周。潜伏期末期可有低热。

2. 前驱期（出疹前期） 一般从发热开始直至出疹为 3 ~ 4 天，首发症状为发热，体温可高达 39℃ 以上，热型不定；伴有咳嗽、流涕、流泪、咽部充血、头痛、食欲减退、精神不振等。结膜充血、流泪、畏光、眼睑水肿是麻疹前驱期的特点。发热 2 ~ 3 天后，约 90% 的患儿出现麻疹黏膜斑，在口腔两侧颊黏膜部位第一臼齿对应处可见直径 0.5 ~ 1.0mm 的灰白色小点，其周围有红晕（即麻疹黏膜斑），随后迅速增多并融合。麻疹黏膜斑是早期诊断麻疹的有力依据。皮疹出现后 1 ~ 2 天迅速消退。

3. 出疹期 发热后 3 ~ 4 天出疹，持续 3 ~ 5 天。体温可高达 40℃ ~ 40.5℃，呼吸道症状和全身毒血症状逐渐加重并达高峰。典型的麻疹出疹顺序为耳后发际→面部→颈部→躯干→四肢→手心→足底。皮疹为不规则的红色斑丘疹，压之退色，疹间皮肤正常。出疹时全身毒血症症状加重，体温骤升，咳嗽加重，嗜睡、烦躁、谵妄、抽搐、厌食、呕吐、腹泻，此期肺部可有少量湿啰音，全身淋巴结及肝脾肿大。

4. 恢复期　出疹 3～4 天后，皮疹开始按出疹顺序消退。疹退后，皮肤呈糠麸状脱屑，并留有棕色色素沉着。若无并发症，体温逐渐下降，其他症状也随之好转。7～10 天痊愈。

如果体温持续不降，提示有并发症。体弱多病、免疫力低下或护理不当而有继发严重感染者呈重型麻疹，表现为持续高热，中毒症状重，皮疹密集融合，可出现四肢发凉、血压下降等循环衰竭的表现，甚至死亡。

【并发症】

最常见的并发症是支气管肺炎，此外还有喉炎、心肌炎、脑炎、营养不良和维生素 A 缺乏；患有结核病的患儿患麻疹，会使结核病恶化。

【辅助检查】

1. 血常规　白细胞总数减少，淋巴细胞相对增多。
2. 病原学检查　鼻咽分泌物、痰、尿沉渣涂片见多核巨细胞，可分离出麻疹病毒。
3. 血清学检查　血清中特异性 IgM 抗体为阳性，有早期诊断价值。

【治疗要点】

无特异性抗病毒疗法。原则是保持水、电解质及酸碱平衡，采取正确的降温、镇静等对症疗法，补充维生素 A。积极预防、治疗并发症，如果合并支气管肺炎，要及时给予抗生素。

【护理诊断】

1. 体温过高　与病毒血症或继发感染有关。
2. 皮肤完整性受损　与麻疹病毒感染有关。
3. 有感染的危险　与免疫功能下降有关。
4. 潜在并发症　支气管肺炎、喉炎、脑炎等。
5. 有传播感染的危险　与隔离不当、呼吸道排出病毒有关。

【护理目标】

患儿体温能降至正常；皮肤完整性良好；无感染、无并发症发生，或发现并发症时能及时处理；其他小儿不因与患儿接触而感染麻疹。

【护理要点与措施】

1. 一般护理　卧床休息至皮疹消退、体温正常。提高患儿的舒适度，保持室内空气新鲜，定期开窗通风，但要避免对流。室温 18℃～22℃，湿度 50%～60%，光线柔和。多饮水，以利于排毒、退热，使皮疹出透，必要时遵医嘱静脉输液。保证充足的营养，给予清淡、易消化、营养丰富的流质饮食，少量多餐；恢复期应添加高蛋白、高维生素的食物。

2. 适当降温，维持体温稳定　当出疹期体温在 39.5℃ 左右时，利于出疹。麻疹患儿需兼顾透疹，不宜使用药物或物理方法强行降温，严禁乙醇擦浴、冷敷等，以免影响皮疹出透。高热超过40℃时或者有高热惊厥既往史的患儿，可遵医嘱用小剂量退热药控制体温，防止惊厥。但一般只用常用剂量的1/2～1/3，不可超过常用剂量的2/3，以避免大量出汗而致患儿脱水。可采用温水浴降温，使体温降至38℃～38.5℃即可。

3. 皮肤、口腔、五官的护理

（1）**皮肤的护理** 保持皮肤清洁、床褥干燥、清洁、平整。盖被松软，衣着宽松、舒适，防止皮肤摩擦受损。忌用厚被"捂汗出疹"，出汗后及时擦干并更换衣被。每日温水擦浴1次，禁用肥皂。出疹期保持皮肤温暖，以微汗为宜。剪指甲，以防搔抓皮肤而致继发感染。皮肤瘙痒者遵医嘱涂擦炉甘石洗剂。退疹后皮肤干燥者可涂润滑油。忌用激素类止痒药物。

（2）**五官的护理** ①每日用生理水或漱口液含漱，保持口腔清洁。②室内光线柔和，避免强光照射患儿的眼睛，每日用生理盐水或2%硼酸溶液冲洗双眼2～3次，滴入氯霉素眼药水或红霉素眼膏。加服维生素A，预防干眼病。③防止呕吐物或泪水流入外耳道；如发现耳道流脓或红肿，应用双氧水清洗耳道。④如鼻腔干燥，可蒸汽吸入，鼻周围皮肤涂油膏。

4. 预防感染传播

（1）**隔离患儿** 采取呼吸道隔离至出疹后5天，有并发症者延至出疹后10天。接触者隔离观察21天。若接触后接受过被动免疫制剂者应延至4周。

（2）**严格消毒，切断传播途径** 室内每日进行紫外线照射或者通风。患儿衣被、玩具可在阳光下曝晒1～2小时，减少不必要的探视。医务人员接触患儿后，必须在日光下或流动空气中停留30分钟以上，才可以再接触其他患儿或易感者。流行期间不去公共场所。

（3）**保护易感人群** ①对年幼、体弱的易感儿尽早注射免疫血清球蛋白。接触后5日内注射可免于发病，6日后注射可减轻症状，有效免疫期3～8周。②对8个月以上未患过麻疹的小儿及时接种麻疹疫苗。易感儿接触病人后2日内接种麻疹疫苗有预防效果。

5. 观察病情，监测并发症 观察生命体征、神志的变化和出疹情况。持续高热、咳嗽加剧、鼻煽喘憋、发绀、肺部啰音增多为肺炎的表现；频咳、声嘶、甚至犬吠样咳嗽、吸气性呼吸困难、三凹征为并发喉炎的表现；年长儿诉耳痛，婴幼儿抓耳、烦躁不安、哭闹为中耳炎的表现；出现惊厥、嗜睡、昏迷等为脑炎的表现。出现上述情况要及时报告医生并配合治疗。

【健康教育】

1. 预防宣教 麻疹的传染性强，应向家长介绍本病的流行特点、病程、隔离时间、早期症状、并发症及预后；指导家长做好消毒隔离、皮肤护理及病情观察，防止继发感染；教育家长流行期间不带易感儿去公共场所；特别注意8个月以上的小儿要及时接种麻疹疫苗；注意做好心理护理。

2. 康复指导 无并发症的患儿可在家中治疗护理，指导家长观察生命体征的变化，观察出疹的情况；教会家长如何给予患儿正确的护理，强调对麻疹患儿不能强行降温的道理；嘱咐家长做好营养饮食、饮水、皮肤、五官的护理，患有呼吸道感染的病人不得接触麻疹患儿。

同步训练

1. 典型麻疹最先出现皮疹的部位是（　　）

　　A. 面部、颈部　　　　　　　B. 手心、足部　　　　　　　C. 耳后发际

　　D. 前胸　　　　　　　　　　E. 四肢

2. 小儿初次接种麻疹减毒活疫苗的年龄是（　　）

　　A. 满 1 个月　　　　　　　B. 满 3 个月　　　　　　　C. 满 5 个月

　　D. 满 8 个月　　　　　　　E. 1 周岁

3. 口腔有柯氏斑提示患有（　　）

　　A. 水痘　　　　　　　　　　B. 风疹　　　　　　　　　　C. 麻疹

　　D. 猩红热　　　　　　　　　E. 肠道病毒感染

4. 典型的麻疹，其皮疹特点为_____，疹间皮肤_____。

5. 麻疹最常见的并发症是 _____；还有 _____、_____、_____、
_____等。

6. 指导家长护理麻疹患儿时，为何要特别强调不能强行降温？必要时如何采取降温措施？

7. 如何预防麻疹病毒的传播？

8. 病例讨论：患儿，男，3 岁。3 日前发热，体温波动在 38.2℃ ～ 39.5℃ 之间，伴有轻微咳嗽、流泪、咽部充血、眼睑结膜充血水肿。医生在查体时发现在该患儿口腔内第一臼齿处相对应的颊黏膜上有直径大约 1.0mm 的灰白色小点，周围略微红。医生立即嘱护士让患儿入住隔离病室，并为其开出了实验室检查申请单。请问：医生为什么要隔离患儿？该患儿可能患了哪种疾病？为什么？医生可能会给患儿进行哪些实验室检查？应采取哪些护理措施？

第三节　水痘患儿的护理

上一节课，我们学习了麻疹患儿的护理，这一节课我们还要继续学习出疹性疾病中水痘患儿的护理。那么，水痘与麻疹在传播途径方面是否有相同或者相似的地方？水痘的皮疹有何特点？应该采取哪些护理措施？在用药方面需要特别注意哪些问题？如何给家长进行指导？

 知识要点

　　1. 水痘的病因与皮疹特点。

　　2. 水痘的典型症状、体征与并发症。

　　3. 水痘的预防、护理诊断与护理措施。

水痘是由水痘－带状疱疹病毒感染引起的急性出疹性传染病，其传染性极强。以发热及成批出现周身性红色斑疹、丘疹、疱疹、痂疹为特征。其皮疹特点是：皮肤黏膜分批出现斑疹、丘疹、疱疹和结痂，并在同一时间可见四期皮疹并存。该病为自限性疾

病，患病后可获得持久性免疫力，一般不会再次感染。但也有在多年后感染复发而出现带状疱疹的病例。易感儿的发病率可达 95% 以上，学龄前儿童多见。

【病因与发病机制】

水痘是由水痘－带状疱疹病毒引起的传染性极强的出疹性传染病。该病毒在体外抵抗力弱，不耐酸、不耐热，对乙醚敏感，容易被消毒剂灭活，不能在痂皮中存活。

水痘－带状疱疹病毒主要通过空气飞沫或者直接接触侵入机体，在呼吸道黏膜细胞中复制，而后进入血流，形成病毒血症。在单核－巨噬细胞系统内再次繁殖后侵入血液，引起病毒血症而使机体发病。由于病毒入血是间歇性的，所以患儿皮疹分批出现，并且各期皮疹会同时存在。皮肤病变仅限于皮棘细胞层，造成表皮棘细胞变性、水肿、细胞裂解、液化、渗入而形成水疱。皮肤损伤表浅，因此脱屑后不留瘢痕。

【流行病学】

水痘病人是唯一的传染源。冬末、春初多发，主要通过空气飞沫经呼吸道和直接接触疱疹的疱浆而传播，传染性很强，集体机构中的易感者接触后 80% ~ 90% 发病。出疹前 24 小时至疱疹全部结痂之前均具有传染性。任何年龄均可感染，以婴幼儿和学龄前、学龄期儿童发病较多，6 个月以下的婴儿较少见。

【症状与体征】

典型水痘的潜伏期为 14 ~ 16 天。年长儿皮疹出现前 1 ~ 2 日可有发热、头痛、咽痛、咳嗽、周身不适、乏力等前驱症状，发热 1 ~ 2 日后即进入发疹期。婴幼儿一般可无前驱期症状，皮疹和全身症状多同时出现。多数患儿伴有食欲减退以及上呼吸道症状。皮疹先见于躯干、头部，逐渐延及面部，最后达四肢。

水痘的典型特点是按斑疹、丘疹、疱疹、结痂的顺序演变，连续分批出现，四种皮损在同一区域可同时存在。其次是皮疹痒感重，向心性分布，躯干多、四肢少。疱疹略呈椭圆形，周围发红；当疱疹开始干结时红晕消退，皮疹往往很痒。水痘初呈清澈水珠状，以后稍混浊，疱疹壁较薄、易破。水痘皮损表浅，按之无坚实感，数日后从疱疹中心开始干结，最后成痂，经 1 ~ 2 周脱落。无继发感染者痂脱后不留瘢痕。部分患儿口腔、咽喉、结膜和生殖器等处的黏膜可出现浅表的疱疹，容易破溃，破溃后形成溃疡，伴疼痛。

【并发症】

继发性皮肤细菌感染（局部皮疹化脓性继发感染、蜂窝织炎）、水痘脑炎、肺炎等。

【辅助检查】

外周血白细胞总数正常或稍高。疱疹涂片检查可发现多核巨细胞及核内包涵体。

【治疗要点】

主要是对症治疗，降温、止痒，早期使用抗病毒药物，首选阿昔洛韦。给予镇痛剂等减轻痒感。可用维生素 B_{12} 肌内注射，如有高热者可用物理降温或适量退热剂，忌用阿司匹林，以免增加发生 Reye 综合征的危险。在水痘出疹期，禁用糖皮质激素，以防病毒播散。

【护理诊断】

1. 皮肤完整性受损 与水痘病毒、继发细菌感染有关。

2. 有感染的危险 与免疫功能下降有关。

3. 有传播感染的危险 与隔离不当及疱液排出病毒有关。

4. 潜在并发症 肺炎、脑炎等。

【护理目标】

患儿不发生抓挠，皮肤完整性良好；不出现其他小儿由于接触患儿而感染水痘；患儿无感染、无并发症发生，或发生时症状轻微并能及时处理。

【护理要点与措施】

1. 做好皮肤护理

（1）保持舒适 卧床休息，室温要适宜，衣被合适。可用温水洗浴，保持皮肤清洁，勤换内衣，防止疱疹破溃而致继发感染。剪短指甲，小婴儿可戴并指手套，以免抓破皮疹。

（2）减轻皮肤瘙痒 局部涂炉甘石洗剂或0.25%冰片或5%碳酸氢钠溶液，亦可按医嘱口服抗组胺药物，疱疹已破溃可涂以龙胆紫，继发感染者局部可用抗生素软膏。

2. 注意用药护理

（1）患儿多有低热或中等热，不必使用降温，药物；发热时卧床休息，多饮水；如有高热可采取物理降温，但避免乙醇擦浴、冷水浴等，必要时遵医嘱药物降温，但是忌用阿司匹林。

（2）进清淡、易消化的流质或半流质食物，适当补充维生素。口腔疱疹影响进食则应补液。

（3）避免使用糖皮质激素类药物（包括激素类软膏），以免水痘病毒播散而加重病情。疱疹溃破可用1%甲紫，皮肤继发感染者局部可用抗生素软膏。

（4）应用糖皮质激素治疗其他疾病的患儿一旦接触水痘患儿，应立即肌注较大剂量的丙种球蛋白或带状疱疹免疫球蛋白；如被感染水痘，糖皮质激素要在短期内递减并逐渐停药。

3. 严密观察病情 水痘病人症状一般较轻，偶可出现并发症。注意观察精神、体温、食欲及有无呕吐等，如发现患儿高热不退、咳喘，提示并发肺炎；如呕吐、头痛、烦躁不安或嗜睡，提示并发脑炎，应早发现并予以相应的治疗及护理。

4. 预防感染传播

（1）隔离传染源 做好呼吸道及接触隔离，隔离至疱疹全部结痂或出疹后7天。无并发症者可家庭隔离，严禁与易感儿接触。有并发症者住院隔离治疗。易感儿接触后留检3周。

（2）切断传播途径 患儿被褥应曝晒，患儿用具要煮沸；加强室内通风或采取紫外线照射等方法进行空气消毒；对患儿的呼吸道分泌物及污染物等要进行有效的消毒处理。

（3）保护易感儿 高危易感个体（体弱、免疫缺陷或者接受糖皮质激素及免疫抑制治疗者）接触水痘患儿后，可注射水痘免疫球蛋白，或者在接触后 3 天内接种水痘减毒活疫苗。

【健康教育】

水痘是自限性疾病，预后良好，一般 10 天左右自愈。无并发症者可在家中进行隔离护理，消除家长和患儿的思想顾虑，做好心理护理；告知家长积极配合治疗，防止皮肤继发感染，疱疹结痂后一般不会留下瘢痕；指导患儿家长有关水痘的隔离、护理知识，并强调病程中禁用糖皮质激素类药物，禁止用阿司匹林；为家长示范皮肤护理的方法，注意检查；指导家长学会观察病情，当患儿神志、体温、呼吸、皮疹情况出现异常改变时，应立即就诊；体弱多病者、孕妇及健康儿童要特别注意，不能接触水痘患者。

知识链接

阿司匹林与瑞氏综合征（Reye 综合征）

服用阿司匹林会明显增加发生瑞氏综合征的机会。瑞氏综合征也称为脑病合并脂肪变性，是因多脏器脂肪浸润所引起的以脑水肿和肝功能障碍为表现的一组症候群。澳大利亚病理学家 Reye 及其同事于 1963 年首次报道此综合征。大量临床报道发现患儿病毒感染时服用阿司匹林，发生本病的可能性较大。英、美等国家减少或停止了儿童应用水杨酸制剂的应用后，其发病率明显下降。这些研究提示阿司匹林的应用与 Reye 综合征有关，但是目前尚不明确阿司匹林与 Reye 综合征的确切关系。虽然导致 Reye 综合征的原因不清楚，但研究表明阿司匹林或含阿司匹林的药物会引发该病。最好的预防方法是不要给孩子服用阿司匹林。

本病的临床特点是病毒感染后出现意识障碍、惊厥等脑病症状，肝功能异常及代谢紊乱。多发生于 6 个月至 4 岁的婴幼儿和儿童，亦可见于任何年龄段。其临床表现主要是患儿病前 2 周内有前驱病毒感染，常伴有呼吸道或消化道感染的症状，如发热、流涕、咳嗽、腹痛、腹泻等。之后出现急性进行性脑部症状，如呕吐、惊厥、意识障碍等，但没有神经系统受累的局灶体征。

同步训练

1. 关于水痘的描述，不符合的是（　　　）

　　A. 皮疹成批出现，斑疹、丘疹、疱疹和结痂同时存在

　　B. 仅由呼吸道传播

　　C. 皮疹呈向心性分布

　　D. 病人为主要传染源

　　E. 水痘为自限性疾病，病程 10 天左右

2. 典型水痘皮疹的特点是（　　　）

　　A. 呈向心性分布

B. 初起为红色斑丘疹

C. 疱疹有脐眼

D. 同时并存斑疹、疱疹、丘疹及结痂

E. 结痂脱落常留瘢痕

3. 患儿，男，9 岁，皮肤可见丘疹和水疱，有的已结痂，水疱液略有混浊。患儿可能发生了（　　）

A. 风疹　　　　　　　　　　B. 水痘　　　　　　　　　　C. 麻疹

D. 猩红热　　　　　　　　　E. 药物疹

4. 水痘患儿无并发症者应隔离至（　　）

A. 体温正常　　　　　　　　B. 发病后 1 周　　　　　　　C. 出疹后 5 天

D. 疱疹开始结痂　　　　　　E. 疱疹全部结痂

5. 水痘患儿应隔离至_____或_____。

6. 水痘患儿禁止应用_____药物降温；并且禁止将_____类软膏涂到皮疹上。

7. 病例讨论：患儿，男性，5 岁，发热 2 日，皮疹半日。查体：体温 38.3℃，脉搏 104 次/分，呼吸 26 次/分。精神不振，食欲下降，头面部及躯干有散在的红色斑疹、丘疹，还可见椭圆形小水疱。伴咽部轻度充血，出疹部位奇痒。临床诊断为水痘。请问：如何减轻该患儿的重痒感？如何预防皮疹继发感染？在用药过程中应该注意哪些问题？为什么？为避免其他小儿受其病毒的感染，还应该采取哪些措施？如何指导家长进行正确的家庭护理？

第四节　猩红热患儿的护理

案例

小朋友明明，8 岁。因发热、咽痛、1 天前全身出现皮疹而入院。患儿高热病容，体温 39.6℃，全身皮肤充血，且见小点状红色斑疹，有的融合成片，压之退色，有瘙痒感，舌乳头色红增大，似杨梅状。咽部充血，扁桃体 I 度肿大，表面有散在的白点。经医生诊断，该患儿患了猩红热。你是否见到过这样的患儿？你是否也有过这样的经历？对这样的患儿，护理时应该注意哪些问题？请认真阅读本节课的内容，比较猩红热与前两节课学过的麻疹、水痘的不同点，并且要特别注意与麻疹的区别。

知识要点

1. 猩红热的病因与皮疹特点。
2. 猩红热的典型症状、体征与并发症。
3. 猩红热的预防、护理诊断与护理措施。

猩红热是由 A 组乙型溶血性链球菌感染引起的急性呼吸道传染病，以发热、咽峡炎、全身弥漫性鲜红色皮疹和疹退后明显脱屑为临床特征。极少数人在病后 1～5 周可出现变态反应性心、肾、关节的损害。只要治疗及时，预后良好。近年来猩红热症状趋于轻微和不典型。

【病因与发病机制】

本病的致病菌为 A 组乙型溶血性链球菌（又称 A 组 β 溶血性链球菌），能产生致热性外毒素（又称红疹毒素）和溶血素。该菌外界生命力较强，在痰和渗出物中可存活数周。对热及干燥的抵抗力不强，经 56℃、30 分钟加热及一般消毒剂均可将其杀灭。

溶血性链球菌从上呼吸道侵入，引起咽峡炎和扁桃体炎，并向周围组织扩散，少数引起败血症。其产生的红疹毒素能致发热，使皮肤血管充血水肿，使黏膜的血管弥漫性充血，形成点状充血样皮疹；溶血素可溶解红细胞，杀伤白细胞、血小板等。毒素入血引起全身毒血症表现，如发热、头晕、头痛等。

【流行病学】

猩红热患者和带菌者是主要传染源，通过空气飞沫传播，也可以通过皮肤伤口或产道等处传播。人群普遍容易感染，以 5～15 岁儿童的发病率较高。感染后人体可以产生抗菌免疫和抗毒免疫。全年均可发病，以冬、春之季为多。

【症状与体征】

1. 潜伏期 1～7 天，多为 2～5 天。

2. 前驱期 大多骤起畏寒、发热，重者体温可升到 39～40℃，伴头痛、咽痛、食欲减退、全身不适、恶心呕吐；婴儿可有谵妄和惊厥；咽部红肿，扁桃体上可见点状或片状分泌物；软腭充血水肿，并可有米粒大的红色斑疹或出血点，即黏膜内疹，一般先于皮疹而出现。

3. 出疹期 多数自起病第 1～2 天出现。皮疹依次按耳→颈→胸→背→上肢→下肢的顺序出现，一般 24 小时波及全身，48 小时达高峰。典型的皮疹特点是细小、密集、均匀分布的、针尖大小的充血性红疹，压之退色，触之砂纸感，去压后 10 余秒恢复原状。疹间无正常皮肤，全身皮肤充血发红，少数呈鸡皮样丘疹，伴瘙痒感。在皮肤皱褶处（如腋窝、肘窝、腹股沟部）可见皮疹密集呈线状，称为"帕氏线"。面部充血潮红，有少量点疹，口鼻周围相形之下显得苍白，称"口周苍白圈"。病初起时，舌被覆白苔，舌乳头红肿并突出于白苔之上，以舌尖及边缘处为显著，称为"草莓舌"。2～3 天后白苔开始脱落，舌面光滑鲜红，舌乳头突起，称"杨梅舌"。

4. 恢复期 体温逐渐降至正常，一般状况良好。1 周后按出疹顺序开始脱皮，面部、躯干常为糠皮样脱皮，手、足掌、指（趾）处呈"手套"或"袜套"状脱皮。无色素沉着。

【并发症】

常见的有急性肾小球肾炎、风湿热、心肌炎等溶血性链球菌引起的变态反应性疾病。一般发生在猩红热的恢复期。比较少见的还有中耳炎、蜂窝织炎、肺炎等化脓性炎症。

【辅助检查】

1. 血常规　白细胞总数可达（10～20）×10^9/L，中性粒细胞达80%以上。

2. 病原学检查　咽拭子或其他病灶分泌物培养可见溶血性链球菌生长。

【治疗要点】

控制感染、对症治疗、防治并发症。早期治疗可缩短病程，减少并发症。首选青霉素G，对青霉素过敏或耐药者用红霉素或第一代头孢菌素，疗程为7～10天。

【护理诊断】

1. 体温过高　与感染、毒血症有关。

2. 皮肤完整性受损　与皮疹、脱皮以及皮肤瘙痒有关。

3. 潜在并发症　急性肾小球肾炎、风湿热、心肌炎等。

4. 有传播感染的危险　与隔离不当、消毒不严格有关。

【护理目标】

患儿体温能逐渐降至正常；皮肤完整性良好，不发生皮肤抓挠破损；不发生并发症，或者发生时能被及时发现并报告医生，以便医生及时治疗；其他小儿不发生因与患儿接触而感染猩红热。

【护理要点与措施】

1. 环境舒适，注意休息，监测体温，保证营养　保持室内空气新鲜，温度、湿度适宜，急性期卧床休息2～3周，以预防并发症。监测体温，高热时可适当给予物理降温，或遵医嘱行小剂量药物降温，忌用冷水或酒精擦浴，做好降温后的护理。给予清淡、营养丰富、易消化的流食或半流食，禁食辛辣刺激性食物及海产品，多饮水。

2. 做好皮肤、五官的护理　用温水清洗皮肤，保持皮肤清洁。衣服宽大、柔软，被褥整洁舒适。皮肤瘙痒时可用炉甘石洗剂止痒，忌用肥皂。剪短指甲，以防搔抓而损伤皮肤。大块脱皮时不能强行剥脱，要用消毒剪刀修剪，以免皮肤感染。年长儿用生理盐水或稀释2～5倍的复方硼砂溶液漱口，每日4～6次，婴幼儿可用生理盐水棉球进行口腔护理。口唇、鼻腔可涂青霉素软膏。

3. 严密观察病情，及时发现并发症　发病后2～3周注意观察尿的颜色和量，每周检查尿常规2次，警惕急性肾小球肾炎的发生。注意观察患儿有无关节红肿、心率加快等风湿热与心肌炎的表现。观察患儿有无耳痛、耳道流脓、咳嗽、发热、气促等中耳炎和肺炎的表现。发现异常时及时报告医生，尽早处理。

4. 预防感染传播

（1）控制传染源　呼吸道隔离至症状消失后1周，连续咽拭子培养3次阴性。有化脓性并发症者应隔离至痊愈为止。

（2）切断传播途径　室内通风或用紫外线照射消毒，对患儿的鼻、咽分泌物用含氯消毒液消毒，患儿接触过的物品应浸泡、熏蒸或者经日晒消毒处理。

（3）保护易感人群　密切接触者须医学观察7天，可口服磺胺类药物或应用青霉素

3～5 天以预防。儿童机构发生猩红热患者时，儿童及工作人员都要严密观察 7 天；并认真进行晨检，有条件者可做咽拭子培养。对可疑猩红热、咽峡炎患者及带菌者，都要给予隔离治疗。

【健康教育】

本病流行时，不带儿童去公共场所。室内每天通风换气，每天 2 次，每次不少于 15 分钟。急性期间卧床休息，多饮水。根据实际情况决定在家还是住院治疗，告知家长猩红热的治疗、护理和隔离知识，消除思想顾虑，做好心理护理。详细向患儿家长讲解病情观察的要点，解释定期检查尿液及心脏情况的重要性。玩具、用具等要用煮沸、日晒等措施消毒。

同步训练

1. 小明，8 岁，因咽痛、高热 1 天来院就诊。查体：舌乳突肿胀，舌苔黄、粗糙，有红刺，全身可见红色粟粒样皮疹，诊断为猩红热。对患儿的密切接触者应给予医学观察的时间是（　　）

    A. 4 天　　　　　　　　　B. 7 天　　　　　　　　　C. 10 天

    D. 14 天　　　　　　　　　E. 21 天

2. 猩红热的临床特点应除外（　　）

    A. 全身皮肤弥漫性密集红色细小丘疹

    B. 下白齿颊黏膜处可见口腔黏膜斑

    C. 草莓舌

    D. 口周苍白圈

    E. 帕氏线

3. 猩红热患儿需要隔离至呼吸道症状_____，连续咽拭子培养_____。

4. 溶血性链球菌引起的变态反应性并发症有_____、_____、_____等。

5. 猩红热是_____感染引起的急性呼吸道传染病。

6. 为预防猩红热患儿并发症的发生，急性期需要卧床休息_____周。

7. 小组讨论：麻疹与猩红热都有哪些不同的表现？请列表写出这些不同点。

8. 病例讨论：患儿，男，5 岁，因发热、咽痛、全身出现皮疹而就诊。患儿体温 39.3℃，全身皮肤充血，可见成片的细小红色斑疹，痒感重；咽部充血，扁桃体肿大，表面有散在的白点。医生查体后，嘱家长要对患儿进行家庭隔离。请问：该患儿可能患了哪种疾病？如何进行家庭隔离？指导家长进行家庭护理时应该注意哪些问题？应如何预防该病的传播？

第五节　腮腺炎患儿的护理

同学们一定听说过腮腺炎，或许我们当中有人曾经患过腮腺炎。哪位同学有过患腮腺炎的经历或者见到过患腮腺炎病人的情况，跟大家分享一下。请描述患腮腺炎后都有哪些症状，进食的时候有什么感觉？那么，我们应该如何护理腮腺炎患儿？腮腺炎的常见并发症有哪些呢？

知识要点

1. 腮腺炎的病因。
2. 腮腺炎的典型症状、体征与并发症。
3. 腮腺炎的预防、护理诊断与护理措施。

腮腺炎是由腮腺炎病毒引起的急性呼吸道传染病，好发于儿童及青少年，临床上以发热和腮腺非化脓性肿痛为特征，咀嚼受限。腮腺炎病毒还可侵犯其他腺体组织、神经系统及心、肾、肝等多器官，常可引起脑膜脑炎、睾丸炎、胰腺炎、乳腺炎、卵巢炎等并发症。

【病因与发病机制】

腮腺炎病毒属副黏液病毒。腮腺炎病毒耐寒、不耐热，在低温下能存活几个月甚至几年；对热与消毒剂敏感，加热 55℃ ~ 60℃，10 ~ 12 分钟即可失去活性；紫外线照射也可将其迅速灭活。腮腺炎病毒经口、鼻侵入人体后，在局部黏膜上皮细胞中增殖。引起局部炎症后入血液产生病毒血症，病毒经血液播散至多种腺体（腮腺、颌下腺、舌下腺、胰腺、性腺等）和中枢神经系统，病毒在这些器官中再度繁殖，并再次侵入血液循环，播散至第一次未曾侵入的其他器官而引起病变，发生非化脓性炎症，其中主要的是腮腺非化脓性炎症。

【流行病学】

病毒存在于病人的唾液、血液、尿液和脑脊液中，通过接触、飞沫、唾液污染的食物及玩具等途径传播。腮腺炎病人和隐性感染者均为传染源；从腮腺肿大前 1 天至消肿后 3 天均有传染性。人群普遍易感，多见于 5 ~ 15 岁儿童。大多预后良好，病后可产生持久免疫力。全年均可发病，尤以冬、春季多见。

【症状与体征】

潜伏期一般为 14 ~ 25 天，平均 18 天。前驱期很短，数小时至 1 ~ 2 天。症状较轻，表现为发热、头痛、乏力、食欲减退、全身无力、恶心、呕吐等症状。典型症状为发热和腮腺非化脓性肿痛。发病数小时后腮腺出现肿痛，逐渐加重。体温可达 39℃ ~ 40℃。肿大的特点是以耳垂为中心，向前、后、下发展，伴周围组织水肿、疼痛和感觉过敏，边缘不清，触之有弹性感及触痛，表面皮肤发热但不红，腮腺管口无脓性分泌物。一侧腮腺先肿大为首发症状，2 ~ 3 天后波及对侧，也有双侧同时肿大或始终限于一侧。张口、咀嚼、进食干燥或刺激性食物时疼痛加剧。腮腺肿大 3 ~ 5 天达高峰，1 周左右逐渐消退。

【并发症】

常见的并发症有脑膜炎或者脑膜脑炎，表现为剧烈头痛、呕吐、颈项强直等，常发生在腮腺肿胀 1 周左右；胰腺炎，表现为中上腹剧痛和触痛，常与腮腺炎同时发生；睾丸炎、卵巢炎，青春期多见，男性表现为睾丸胀痛，女性表现为卵巢局部压痛、下腹痛；其他还有心肌炎、肾炎等。

【辅助检查】

1. 血常规 白细胞总数正常或稍低，淋巴细胞相对增多。

2. 血清和尿液淀粉酶 病程早期血清和尿液淀粉酶增高。

3. 特异性抗体测定 血清或脑脊液中特异性 IgM 抗体增高。

4. 病毒分离 早期可从患儿唾液、尿、血、脑脊液中分离出腮腺炎病毒。

【治疗要点】

腮腺炎为自限性疾病，主要是对症与支持疗法。头痛或腮腺肿痛者可用局部冷敷，也可用中药外敷。有脑膜脑炎、胰腺炎、睾丸炎、卵巢炎等并发症者要积极治疗。

【护理诊断】

1. 疼痛 与腮腺肿胀有关。

2. 体温过高 与病毒感染有关。

3. 潜在并发症 脑膜脑炎、胰腺炎、睾丸炎、卵巢炎等。

4. 有传播感染的危险 与隔离不当、消毒不严格有关。

【护理目标】

患儿腮腺疼痛、肿胀逐渐减轻以至消失；体温恢复正常；能及时发现患儿的脑膜脑炎、胰腺炎、睾丸炎等并发症并及时处理；其他小儿不因与患儿接触而感染腮腺炎。

【护理要点与措施】

1. 监测体温，减轻疼痛，注意饮食与口腔的护理 监测体温，高热时给予物理降温或遵医嘱给予药物降温，做好降温后的护理。给予清淡、营养丰富、易消化的流食或半流食；忌食酸、辣、生、冷、硬等刺激性食物，以免引起唾液分泌增加时疼痛加剧。患儿要卧床休息、多饮水；经常用生理盐水漱口，保持口腔清洁。腮腺局部可冷敷，以减轻充血、减轻疼痛。也可用中药如意金黄散、青黛粉等以食醋调成糊状敷于患处，保持药物湿润，以发挥药效。

2. 严密观察病情，及时发现并发症 观察有无颈项强直、呕吐、嗜睡、甚至昏迷、惊厥等脑膜炎的症状，一般多在腮腺肿大后 1 周左右发生。观察睾丸有无肿大、触痛、睾丸鞘膜积液和阴囊皮肤水肿等睾丸炎症状。并发睾丸炎时必须用丁字带将阴囊托起，卧床休息，必要时给予冰袋冷敷局部，以减轻肿胀和疼痛。合并胰腺炎时应禁食，并遵医嘱加用抗生素。密切观察病情，发现异常时及时报告医生，尽早处理。

3. 预防感染传播 呼吸道隔离至腮腺肿大完全消退后 3 天。室内通风或用紫外线照射消毒，患儿用过的食具、毛巾、用具等可煮沸消毒。病毒流行期间应加强托幼机构的晨检，及时发现并隔离患儿。密切接触者须医学观察 3 周，患病期间停止上学或者停送幼儿机构。对易感儿接种腮腺炎减毒活疫苗。

【健康教育】

单纯腮腺炎患儿可在家中隔离治疗与护理，指导家长做好隔离、用药、饮食、退热等护理。在病情恢复的过程中，患儿体温若再度升高，并伴有并发症的表现时，应立即就诊。做好患儿和家长的心理护理，介绍减轻疼痛的方法，使患儿配合治疗。本病流行时，不带儿童去公共场所。患儿的玩具、用具等可以采取煮沸、日晒等措施消毒。

同步训练

1. 小男孩萌萌，6 岁，确诊为流行性腮腺炎，为预防疾病传播，应嘱其隔离至（　　　）

   A. 体温恢复正常　　　　　　　B. 腮腺肿大完全消退

   C. 发病后 21 天　　　　　　　D. 腮腺肿大完全消退后再观察 3 天

   E. 腮腺肿大完全消退后再观察 7 天

2. 与腮腺炎患儿接触过的幼儿园小朋友必须医学观察（　　　）

   A. 4 天　　　　　　　　　B. 7 天　　　　　　　　　C. 10 天

   D. 14 天　　　　　　　　E. 21 天

3. 典型的腮腺炎症状是_____和_____。

4. 腮腺炎患儿需要隔离至_____消退后再继续隔离_____天。

5. 腮腺炎常见的并发症有_____、_____、_____、_____等。

6. 腮腺炎是由_____引起的急性呼吸道传染病。

7. 腮腺炎患儿合并睾丸炎，护理时应该特别注意哪些问题？

8. 对腮腺炎患儿的饮食护理应该注意哪些问题？

9. 病例讨论：患儿，女，8 岁，小学生，因发热、右耳垂周围肿痛来医院就诊。经医生检查诊断为腮腺炎。护士按医嘱给患儿进行处置并对家长进行了家庭护理指导，患儿回家进行家庭隔离治疗。1 周后，患儿由于头痛剧烈，并伴有呕吐而再次就诊。护士在进行家庭护理指导时应该注意哪些问题？该患儿第二次就诊可能出现了什么情况？为预防疾病的传播应该对该患儿的家庭成员及与患儿接触过的儿童实施什么措施？

第六节　中毒型细菌性痢疾患儿的护理

 案例

   17 个月的幼儿，发热，由于 2 小时前惊厥发作 2 次被收入院。查体：体温 39.3℃，脉搏 140 次/分，呼吸 38 次/分，血压 90/50mmHg；患儿处于昏迷状态，神志不清，不能应答，面色灰白，口唇发绀，四肢末梢发凉；双侧瞳孔等大等圆，对光反射存在。很显然，该患儿目前出现了休克的症状，请问：你认为该患儿的症状有可能是什么原因引起的？护士应该如何配合医生进行积极地抢救？应该采取怎样的护理措施？

知识要点

1. 中毒型细菌性痢疾的病因。
2. 中毒型细菌性痢疾的分型、症状与体征。
3. 中毒型细菌性痢疾的护理诊断与护理措施。

细菌性痢疾是由志贺菌属引起的肠道传染病,中毒型细菌性痢疾是急性细菌性痢疾的危重型,起病急骤,临床以突发高热、反复惊厥、嗜睡、昏迷,迅速发生循环衰竭和(或)呼吸衰竭为特征。而早期肠道症状可很轻或无。全年均可发病,7~9月为发病的高峰季节。以2~7岁体质较好的儿童多见。该病来势凶猛,变化迅速,如抢救不及时,会很快死亡。

【病因与发病机制】

病原菌为痢疾杆菌引起,属志贺菌属革兰阴性杆菌,对外界环境的抵抗力较强,耐寒、耐湿。在水果、蔬菜中能存活10天左右,在牛奶中存活20天,在阴暗潮湿或冰冻的条件下,可存活数周;但是加热至60℃10分钟、日光照射30分钟及用各种消毒剂消毒均可灭活。

痢疾杆菌经口进入结肠,侵入肠黏膜上皮细胞和黏膜固有层,在局部迅速繁殖并裂解,产生大量内毒素,形成内毒素血症,引起周身和(或)脑的急性微循环障碍,发生休克和(或)脑病。抽搐的发生与神经毒素有关。

【流行病学】

痢疾病人及带菌者为传染源,夏、秋季为发病高峰,通过粪-口途径传播,人群普遍易感,多见于2~7岁的小儿。

【症状与体征】

潜伏期通常为1~2天,但可短至数小时。起病急骤,突然高热;体温可达40℃以上;反复惊厥、嗜睡、昏迷;迅速发生呼吸和循环衰竭。发病早期肠道症状多不明显或缺如。根据临床特点可分为4种类型:

1. 休克型(周围循环衰竭型) 患儿主要表现为面色苍白、肢端厥冷、脉搏细速、血压正常或偏低、脉压小;随着病情的进展出现口唇、指端发绀、皮肤花纹、血压明显降低或测不出、心音低钝、少尿或无尿。

2. 脑型 以神志不清、反复惊厥、昏迷为主要表现。早期有嗜睡、呕吐、头痛;随之出现瞳孔大小不等,对光反射消失,呼吸节律不整,甚至呼吸停止。

3. 肺型 主要表现为进行性呼吸困难。常在脑型或休克型的基础上发展而来。

4. 混合型 同时或先后出现以上两型或三型的表现,病情最重,病死率高。

【辅助检查】

血常规检查示白细胞总数与中性粒细胞增高;有黏液脓血便的患儿,大便常规镜检可见大量脓细胞、红细胞和巨噬细胞。粪便培养出痢疾杆菌是确诊的最直接依据。

【治疗要点】

迅速扩充血容量，纠正酸中毒；改善微循环，维持水、电解质平衡；首选20%甘露醇降低颅内压、降温、止惊；选用敏感抗生素控制感染；吸氧，保持气道通畅。

【护理诊断】

1. 体温过高　与毒血症有关。

2. 组织灌流量改变　与毒血症致微循环障碍有关。

3. 潜在并发症　颅内压增高症、呼吸衰竭。

4. 有传播感染的危险　与消化道排出病原体和消毒不严有关。

5. 焦虑　与病情危重有关。

【护理目标】

患儿体温下降并维持在正常范围；脉搏细速、血压下降、少尿等微循环障碍的表现消失；发生颅内压增高症、呼吸衰竭等并发症时能及时发现；不发生其他人感染；家长情绪稳定。

【护理要点与措施】

1. 抗休克，维持有效的血液循环　患儿取仰卧中凹位，注意保暖，记录24小时液体出入量，密切观察生命体征与神志的变化。建立有效的静脉通路，维持水、电解质平衡，纠正酸中毒。

2. 降低并维持正常体温　绝对卧床休息，监测体温，高热时采用物理降温或遵医嘱给予药物降温，使体温在短时间内降至37℃左右，防高热惊厥致脑缺氧、脑水肿加重。对持续高热不退甚至惊厥不止者可采用亚冬眠疗法，并于头额部放置冰袋。

3. 防治脑水肿和呼吸衰竭　遵医嘱应用镇静剂、脱水剂、利尿剂等，控制惊厥，降低颅内压；注意大便的次数、性质，观察有无脱水的情况发生。保持呼吸道通畅，做好人工呼吸、气管插管、气管切开的准备，必要时使用呼吸机治疗。

4. 密切观察病情，监测并发症　严密观察有无颅内压增高、呼吸衰竭等并发症的表现，注意瞳孔、血压、尿量、呼吸等情况。瞳孔大小不等、对光反射消失、呼吸节律异常为脑疝、呼吸衰竭的表现。

5. 预防感染的传播　对患儿采取肠道隔离至临床症状消失后1周或3次大便培养阴性。加强饮水、饮食、粪便的管理及灭蝇、灭蟑螂工作。养成良好的卫生习惯，如饭前便后洗手、不喝生水、不吃变质和不洁食物等。在菌痢流行期间，易感者口服多价痢疾减毒活菌苗，保护可达85%～100%，免疫期维持6～12个月。常规检疫1周。

【健康教育】

主动向家属解释病情，消除心理紧张，使之配合治疗。指导家长与患儿急性期多饮水；学会观察大便的性状、量及伴随症状；学会观察药物的疗效和不良反应。平时注意饮食卫生，向患儿及家长讲解菌痢的传播方式和预防知识。

同步训练

1. 中毒型细菌性痢疾的典型大便性状为（　　　）
    A. 果酱样　　　　　　　　　B. 米汤样　　　　　　　　C. 血水样
    D. 黏液脓血样　　　　　　　E. 蛋花汤样

2. 下列哪一项可以确诊为中毒型细菌性痢疾（　　　）
    A. 血压下降　　　　　　　　　B. 黏液脓血便
    C. 腹痛、腹泻、呕吐　　　　　D. 夏、秋季急性起病，高热
    E. 大便检查发现痢疾杆菌

3. 对中毒型细菌性痢疾患儿的肠道隔离至临床症状消失后＿＿＿＿＿周或＿＿＿＿＿次大便培养阴性。
    A. 2，3　　　　　　　　　　B. 1，2　　　　　　　　　C. 2，3
    D. 3，2　　　　　　　　　　E. 1，3

4. 中毒型细菌性痢疾发病早期的肠道症状＿＿＿＿＿或者＿＿＿＿＿。

5. 中毒型细菌性痢疾是由＿＿＿＿＿引起急性传染病，是＿＿＿＿＿危重型。

6. 中毒型细菌性痢疾有＿＿＿＿＿型、＿＿＿＿＿型、＿＿＿＿＿型、＿＿＿＿＿型。

7. 中毒型细菌性痢疾出现休克时如何护理？

8. 病例讨论：患儿，男，6岁。因高热、反复抽搐、意识不清入院。急查白细胞 $14 \times 10^9/L$，肛拭子取粪便见脓细胞 8 个/HP，红细胞 12 个/HP。医生诊断为中毒型细菌性痢疾。请问：该患儿属于哪型？针对该患儿的情况，护士应该如何配合医生进行积极地抢救？应该采取怎样的护理措施？

第七节　流行性乙型脑炎患儿的护理

同学们在生活中可能见过这样的人：不能说话或言语不清，走路不稳或肢体瘫痪、口眼㖞斜或癫痫发作等，这一节课我们要学习的内容是流行性乙型脑炎患儿的护理。患有这个疾病的患儿就有可能就会出现上述的症状。那么，如何避免患这种病？一旦有患儿患了这种疾病，该如何配合医生给予患儿及时的治疗，以防留有上述后遗症呢？如何护理这样的患儿？

 知识要点

1. 流行性乙型脑炎的病因。
2. 流行性乙型脑炎的分型、症状与体征。
3. 流行性乙脑的预防与护理措施。

流行性乙型脑炎简称"乙脑"，是由乙型脑炎病毒引起脑实质炎症为主要病理改变的急性中枢神经系统传染病。临床以高烧、惊厥、昏迷为主要特征，重症患儿可留有后遗症。乙脑的病死率和致残率高，是威胁儿童健康的主要传染病之一。

【病因与发病机制】

乙脑由乙型脑炎病毒引起，由蚊虫传播，是夏、秋季流行的一种人畜共患的中枢神经系统急性传染病。感染的蚊虫通过叮咬人体将病毒传给人，并在局部组织细胞和淋巴结以及血管内皮细胞内增殖，然后侵入血流，形成病毒血症。人体是否发病，取决于病毒的数量。当机体免疫功能低下时，病毒就可以通过血脑屏障侵入中枢神经系统，引起人体发病。

【流行病学】

感染后出现病毒血症的动物和人中，猪（幼猪）是最主要的传染源。主要的传播途径是三带喙库蚊。人群对乙脑病毒普遍易感，感染后多数呈隐性感染，可获得持久的免疫力。流行季节在 7～9 月，患儿多为 10 岁以下的儿童，其中 2～6 岁的儿童发病率最高。

【症状与体征】

潜伏期一般为 5～15 天。大多数患者的症状较轻或呈无症状的隐性感染，仅少数出现中枢神经系统症状，表现为高热、意识障碍、惊厥等。典型病例的病程可分 4 个阶段。

1. 初期 起病急，体温急剧上升至 39℃～40℃，伴头痛、恶心和呕吐，部分病人有嗜睡或精神倦怠，并有颈项轻度强直。

2. 极期 突出表现为全身毒血症状及脑部损害症状。①高热是乙脑必有的表现，体温可达 39℃～40℃ 以上。②意识障碍、嗜睡常为乙脑早期特异性的表现，意识障碍时间越长，病情则越重；可由嗜睡转为昏迷。③惊厥或抽搐是乙型脑炎的严重症状之一。可有局部小抽搐、肢体阵挛性抽搐、全身抽搐或强直性抽搐。④呼吸衰竭是最为严重的症状，是乙脑致死的主要原因。主要为中枢性呼吸衰竭，有时可因呼吸道痰阻、呼吸肌麻痹等导致周围性呼吸衰竭。⑤颅内高压症及神经系统的症状与体征。

3. 恢复期 上述症状日趋好转，一般于 2 周左右完全恢复，重型患儿可能需 1～6 个月时间逐渐恢复，如超过 6 个月仍无法完全恢复者，进入后遗症期。

4. 后遗症期 主要为痴呆、失语、瘫痪、癫痫、精神障碍等，癫痫有时可持续终生。

【并发症】

肺部感染最为常见，因患者神志不清，呼吸道分泌物不易咳出，导致支气管肺炎和肺不张。其次有背部褥疮、口腔感染、尿路感染、败血症等。

【辅助检查】

1. 血常规 白细胞数在（10～20）×10⁹/L，少数可更高；中性粒细胞数常为 0.80 以上（有别于大多数病毒感染）。在流行后期，少数轻型患者的血象可在正常范围内。

2. 脑脊液 压力增高，外观清亮，蛋白轻度增高，糖与氯化物正常。白细胞增高，早期中性粒细胞为主，后期淋巴细胞为主。

3. 血清学检查 特异性 IgM 抗体在病后 3~4 日即可出现，2 周达高峰，有早期诊断价值。

4. 病毒培养 病毒主要存在于脑组织，在血及脑脊液中浓度很低。

【治疗要点】

尚无特效抗病毒药物。主要采用对症、支持治疗。处理好高热、抽搐和呼吸衰竭等是抢救危重病人成功的关键。主要措施为高热采取降温措施；肌注或缓慢静注地西泮，控制惊厥、抽搐；用 20% 甘露醇等给予脱水治疗，降低颅内压。

【护理诊断】

1. 体温过高 与病毒血症及脑部炎症有关。

2. 意识障碍 与中枢神经系统损害有关。

3. 潜在并发症 惊厥、呼吸衰竭、肺部感染等。

4. 焦虑 与预后差有关。

【护理目标】

患儿的体温能下降并维持正常；患儿出现意识障碍症状时能及时发现并及时处理；无并发症发生，或及时发现并发症并及时处理；家长的焦虑情绪减轻，能正确面对患儿的疾病。

【护理要点措施】

1. 降低体温，隔离患儿，避免刺激 卧床休息，监测体温，高热采用物理降温或遵医嘱药物降温，隔离患儿至体温正常为止。保持室内安静，避免不必要的刺激而诱发惊厥。

2. 降低颅内压，控制惊厥，防治呼吸衰竭 遵医嘱应用镇静剂、脱水剂、利尿剂等，控制惊厥，降低颅内压。一旦出现惊厥或抽搐，应让患儿取仰卧位，头偏向一侧，解开衣领，用牙垫或开口器放在上、下磨牙之间，防止咬伤舌头，或用舌钳拉出舌头，以防舌后坠阻塞呼吸道。清除口、鼻中的分泌物，保持呼吸道的通畅。必要时吸氧。

3. 密切观察病情，监测并发症 密切观察和记录病情变化，特别是精神状态、意识、体温、呼吸、脉搏、血压、瞳孔、尿量、呼吸等情况。瞳孔大小不等、对光反射消失、呼吸节律异常为脑疝、呼吸衰竭的表现。要早期发现、及时报告、正确处理。备好急救药品和器械。

5. 预防感染的传播 加强环境卫生管理，病室要彻底灭蚊，须有防蚊设备。同时保持病室内凉爽、通风。接种乙脑灭活疫苗，隔离患儿至体温正常，注意防蚊灭蚊。搞好畜类卫生。

【健康教育】

大力开展防蚊灭蚊和接种乙脑疫苗。为后遗症的患儿家长做好康复指导，鼓励患儿坚持康复训练和治疗。教会家长切实可行的护理措施及康复疗法，如语言训练、肢体功能锻炼等。教会家长给患儿以关爱，嘱家长注意抚摸患儿的身体，对其听、视觉及皮肤给予良性刺激。向家长介绍病情及主要治疗措施，以减轻焦虑情绪。坚持用药，定期复诊。

知识链接

洗手是预防传染病的重要方法

手是传染病传播过程中重要的媒介物之一，脏手可污染食具、食物，传播肠道传染病；脏手可造成医疗器具的污染，引起院内感染的发生。因此，洗手是有效预防一些传染病的重要措施。常于饭前便后、接触清洁物品、搂抱婴幼儿前、外出归来、接触钱币之后、到医院看病或者接触病人等各种活动之后都要洗净双手。

科学的方法是采用六步洗手法、流水加肥皂洗手。第一步：掌心相对，手指并拢相互摩擦。第二步：手心对手背沿指缝相互搓擦，交换进行。第三步：掌心相对，双手交叉沿指缝相互摩擦。第四步：一手握另一手大拇指旋转搓擦，交换进行。第五步：弯曲各手指关节，在另一手掌心旋转搓擦，交换进行。第六步：搓洗手腕，交换进行。这样洗手可以使90%左右的沾污在手上的微生物都能洗干净。

手随时随地都有弄脏的可能，时时不停洗手，难以办到。但是，我们可以做到：工作（学习）结束洗一洗手；外出归来洗一洗手；食前便后洗一洗手，这是不能忽视的一招。随着生活水平的提高，人们自我保护意识增强，在做好饮食、饮水卫生的同时，注意双手的卫生，许多传染病都可以得到预防。

同步训练

1. 流行性乙型脑炎的传播途径是（　　）
   A. 呼吸道传播　　B. 消化道传播　　C. 接触传播
   D. 蚊虫传播　　E. 空气、飞沫传播
2. 乙脑的主要死因是（　　）
   A. 心衰　　B. 呼吸衰竭　　C. 惊厥
   D. 休克　　E. 高热
3. 处理好_____、_____和_____等是抢救乙脑危重病人成功的关键。
4. 乙脑是由_____病毒引起，由_____传播，夏、秋季流行的一种人畜共患的中枢神经系统急性传染病。
5. 乙脑的极期主要有_____、_____、_____、_____、_____。
6. 乙脑患儿出现脑疝、呼吸衰竭时都有哪些表现？
7. 怎样预防乙型脑炎病毒感染的传播？

8. 病例讨论：男性，7 岁，高热 3 天，伴抽搐、意识障碍而入院。体检：体温 40.3℃，血压 150/90mmHg，心率 107 次/分，呼吸 32 次/分，昏迷状态，全身皮肤未见皮疹，两侧瞳孔不等大，左侧 3mm，右侧 4mm，对光反射迟钝，颈可疑抵抗，双肺可闻及痰鸣音，肝脾未扪及，凯尔尼格征阳性，双侧巴宾斯基征阳性，外周血象 WBC 20×10^9/L。临床诊断为乙型脑炎。请问：护士应该如何配合治疗？针对两侧瞳孔不等大、对光反射迟钝、颈可疑抵抗、双肺可闻及痰鸣音的症状，应考虑患儿有可能会出现什么情况？应如何预防有可能出现的情况，以便将其控制到最低限度？护士应该随时做好哪些抢救准备？

第九章　消化系统疾病患儿的护理

同学们知道为什么小儿易患消化系统疾病吗？婴儿期为什么会出现溢乳和呕吐现象？婴儿常常会有流涎现象，这是生理性的，还是病理性的？小儿为什么会发生肠套叠？小儿腹泻是婴幼儿期的常见病之一，如何护理这样的患儿？这些都是这一章我们应该解决的问题。

第一节　小儿消化系统解剖、生理特点

知识要点

1. 小儿消化系统的解剖、生理特点。
2. 小儿唾液的分泌特点。
3. 婴儿胃的位置及其特点。

小儿的消化系统功能发育不完善，容易发生消化道感染或者消化系统功能紊乱。了解小儿消化系统的解剖、生理特点，有助于我们理解小儿消化系统疾病的发生、发展。

一、口腔

足月新生儿出生时已具有良好的吸吮和吞咽功能。新生儿及婴幼儿的口腔黏膜薄嫩，血管丰富，唾液腺不够发达，口腔黏膜干燥，易受损伤和感染。3个月以下的小儿，唾液中的淀粉酶含量低，不易喂淀粉类食物。3~4个月的小儿，唾液分泌开始增加。5~6个月的小儿，唾液明显增多，但婴儿口腔的容量小且不能及时吞咽唾液，常出现生理性流涎。

二、食管

新生儿和婴儿的食管呈漏斗状，黏膜纤弱，腺体、弹力组织及肌层尚不发达，食管下段贲门括约肌发育不成熟，常发生胃食管反流，一般在8~10个月时消失。新生儿食管长约10厘米，1岁约12厘米，5岁约16厘米，年长儿约20~25厘米，临床插胃管时需参考其长度。

三、胃

婴儿的胃呈水平位，贲门括约肌发育不成熟，幽门括约肌发育良好，婴儿吸奶时常同时吸入空气，故易导致溢乳和呕吐。胃排空时间因食物种类的不同而不同。一般水为 1.5~2 小时，母乳为 2~3 小时，牛乳为 3~4 小时。新生儿胃液中，胃酸和酶分泌较少，活力低，淀粉酶不足，3~4 个月后才开始增加，所以，3~4 个月前的婴儿不宜过早添加淀粉类食品。早产儿胃排空慢，易发生胃潴留。胃容量出生时为 30~60ml，1~3 个月为 90~150ml，1 岁时为 250~300ml。

四、肠

婴儿的肠道相对较长，分泌面积及吸收面积较大，血管丰富，有利于消化和吸收。但固定差，易发生肠套叠。早产儿肠乳糖酶活性低，肠壁屏障功能和肠蠕动协调能力差，因此，易发生乳糖吸收不良，细菌经肠黏膜吸收而引起全身性感染，以及粪便滞留或功能性肠梗阻。

五、胰腺

胰腺分泌胰岛素和胰液，出生时分泌量少，3~4 个月时增多。但胰淀粉酶的活性较低，1 岁后才接近成人，故生后 3 个月以前不喂淀粉类食物。新生儿及婴幼儿的胰脂肪酸和胰蛋白酶的活性都较低，故对脂肪和蛋白质的消化和吸收较差。

六、肝

年龄越小，肝相对越大。新生儿的肝在右肋缘和剑突下，易触及，但肝细胞和肝功能不成熟，解毒能力差，在传染病、心功能衰竭、中毒等情况下易发生肝肿大变性。婴儿期胆汁分泌较少，影响脂肪的消化和吸收。

七、肠道细菌

胎儿的消化道内无细菌，出生后细菌很快从口、鼻、肛门侵入肠道。肠道菌群受食物成分的影响，母乳喂养儿以双歧杆菌为主；人工喂养和混合喂养儿以大肠埃希菌为主。正常肠道的菌群对侵入肠道的致病菌有一定的拮抗作用。婴幼儿肠道的正常菌群脆弱，易受各种因素的影响而致菌群失调，引起消化功能紊乱，甚至引起肠道细菌大量繁殖，并进入小肠、胃而致病。

八、健康小儿粪便

1. 胎粪 新生儿最初排出的大便为深墨绿色，黏稠，无臭味，多在生后 12 小时内开始排便，2~3 天逐渐过渡为黄糊状粪便。如 24 小时内无胎粪排出，应检查有无畸形。

2. 母乳喂养儿粪便 为金黄色，均匀糊状，不臭，呈酸性，每日排便 2~4 次。一般在添加辅食后次数减少，1 周岁后减至每日 1~2 次。

3. 人工喂养儿粪便　为淡黄色，较干稠，呈碱性或中性，含乳凝块较多、较大，量多，较臭，每日 1～2 次，易发生便秘。

4. 混合喂养儿粪便　与人工喂养儿相似，但质地较软，颜色较黄。添加谷类、蛋、肉、蔬菜等辅食后，粪便性状逐渐接近成人，大约每日 1 次。

同步训练

1. 母乳在婴儿胃中的排空时间是（　　　）
   A. 2～3 小时　　　　　　　　　B. 3～4 小时　　　　　　　　　C. 5～6 小时
   D. 1～2 小时　　　　　　　　　E. 4～5 小时
2. 胃容量出生时为（　　　）
   A. 30～60ml　　　　　　　　　B. 250～300ml　　　　　　　　C. 90～150ml
   D. 20～50ml　　　　　　　　　E. 80～120ml
3. 婴儿的肠道相对较长，分泌面积及吸收面积较大，血管丰富，有利于消化和吸收。但固定差，易发生_____。
4. 婴儿的胃呈_____，幽门括约肌发育_____，贲门括约肌发育_____，加上吸吮时常吞咽过多的空气，因此容易发生_____和_____。
5. 小儿唾液的分泌有何特点？简述婴儿胃的位置及其特点。
6. 讨论题：如何鉴别小儿的正常粪便和异常粪便？

第二节　小儿口腔炎的护理

同学们一定听说过鹅口疮，也一定有同学曾经患过口腔炎。那么，小儿口腔炎常常是由于哪些致病菌引起的？临床上都有哪些特点？如何治疗与护理？对患有口腔炎的小儿，我们应该如何指导家长，以便于家长能给予患儿正确的护理。

 知识要点

    1. 小儿口腔炎的病因、症状与体征。
    2. 小儿口腔炎的护理诊断、治疗要点。
    3. 小儿口腔炎的护理要点与措施。

口腔黏膜的炎症称"口腔炎"，多由病毒、细菌或真菌螺旋体引起。本病多见于婴幼儿。如病变仅限于舌、牙龈、口角亦可称为舌炎、牙龈炎或口角炎。可单独发病，亦可继发于急性感染、腹泻、营养不良、久病体弱和维生素 B、C 缺乏等全身性疾病。

【病因与发病机制】

1. 鹅口疮　由白色念珠菌感染所致。由于出生时产道感染，或被污染的乳具感染。还可因体质虚弱、营养不良、长期使用抗生素或激素等致消化道菌群失调，导致白色念珠菌繁殖。

2. 疱疹性口腔炎 由单纯疱疹病毒原发感染引起。患上呼吸道感染、腹泻及其他传染病时，因机体抵抗力下降，易患本病。

3. 溃疡性口腔炎 本病是由链球菌、金黄色葡萄球菌、肺炎链球菌、绿脓杆菌或大肠杆菌等感染引起的口腔炎症，多见于婴幼儿。常因口腔不洁、机体抵抗力降低而致病。

【症状与体征】

1. 鹅口疮 新生儿鹅口疮多在生后 2 ~ 8 日内发生，好发部位为颊、舌、软腭及唇，损害区黏膜充血，有散在的色白如雪的柔软小斑点，起初呈点状和小片状，不久即相互融合成片，形似乳凝块，为白色乳凝块样物，不易擦去，周围无炎症反应，强行剥离后局部黏膜潮红、粗糙，可有溢血。患处不痛、不流涎，一般无全身症状，不影响吸乳。严重者可累及消化道、呼吸道，引起真菌性肠炎、真菌性肺炎等。

2. 疱疹性口腔炎 多见于 1 ~ 3 岁的小儿，发病时体温可达 38℃ ~ 40℃，1 ~ 2 天后，齿龈、唇内、舌、颊黏膜等各部位的口腔黏膜出现单个或成簇的小疱疹，直径约为 2mm，周围有红晕，迅速破溃后形成溃疡，有黄白色纤维素性分泌物覆盖，多个溃疡可融合成不规则的大溃疡，有时累及软腭、舌和咽部。由于疼痛剧烈，患儿可表现为拒食、流涎、烦躁，颌下淋巴结肿大。体温在 3 ~ 5 天后恢复正常，病程为 1 ~ 2 周。

3. 溃疡性口腔炎 口腔各部位均可发生，常见于舌、唇及颊黏膜处，可蔓延到唇及咽喉部。开始时口腔黏膜充血、水肿，随后形成大小不等、散在的溃疡，有时亦可连成大片。溃疡周边较规则，有较厚的纤维素性渗出物，形成灰白色或黄色假膜覆盖创面。假膜剥离后呈出血性糜烂面，取假膜作涂片或培养可发现病原菌。溃疡处疼痛明显。伴有轻微口臭，局部淋巴结经常肿大。全身症状轻重不一，多有发热，体温可达 39℃ ~ 40℃，患儿拒食、流涎、烦躁，颌下淋巴结肿大。

【治疗要点】

清洁口腔，局部涂药，控制感染，改善营养状况，促进黏膜愈合。鹅口疮患儿，哺乳前后用 2% 碳酸氢钠溶液清洁口腔，局部涂抹制霉菌素、鱼肝油混合溶液 10 万 ~ 20 万 U/ml。疱疹性口腔炎患儿，局部可涂疱疹净，亦可用锡类散、冰硼散等，疼痛严重者可在进食前用 2% 利多卡因涂抹局部。溃疡性口腔炎患儿，可用 3% 过氧化氢溶液清洗溃疡面，然后涂 2.5% ~ 5% 金霉素鱼肝油。患儿发热时采取降温措施，继发感染时遵医嘱应用抗生素。注意补充水分和营养。

【护理诊断】

1. 口腔黏膜改变 与理化刺激、口腔不洁、抵抗力低下、口腔黏膜受损及感染有关。

2. 喂养困难 与食物刺激引起疼痛有关。

3. 体温过高 与口腔黏膜感染有关。

【护理目标】

患儿的口腔黏膜逐渐愈合，疼痛减轻；能摄入足够的营养；体温恢复正常。

【护理要点与措施】

1. 口腔护理　保持口腔清洁，鼓励患儿多饮水，以冲淡毒素，减少口腔细菌繁殖，保持口腔黏膜湿润和清洁。年长儿可用含漱剂。

2. 局部正确涂药　涂药前先清洁口腔，将纱布或干棉球垫于颊黏膜腮腺管口处或舌系带两侧，以隔断唾液；再用干棉球将病变部黏膜表面吸干净后，方能涂药。涂药后勿立即饮水或进食。在清洁口腔及局部涂药时，动作要轻、快、准，以免患儿因疼痛而产生恐惧，进而影响护理与治疗。涂药后闭口 10 分钟，再取出纱布或者棉球，不可立即漱口或进食。

3. 保证营养　供给足够的热量及维生素，选用温凉流质、半流质食物，避免酸、粗、硬等刺激性食物。因口腔糜烂而影响进食者，可在进食前局部涂 2% 利多卡因；不能进食者，可静脉补充足够的液体和热能，防止脱水和酸中毒的发生。

4. 监测体温、协助治疗　体温超过 38.5℃时采用物理降温或遵医嘱使用退热剂，避免体温骤降而出现虚脱现象。遵医嘱应用维生素 B、C 等药物，改善营养状况，促进创面愈合。

5. 防止继发感染及交叉感染　护士为患儿进行护理前后要洗手，患儿的食具、玩具、毛巾等要及时消毒，鹅口疮患儿使用过的奶瓶、水瓶及奶头应放于 5% 碳酸氢钠溶液浸泡 30 分钟后洗净，再煮沸消毒。疱疹性口腔炎具有较强的传染性，注意与健康儿隔离，以防传染。

【健康教育】

向家长介绍常见口腔炎的相关知识及护理要点；培养小儿养成良好的卫生习惯，不吮指，多喝水；年长儿进食后漱口，避免因粗暴而擦伤口腔；示教小儿患口腔炎时饮水、饮食及局部涂药的护理方法；培养良好的饮食习惯，避免挑食、偏食；乳母内衣要及时更换，保证乳头清洁；强调患儿奶具清洁、消毒、隔离的重要性，食具专用，定期煮沸消毒或高压灭菌消毒。

同步训练

1. 鹅口疮的病原体为（　　）
   A. 葡萄球菌　　　　　　　　　B. 链球菌　　　　　　　　　C. 白色念珠菌
   D. 单纯疱疹病毒　　　　　　　E. 支原体

2. 为鹅口疮患儿清洁口腔时，应该用（　　）
   A. 3% 过氧化氢液　　　　　　　B. 2% 过氧化氢液　　　　　　C. 5% 过氧化氢液
   D. 2% 碳酸氢钠溶液　　　　　　E. 5% 碳酸氢钠溶液

3. 在口腔炎的护理中，因疼痛而影响进食者，在进食前可用_____涂抹局部。

4. 口腔炎的预防重点是_____、_____、_____。

5. 对口腔炎患儿应采取哪些护理措施？

6. 讨论题：男患儿，生后 20 天，因肺炎住院，遵医嘱应用抗生素治疗 10 余天，护士巡视病室时发现该患儿口腔有白色乳凝块样附着物，不易擦掉。请问：该患儿患了哪种口腔炎？应如何处理？其奶具应怎样清洁消毒？应给予家长怎样的指导？

第三节　小儿腹泻的护理

 案例

　　2个月女婴，5.2 kg，母乳喂养，未添加任何辅食，大便每日5～6次，黄色糊状便，无臭味。大便细菌培养阴性。同学们：你们考虑该患儿是什么病呢？你们一定听说过小儿腹泻吧？小儿腹泻是由多种病原菌、多种因素引起的以大便次数增多和性状改变为特点的一组临床综合征，严重者可伴有脱水、电解质紊乱、酸碱平衡失调，是小儿的"四病"防治之一。

知识要点

　　1. 小儿腹泻的病因与发病机制。
　　2. 小儿腹泻的症状与体征、治疗要点。
　　3. 小儿腹泻的护理诊断、护理要点与措施。

　　小儿腹泻是一组由多病原、多因素引起的大便次数增多和大便性状改变为特点的儿科常见病。多发于6个月至2岁的婴幼儿，一年四季都可发病，尤以夏、秋季最多，分为感染性和非感染性两种。本病是导致小儿营养不良、生长发育障碍的主要原因之一。

【病因与发病机制】

　　1. 易感因素　　婴幼儿的生长发育快，对营养物质的需求相对较多，加重了胃肠道的负担；再者，婴幼儿的消化系统发育不完善，胃酸及消化酶分泌少，消化酶的活性低，对食物量和质的变化耐受性低。而且婴幼儿体内血清免疫球蛋白、胃肠道SIgA含量低，胃内酸度较弱，对感染的防御能力差。新生儿出生后尚未建立正常的肠道菌群，或因使用广谱抗生素等导致肠道菌群失调。另外，人工喂养儿不能获得母乳中的SIgA等成分，而且食物和食具易被污染。

　　2. 感染因素　　①肠道内感染：主要由病毒、细菌引起，80%以上的婴幼儿腹泻是由病毒感染所致，其中轮状病毒感染最为常见，多在秋、冬季发生。其他还有埃可病毒、柯萨奇病毒、冠状病毒、腺病毒等。细菌感染最多见的是致病性大肠埃希菌，发生于夏季。②肠道外感染：多见于肺炎、中耳炎、上呼吸道感染等。此外，发热及病原体毒素作用可导致腹泻。

　　3. 非感染性因素　　①饮食因素：主要是喂养不当、摄入食物的量过多或食物的质发生改变，食物不能被充分消化和吸收而堆积，使未被消化的食物发生腐败、发酵而致消化功能紊乱。②过敏因素：如对牛奶及某些食物成分过敏或不耐受而引起腹泻。③气候因素：腹部受凉而使肠蠕动增加，或天气过热而使消化液分泌减少等，可诱发消化功能紊乱而引起腹泻。

【症状与体征】

腹泻根据病程可分为急性腹泻（病程在2周以内）、迁延性腹泻（病程在2周～2个月）和慢性腹泻（病程在2个月以上）。根据病情可分为轻型（无脱水及中毒症状）、中型（轻、中度脱水或有轻度中毒症状）及重型（重度脱水或有明显中毒症状）腹泻。

1. 急性腹泻

（1）轻型腹泻　多由饮食因素或肠道外感染引起，起病可急可缓，以胃肠道症状为主，主要表现为食欲不振，偶有呕吐、溢乳，大便次数增多，一般每天在10次以内，每次量不多，呈黄色或黄绿色，稀薄或带水，有酸臭味，可有奶瓣或混有少量黏液，大便镜检可见大量脂肪球。患儿精神尚好，无明显全身中毒症状，体温多正常，无明显脱水征及电解质紊乱。

（2）重型腹泻　多由于肠道内感染所致，急性起病，除有较重的胃肠道症状外，还有全身中毒症状及明显的脱水、电解质紊乱。

1）胃肠道症状　患儿表现为食欲低下，伴有呕吐，严重者可吐出咖啡渣样液体，每日大便可达10余次至数10次，每次量较多，呈蛋花汤或黄绿色水样便，可有少量黏液。大便镜检可见大量脂肪球及少量白细胞。

2）全身中毒症状　发热、烦躁、精神萎靡或嗜睡，甚至出现昏迷、惊厥等意识障碍症状。

3）水、电解质紊乱和酸碱平衡失调

①脱水：患儿有脱水症状，根据脱水的程度不同可分为轻、中、重度脱水（表9－1）。根据血钠丢失的多少将脱水的性质分为等渗、低渗、高渗性脱水（表9－2）。

表9－1　不同程度脱水的临床表现

程度	体重降低	精神状态	皮肤	前囟、眼窝	眼泪	尿量	休克症状
轻度	<5%	稍差	弹性尚可	稍凹陷	少	稍减少	无
中度	5%～10%	烦躁、萎靡	弹性差	明显凹陷	明显减少	明显减少	四肢稍凉
重度	>10%	昏睡或昏迷	弹性极差	深陷	无	无	休克症状

表9－2　不同性质脱水的临床表现

性质	血钠（mmol/L）	口渴	皮肤弹性	血压	神志
低渗性	<130	不明显	极差	明显下降	嗜睡/昏迷
等渗性	130～150	明显	稍差	下降	萎靡
高渗性	>150	极明显	尚可	正常/稍低	烦躁/惊厥

②代谢性酸中毒：由于碱性物质丢失及酸性物质产生过多所致，脱水程度越重，酸中毒的表现就越重（表9－3）。

表 9 - 3　代谢性酸中毒的分度及临床表现

程度	精神状态	呼吸改变	口唇颜色
轻度	正常	呼吸稍快	正常
中度	精神萎靡、烦躁不安	呼吸深大	樱红
重度	昏睡、昏迷	呼吸深快、节律不整、有烂苹果味	发绀

③低钾血症：血钾低于 3.5mmol/L，是由于腹泻、呕吐而丢失大量的钾，且进食少、摄入不足所致。低钾血症常在脱水、酸中毒得到纠正以及排尿后出现，表现为神经、肌肉兴奋性降低、肌肉软弱无力、腱反射减弱或消失；腹胀、肠鸣音减弱甚至肠麻痹；精神萎靡、反应低下；心音低钝、心律失常；心电图示 T 波低平、ST 段下降、出现 U 波。

④低钙和低镁血症：多在脱水和酸中毒纠正之后出现，表现为手足搐搦或惊厥。

2. 迁延性腹泻和慢性腹泻　迁延性腹泻和慢性腹泻多与营养不良、急性腹泻治疗不彻底或治疗不当有关。表现为腹泻迁延不愈，病情反复，大便次数和性质不稳定，严重时可出现水、电解质紊乱。

3. 生理性腹泻与常见急性感染性肠炎的临床特点

（1）生理性腹泻　多见于 6 个月以内的婴儿，外观虚胖，常伴有湿疹，出生后不久即腹泻。但是，除大便次数多外，小儿的食欲好、精神好，体重增长正常，添加辅食后恢复正常。

（2）轮状病毒肠炎　又称秋季腹泻，多发生在秋、冬季节，常见于 6~24 个月的婴幼儿，大于 4 岁者少见。起病急，常伴发热和上呼吸道感染症状，多先有呕吐，每日大便 10 次以上甚至数 10 次，量多，水样或蛋花汤，黄色或黄绿色，无腥臭味，常出现水及电解质紊乱。本病为自限性疾病，病程多为 3~8 天。

（3）各种侵袭性或真菌性肠炎　侵袭性大肠埃希菌使肠黏膜充血、水肿、炎性细胞浸润，引起渗出和溃疡等病变，出现黏液性血便。真菌性肠炎主要由白色念珠菌所致，由于患儿免疫力低下或长期用抗生素引起，表现为大便稀黄，泡沫多，带黏液，有时可见豆腐渣样细块。

另外，几种常见的不同原因所致腹泻的特点详见表 9 - 4。

表 9 - 4　不同病因所致腹泻的临床特点

腹泻类型	发病特点	全身症状	排便特点	大便检查
"生理性"腹泻	6 个月内的婴儿多见，不影响生长发育，不需特殊治疗	外观虚胖，常伴湿疹，食欲、精神好，体重增长正常	除大便次数增多外，无其他症状，添加辅食后，大便逐渐转为正常	正常
轮状病毒肠炎（秋季腹泻）	多发于秋、冬季，多见于 6~24 个月的婴幼儿	常伴有发热、上呼吸道感染症状，一般无明显中毒症状，常伴脱水、酸中毒	次数多，量多，水分多，黄色水样或蛋花样便，带少量黏液，无腥臭味	少量白细胞

腹泻类型	发病特点	全身症状	排便特点	大便检查
致病性和产毒性大肠埃希菌肠炎	夏季	可伴发热、脱水、电解质紊乱和酸中毒	腹泻频繁，蛋花汤样或水样，混有黏液	少量白细胞
侵袭性大肠埃希菌肠炎	夏季	常有恶心呕吐、里急后重及全身中毒症状，甚至休克	腹泻频繁，大便带脓血，有腥臭味	大量脓细胞、白细胞和红细胞

【辅助检查】

1. 血常规 白细胞总数及中性粒细胞增多，提示细菌感染；病毒感染者，白细胞总数及中性粒细胞正常或降低；寄生虫感染或过敏性病变者，嗜酸性粒细胞增多。

2. 大便检查 非侵袭性细菌感染镜检可见大量脂肪球；侵袭性细菌感染可见较多的红细胞、白细胞；大便内有菌孢子及假菌丝有助于真菌性肠炎的诊断。

3. 血液生化检查 血钠测定提示脱水性质。血钾浓度反映体内缺钾的程度。根据血气分析，了解体内酸碱平衡的程度和性质。重症患儿应同时测尿素氮，必要时查血钙和血镁。

【治疗要点】

小儿腹泻的治疗原则是调整饮食；纠正水、电解质紊乱和酸碱平衡失调；控制感染。

1. 调整饮食 强调继续进食，根据病情合理调整；满足营养供给，满足生理需要；注意减轻胃肠道负担，恢复消化功能；补充疾病消耗，缩短腹泻后的康复时间。

2. 纠正水、电解质和酸碱平衡失调 应用 ORS 液预防和纠正轻、中度脱水；中、重度脱水给予静脉补液；酸中毒者补充碱性溶液；纠正低钾及低钙、低镁（详见本章第四节）。

3. 控制感染 对于侵袭性细菌感染，应根据大便细菌培养和药敏试验结果选用敏感的抗生素；病毒性肠炎以饮食疗法和支持疗法为主。

4. 其他治疗 常用双歧杆菌、嗜酸乳杆菌等微生态制剂。应用蒙脱石分等肠黏膜保护剂，并做好退热、助消化等对症治疗。

【护理诊断】

1. 腹泻 与喂养不当、感染导致肠道功能紊乱有关。

2. 体液不足、营养失调 与腹泻、呕吐丢失过多和摄入量不足有关。

3. 体温过高 与肠道感染有关。

4. 有皮肤完整性受损的危险 与大便次数增多、刺激臀部皮肤有关。

5. 知识缺乏 与家长缺乏喂养知识及相关的护理知识有关。

【护理目标】

患儿的大便次数及性状逐渐恢复正常，体温逐渐恢复正常；患儿及时获得足够的液体，脱水、电解质紊乱、酸中毒得以纠正；患儿能保持皮肤的完整性，无臀红发生；家长能掌握小儿的喂养知识及腹泻的预防措施。

【护理要点与措施】

1. 调整饮食　轻型腹泻患儿可继续进食日常饮食，暂停添加辅食；严重呕吐者暂时禁食 4 ~ 6 小时（不禁水），待症状减轻后尽早恢复喂养。母乳喂养者继续哺喂母乳，暂停辅食；人工喂养者可停喂牛奶和辅食，4 ~ 6 小时后逐渐恢复进食，但要注意由少量逐渐增多、少量多餐，可用等量米汤、稀释牛乳或酸牛乳喂养；年长儿可给予半流食，如米粥或面条。病毒性肠炎患儿多有双糖酶缺乏，可暂停乳类，改为豆制代乳品或发酵乳。腹泻停止后继续给予营养丰富的饮食。对少数严重病例口服营养物质不能耐受者，应加强支持疗法，必要时全静脉营养。

2. 纠正水、电解质紊乱及酸碱平衡失调　轻、中度脱水而无严重呕吐者，口服ORS 液。累积损失量按轻度脱水 50 ~ 80ml/kg、中度脱水 80 ~ 100ml/kg 喂服，8 ~ 12 小时内将累积损失量补足。注意服用 ORS 液期间，应让患儿照常饮水，防止高钠血症的发生；如患儿眼睑出现水肿，应停止服用 ORS 液，改用白开水；新生儿或心肾功能不全、休克及明显腹胀者，不用 ORS 液口服；中度以上的脱水患儿及不能口服者，给予静脉补液（详见本章第四节）。

3. 维持体温正常，加强皮肤护理　体温过高应给予物理降温或遵医嘱给予药物降温，及时擦干汗液，多饮水，保持衣、被清洁干燥。做好口腔及皮肤护理。预防臀红的发生，每次便后用温水清洗臀部。局部皮肤发红处涂以 5% 的鞣酸软膏或 40% 氧化锌油，可按摩局部，以促进血液循环。有渗出或有溃疡者可增加暴露或采用烤灯，每次 20 ~ 30 分钟，促使创面干燥愈合，避免使用塑料布或橡皮布。注意会阴部的清洁，预防上行性尿路感染。

4. 协助治疗，控制感染　遵医嘱应用抗生素控制细菌感染，注意观察药物的副作用；用微生态制剂和肠黏膜保护剂，以恢复肠道正常菌群的生态平衡，提高肠黏膜屏障的防御功能。

5. 防止感染　采取床边隔离措施，患儿的食具、玩具、用物、排泄物等进行消毒处理，必要时煮沸或高压灭菌；护理患儿前后认真洗手，防止交叉感染。

6. 密切观察病情，监测生命体征　观察神志、体温、脉搏、呼吸、血压等；观察排便情况，记录大便的次数、颜色、气味、性状等；观察全身中毒症状、酸中毒、低钾血症等表现；注意脱水的程度、性质及末梢循环情况，并遵医嘱积极进行相应的处理。当脱水和酸中毒得到纠正后，患儿突然发生惊厥，应首先考虑可能出现了低钙血症，立即报告医生，及时处理。

【健康教育】

宣传母乳喂养的优点，指导合理喂养，避免在夏季断奶，逐步添加辅食；注意饮食卫生，注意奶具、玩具、便器应定时清洁、消毒；及时治疗营养不良、佝偻病等；加强体格锻炼，适当户外活动；注意气候变化，防止受凉或过热，夏天多喝水；避免长期滥用广谱抗生素；指导患儿家长配制和使用 ORS 液；指导家属及探视人员执行隔离制度，特别是洗手措施。

知识扩展

小儿肠套叠的特点

　　肠套叠是指一部分肠管及其肠系膜套入邻近的肠管中而形成的一种绞窄性肠梗阻，常见于 2 岁内的婴幼儿，4～10 个月多见。多发生在营养状况良好、身体较肥胖的小儿。全年可发病，以春季多见，此时期多发可能与上呼吸道炎症及病毒感染有关，男孩多发于女孩。肠套叠时，由于鞘层肠管的持续痉挛，挤压套入肠管，牵拉和压迫肠系膜，使静脉和淋巴回流受阻，套入部分肠管而致淤血、水肿，肠壁增厚，颜色变紫，并有血性渗液及腺体黏液分泌增加，进入肠腔内，产生典型的果酱样血便、腊肠样包块。由于肠系膜受牵拉，早期为反射性呕吐，呕吐物为乳汁、乳块或食物残渣，后期可含胆汁，晚期为梗阻性呕吐，可呕吐粪便样物。

　　本病为婴幼儿时期常见的急腹症，应及早诊断，立即处理。急性肠套叠虽然来势凶猛，但如果早期诊断，及时治疗，95% 以上的病儿可经空气灌肠复位法治愈。

同步训练

1. 小儿迁延性腹泻的病程是（　　　）
   A. 1～4 周　　　　　　　　　B. 2～4 周　　　　　　　　　C. 1～8 周
   D. 2～8 周　　　　　　　　　E. 3～12 周

2. 轮状病毒肠炎患儿的大便性状以下正确的是（　　　）
   A. 黏液便　　　　　　　　　B. 果酱样变　　　　　　　　C. 脓血便
   D. 柏油便　　　　　　　　　E. 蛋花汤样便

3. 当补液纠正脱水和酸中毒时，患儿突然发生惊厥，可能是（　　　）
   A. 低血钾　　　　　　　　　B. 低血钠　　　　　　　　　C. 低血钙
   D. 低血镁　　　　　　　　　E. 低血糖

4. 重型腹泻与轻型腹泻的主要区别是（　　　）
   A. 食欲低下　　　　　　　　B. 腹痛、腹胀　　　　　　　C. 有水、电解质紊乱
   D. 粪便水分很多　　　　　　E. 每日排便可达数十次

5. 预防腹泻患儿发生臀红，便后随时用温水清洗臀部，避免使用_____或_____。

6. 等渗性脱水，血清钠的浓度为_____；低渗性脱水，血清钠的浓度为_____；高渗性脱水，血清钠的浓度为_____。

7. 腹泻患儿的饮食如何调整？

8. 病例讨论：患儿 6 个月，腹泻 3 天，10～15 次/日，呈水样便，已 12 小时未排尿，体温

37.6℃，意识模糊，四肢发凉，皮肤弹性极差，前囟及眼窝凹陷明显，血清钠 138mmol/L。请问：该患儿是什么性质的脱水？补液中对该患儿的病情观察主要是什么？

第四节　小儿液体疗法

我们在学习小儿腹泻时强调，腹泻时为预防或纠正脱水必须补液。那么，如何为患腹泻的小儿进行补液就是这一节要学习的内容。液体疗法是通过补充液体保持人体生理平衡，纠正水、电解质、酸碱平衡失调的重要治疗手段。我们现在就来学习这些内容。

知识要点

1. 小儿液体疗法中常用溶液的配制。
2. 小儿液体疗法中的补液原则与方法。
3. 小儿静脉补液与口服补液的注意事项。

体液是人体的重要组成部分，保持其生理平衡是维持生命的重要条件。体液中水、电解质、酸碱度、渗透压等的动态平衡依赖于神经、内分泌、肺，特别是肾脏等系统的正常调节功能，由于小儿的生理特点，这些系统的功能极易受疾病和外界环境的影响而失调，因此，水、电解质和酸碱平衡紊乱在儿科临床中极为常见。

一、小儿液体的平衡与调节

1. 体液总量及分布特点　小儿的年龄越小，体液总量所占的比例越大，间质液所占的比例就越高（表 9 - 5）。婴幼儿水交换率比成人快 3 ~ 4 倍，故对水的耐受力差，因此容易发生脱水。

表 9 - 5　各年龄期体液的总量（占体重%）及分布

年龄	足月儿	1 岁	2 ~ 14 岁	成人
总量	78	70	65	55 ~ 60
细胞内液	35	40	60	40 ~ 45
细胞外液	43	30	25	15 ~ 20
血浆液	6	5	5	5
间质液	37	25	20	15 ~ 20

2. 体液的电解质成分　小儿体液的电解质成分与成人相似。新生儿生后数日因受奶量、环境温度、缺氧等多种因素的影响，血钾、氯和磷及乳酸偏高，血钠、钙和碳酸氢盐偏低。

3. 水代谢的特点　①小儿的年龄越小，生长发育越快，新陈代谢就越旺盛，每日水的需要量就越多。②小儿的年龄越小，消化液的分泌与再吸收越快，一旦出现消化功能障碍，如腹泻，就会导致水的再吸收障碍，引起水和电解质紊乱。③年龄越小，肾的调节能力越差，其浓缩和稀释功能、酸化尿液等能力均较低，比成人更易发生水和电解质紊乱。因此，婴儿补液时更应注意补液量和速度。

二、常用溶液的配制

1. 非电解质溶液 常用于5%和10%的葡萄糖溶液中，其中5%葡萄糖为等渗溶液，10%葡萄糖为高渗溶液。葡萄糖主要用于补充水和部分热量，输入体内后很快被氧化分解为水和二氧化碳，两者均不能维持渗透压，因此在输液时被视为无张溶液。

2. 电解质溶液 主要用于补充体液容量，调整体液渗透压，纠正酸碱、电解质平衡紊乱。

（1）0.9%氯化钠（生理盐水） 该液体含 Na^+ 和 Cl^- 各为 154mmol/L，与血浆离子渗透压相等，可以维持血浆渗透压，故为等渗液。其中 Na^+ 含量与血 Na^+ 相近，但是 Cl^- 的含量较血浆高出1/3（103mmol/L），当大量输入时可使血 Cl^- 升高而加重酸中毒的危险。

（2）复方氯化钠（林格氏液） 其作用与缺点和生理盐水基本相似，除含氯化钠外，尚含近似血浆浓度的 K^+ 与 Ca^{2+}。所以，大量输入液体时也不会发生低血钾、低血钙。

（3）碱性溶液 用碳酸氢钠溶液或乳酸钠溶液纠正酸中毒。①用5%的碳酸氢钠溶液（高张溶液）加入2.5倍5%或10%葡萄糖溶液（稀释至3.5倍）后即为1.4%的等张溶液，抢救时可直接静脉推注，但不宜多用，以免引起细胞外液的高渗状态。呼吸衰竭和 CO_2 潴留患儿慎用。②11.2%的乳酸钠溶液（高张溶液）稀释至6倍后即为1.87%的等张溶液。临床多用碳酸氢钠，少用乳酸钠。因为乳酸钠需要在有氧条件下，经肝代谢转为 HCO_3^- 后才具有纠正酸中毒的作用，起效慢，当肝功不全、新生儿、缺氧、休克及乳酸潴留性酸中毒时不宜使用。

温馨提示：请同学们注意，用1份5%的碳酸氢钠溶液 + 2.5份5%或10%葡萄糖溶液 = 3.5份1.4%的等张碳酸氢钠溶液，为稀释至3.5倍。用1份11.2%的乳酸钠溶液 + 5份5%或10%葡萄糖溶液 = 6份1.87%的等张乳酸钠溶液，为稀释至6倍。

（4）氯化钾溶液 用10%或15%的氯化钾溶液纠正低钾血症。应当见尿补钾，并首选口服，在有尿或者来院前6小时内有尿就要及时补钾。不能口服者，可静脉滴注，但禁止静脉推注。静脉滴注时必须稀释为0.2%～0.3%的浓度，滴速要慢，每日补钾时间不应少于8小时，一般持续补钾4～6小时，以免引起心肌抑制、心跳骤停。

请问：如果为患儿补钾，现有200ml液体，最多能加入10%氯化钾溶液多少毫升？

3. 混合溶液 临床常将各种不同渗透压的溶液按不同比例配成混合溶液进行补液，以避免或减少各自的缺点，满足为不同病情的腹泻患儿治疗的需要（表9-6）。

表9-6 几种常用混合溶液的配制

混合溶液	0.9% 氯化钠	5%~10% 葡萄糖	1.4%碳酸氢钠/ 1.87%乳酸钠	张力	应用
1:1	1	1	—	1/2	轻、中度等渗性脱水
2:1	2	—	1	等张	低渗或重度脱水，常用于扩容
2:3:1	2	3	1	1/2	中度、等渗性脱水
4:3:2	4	3	2	2/3	中度、低渗性脱水
1:2	1	2	—	1/3	高渗性脱水
1:4	1	4	—	1/5	生理需要

4. 口服补液盐（ORS） ①世界卫生组织（WHO）推荐的传统配方：氯化钠3.5g，碳酸氢钠2.5g，氯化钾1.5g，葡萄糖20g，加温开水至1000ml。此口服液为2/3张溶液，总渗透压310mmol/L，用于治疗轻、中度脱水而无明显呕吐者。②2006年WHO推荐的低渗配方：氯化钠2.6g，枸橼酸钠2.9g，氯化钾1.5g，葡萄糖13.5g，加水至1000ml，总渗透压为245mmol/L。此配方更为安全，其张力为1/2张。

三、补液原则与方法

液体疗法的目的是纠正水、电解质和酸碱平衡紊乱，以恢复机体的正常生理功能。补液方案应根据患儿的脱水情况、必要的实验室检查结果、综合分析水和电解质紊乱的程度和性质而定。主要根据"三定"（定量、定性、定速）、"三先"（先快后慢、先浓后淡、先盐后糖）及"三补"（见尿补钾、惊跳补钙、见酸补碱）的原则进行补充。首先确定补液总量（定量）、补液种类（定性）和补液速度（定速）。入院第一天补液总量包括三个方面：累积损失量、继续损失量和生理需要量。

1. 补充累积损失量 指补充发病后至补液时所损失的水和电解质量。①补液量（定量）：根据脱水严重程度而定。原则上轻度脱水补30~50ml/kg，中度脱水补50~100ml/kg，重度脱水补100~120ml/kg。先给2/3量，学龄前期及学龄期应酌减1/4~1/3。②补液种类（定性）：根据脱水性质而定。一般低渗性脱水补给2/3张含钠液，等渗性脱水补给1/2~2/3张含钠液，高渗性脱水补给1/5~1/3张含钠液。若临床判断脱水性质有困难，可先按等渗性脱水处理。同时应测定血钠、血钾、氯含量，以确定脱水性质。③补液速度（定速）：累积损失量应在8~12小时内补足，滴速为每小时8~10ml/kg，原则上先快后慢。重度低渗脱水或有循环衰竭者，应先快速扩容，一般用2:1等张含钠液20ml/kg，于30~60分钟内静脉推注或快速滴入，总量不超过300ml。高渗性脱水时输液速度宜稍慢。

2. 补充继续损失量和生理需要量 继续损失量指补液开始后，因呕吐、腹泻等继续损失的液体量。一般用1/3~1/2张含钠液。供给小儿基础代谢每日生理需水量约为60~80ml/kg，这部分液体应尽量口服补充，口服有困难者，给予生理维持液（1/5~1/4张含钠液+0.15%氯化钾）。继续损失量+生理需要量要在补充累积损失量完成后的12~16

小时均匀滴入。滴速约每小时 5ml/kg。

在临床补液中，常将以上三部分补液量综合考虑，合计为：轻度脱水 90~120ml/kg，中度为 120~150ml/kg，重度为 150~180ml/kg，可随时根据疗效进行调整。第二天及以后的补液，主要补充继续损失量及生理需要量，继续补钾和供给能量。

四、静脉补液的护理与注意事项

1. 补液前的准备阶段 补液前应全面了解患儿的病情，熟悉常用的溶液种类，向患儿家长解释补液的目的，以取得合作，对患儿应做好鼓励和解释工作，以消除恐惧心理。

2. 输液过程中的注意事项 严格掌握输液速度，观察输液反应、效果及并发症。输液速度过快易发生心力衰竭及肺水肿，速度过慢则脱水不能及时纠正。如患儿出现脉率、呼吸加快、烦躁不安，提示发生了心力衰竭和肺水肿。如患儿出现乏力、腹胀、肠鸣音减弱、腱反射消失及心音低钝等，应考虑出现低钾血症。牢记补钾的原则：见尿补钾；静脉补钾浓度不得超过 0.3%；滴速要慢，严禁静脉推注，以免引起心搏骤停；静脉补钾一般持续 4~6 小时，能口服时改为口服补钾。准确记录第一次排尿时间、24 小时出入量，根据患儿的基本情况，调整液体入量及速度。

3. 密切观察病情，预防并发症

（1）密切观察患儿的前囟、皮肤弹性、眼窝及尿量情况，若补液合理，一般补液后 3~4 小时血容量恢复，开始排尿。24 小时内皮肤弹性恢复，眼窝凹陷消失，说明脱水已经纠正。若补液后眼睑水肿，提示输入钠盐过多。补液后尿多而脱水未能纠正，提示葡萄糖液输入过多。

（2）观察患儿的面色及呼吸有无改变，小婴儿有无精神萎靡，是否出现了低钙血症。如患儿出现惊厥、手足抽搐等症状，应首先考虑低钙，遵医嘱立即补充 10% 葡萄糖酸钙；若补钙后仍有抽搐发生，或患儿表现出躁不安、震颤、惊跳等，提示低镁，遵医嘱补充 25% 硫酸镁。

同步训练

1. 患儿因脱水而输液，累积损失量应于多少小时内补完（   ）
  A. 0.5~1 小时 　　　　　 B. 4~6 小时 　　　　　 C. 6~8 小时
  D. 8~10 小时 　　　　　 E. 10~12 小时
2. 传统口服补液盐的张力为（   ）；2006 年 WHO 推荐的低渗配方补液盐的张力为（   ）
  A. 1/2 张；2/3 张 　　　　 B. 1/4 张；1/2 张 　　　　 C. 1/3 张；1/2 张
  D. 2/3 张；1/2 张 　　　　 E. 2/3 张；1/3 张
3. 2:1 等渗液的成分为（   ）
  A. 2 份 1.87% 乳酸钠:1 份生理盐水
  B. 2 份生理盐水:1 份 10% 葡萄糖液
  C. 2 份生理盐水:1 份 1.4% 碳酸氢钠
  D. 2 份 10% 葡萄糖液:1 份生理盐水

E. 2 份 10% 葡萄糖液:1 份 1.4% 碳酸氢钠

4. 一般情况下，低渗性脱水补_____张含钠液，等渗性脱水补_____张含钠液，高渗性脱水补_____张含钠液。

5. 静脉补液原则的"三定"是_____；"三先"是_____；"三补"是_____。

6. 入院第一天补液总量包括三个方面：_____、_____和_____。

7. 为腹泻患儿静脉补液时，应该注意哪些护理问题？

8. 病例讨论：患儿，10 个月，人工喂养。因腹泻、呕吐 2 天，少尿半天，血钠浓度 135mmol/L，医生诊断为婴儿腹泻伴脱水。查体：枕秃，前囟明显凹陷，精神萎靡，呼吸深快，口唇樱红。请判定该患儿脱水的程度和性质；并根据其脱水的程度和性质为该患儿制定一套补液方案。

第十章 呼吸系统疾病患儿的护理

呼吸系统疾病是小儿中最常见的，占住院患儿的1/4，占门诊患儿的60%～70%，流行季节可高达90%。这一章我们就来学习呼吸系统的常见疾病。同学们需要掌握的是急性上呼吸道感染、急性感染性喉炎、小儿支气管肺炎的主要症状与体征及治疗要点与护理措施。对于患有呼吸系统疾病的患儿应该如何给予良好的护理，首先让我们来复习有关的基础知识。

第一节 小儿呼吸系统解剖、生理特点

知识要点

1. 小儿呼吸系统的解剖、生理特点。
2. 小儿呼吸系统的免疫特点。

一、解剖特点

呼吸系统以环状软骨下缘为界，分为上、下呼吸道两个部分。上呼吸道包括鼻、咽、喉；下呼吸道指气管、支气管和肺。

1. 鼻 鼻和鼻腔相对狭窄，缺少鼻毛，鼻黏膜柔嫩，富于血管组织，故易受感染。感染时鼻黏膜充血肿胀，使鼻腔更加狭窄，甚至堵塞，引起呼吸困难及吮吸困难。鼻泪管较短，在上呼吸道感染时易侵犯眼结膜，引起结膜炎症。婴幼儿的鼻窦发育未成熟，可患鼻窦炎。

2. 咽 小儿的咽部相对狭小及垂直，咽鼓管宽、短、直，呈水平位，一旦感染易引发中耳炎。1岁后扁桃体发育增快，4～10岁达高峰，14～15岁逐渐退化，故扁桃体炎多见于年长儿，婴幼儿少见。而1岁内咽后壁间隙组织疏松，有淋巴滤泡，故婴儿期易发生咽后壁脓肿。

3. 喉 小儿喉腔狭窄，呈漏斗形，软骨柔软，声带及黏膜柔嫩，富于血管及淋巴组织，易发生炎性肿胀，由于喉腔及声门都狭小，患喉炎时易发生梗阻而致吸气性呼吸困难。

4. 气管和支气管 气管和支气管管腔相对狭小，毛细支气管平滑肌发育不完善，

黏膜柔嫩，血管丰富，纤毛运动差，黏液腺发育不良、分泌黏液不足而使气道干燥。因此，容易发生感染，而且一旦感染即易引起充血、水肿而阻塞呼吸道。婴幼儿气管的位置较成人高，右侧支气管粗、短、直，故一旦吸入异物则多进入右侧支气管。

5. 肺　婴幼儿的肺组织发育尚未完善，弹力组织发育较差，肺泡数量少，气体交换面积不足，但间质发育良好，血管组织丰富，毛细血管与淋巴组织的间隙较成人宽，因此含气量少而含血量多，故易发生肺部感染，感染时易引起间质性炎症，缺氧症状明显。肺门淋巴结与肺部其他部位的淋巴结相互联系，当肺部发生各种炎症时，肺门淋巴结易引起炎症反应。

6. 胸廓　婴幼儿的胸廓较短小，呈圆桶状。肋骨处于水平位，膈肌位置较高，呼吸肌不发达，主要靠膈肌呼吸，易受腹胀等因素影响，胸腔小而肺相对较大，呼吸时肺不能充分扩张，使肺通气、换气受限，感染时易发生缺氧和二氧化碳潴留。小儿纵隔相对较成人大，周围组织松软，富于弹性，当胸腔大量积液、积气时，易引起纵隔器官的移位。

二、生理特点

1. 呼吸频率和节律　小儿代谢旺盛，需氧量高，为满足机体代谢和生长需要，通过增加呼吸频率来代偿。因此，小儿年龄越小，呼吸频率越快。婴幼儿因呼吸中枢发育不完善，呼吸运动调节功能较差，易出现呼吸节律不齐、间歇呼吸及呼吸暂停等，特别是早产儿、新生儿更为明显。不同年龄小儿的呼吸频率与脉搏频率及其之比见表10-1。

表10-1　不同年龄小儿呼吸与心率频率及呼吸与心率之比一览表

年龄	新生儿	1个月~1岁	2~3岁	4~7岁	8~14岁
呼吸（次/分）	40~45	30~40	25~30	20~25	18~20
心率（次/分）	120~140	110~130	100~120	80~100	70~90
呼吸:脉搏	1:3	1:3~1:4	1:3~1:4	1:4	1:4

2. 呼吸类型　婴幼儿的胸廓活动范围受限，呼吸辅助肌发育不全，故呼吸时肺向横膈方向移动，呈腹式呼吸。随年龄的增长及站立，肋骨由水平位逐渐成斜位，呼吸肌也逐渐发达，胸廓前后径和横径增大，膈肌和腹腔器官下降，逐渐转为胸腹式呼吸。

3. 呼吸功能的特点　小儿的肺活量、潮气量、每分钟通气量及其体弥散量均较成人小，而气道阻力较成人大，呼吸功能的储备比较低，当呼吸系统发生病变时，已发生呼吸衰竭。

三、免疫特点

小儿的机体免疫功能尚未健全，气管纤毛运动差，黏液腺分泌不足，咳嗽反射弱，呼吸道平滑肌收缩功能差，不能有效地阻止并清除尘埃及异物颗；而且呼吸道黏膜分泌型 IgA 水平较低；同时，其他免疫球蛋白如（IgG、IgM）在生后 5~6 个月逐渐消失；此外，乳铁蛋白、溶菌酶、干扰素、补体等数量不足，肺泡巨噬细胞功能不足，因此，婴幼儿期易患感染。

同步训练

1. 婴幼儿上呼吸道感染易发生中耳炎的原因是（　　）
   A. 耳咽管短、宽，呈水平位　　　　B. 缺少分泌型 IgA　　　　C. 鼻道狭窄
   D. 鼻窦发育差　　　　　　　　　　E. 扁桃体炎症扩散
2. 婴幼儿易患呼吸道感染的免疫特点是（　　）
   A. 血清中 IgA 缺乏　　　　　　　B. 分泌型 IgA 缺乏　　　　C. 血清中 IgG 缺乏
   D. 血清中 IgM 缺乏　　　　　　　E. 细胞免疫功能低下
3. 婴幼儿_____、_____、_____，黏膜柔嫩，血管丰富，易发生炎症肿胀，故喉炎时易发生梗阻而窒息。
4. 从解剖、生理特点阐述小儿为什么易患呼吸系统感染？
5. 小儿患咽炎时为什么容易并发中耳炎？

第二节　急性上呼吸道感染患儿的护理

同学们：我们学习了小儿呼吸系统的解剖生理特点，了解了小儿为什么容易患上呼吸道感染。那么，你们知道上呼吸道感染主要有哪些特殊的临床表现吗？小儿上呼吸道感染和成人上呼吸道感染有何不同？该如何护理并指导家长积极预防？让我们一起来学习吧。

知识要点

1. 小儿急性上呼吸道感染的病因、症状与体征。
2. 小儿急性上呼吸道感染的治疗要点及预防。
3. 小儿急性上呼吸道感染的护理要点与措施。

急性上呼吸道感染，简称"上感"，主要指鼻、鼻咽和咽部的急性感染，是小儿最常见的呼吸系统疾病，尤其是婴幼儿。一年四季均可病，以冬、春季及气候骤变时多见。婴幼儿时期，由于上呼吸道的解剖生理和免疫特点而更易患呼吸道感染，若患有维生素 D 缺乏性佝偻病、营养不良、贫血等疾病，或环境及护理不当，往往容易诱发本病。

【病因与发病机制】

各种病原均可引起上呼吸道感染，但是 90% 以上是由病毒感染引起，如呼吸道合胞病毒、流感病毒、副流感病毒、腺病毒、鼻病毒、柯萨奇病、埃可病毒、冠状病毒等。病原体亦可为细菌或病毒感染后继发细菌感染，最常见的为溶血性链球菌，其次为肺炎链球菌、流感嗜血杆菌等，近年来肺炎支原体的感染亦不少见。

婴幼儿由于上呼吸道的解剖生理和免疫特点易患上呼吸道感染。患有维生素 D 缺乏

性佝偻病、先天性心脏病、营养不良、贫血、免疫缺陷等疾病的患儿容易发生上呼吸道感染。小儿受凉、劳累、过度紧张或者接触"上感"患者后易成为"上感"的诱发因素。此外，居住拥挤、通风不良、阳光不足、被动吸烟、空气严重污染等均容易诱发上呼吸道感染。

【症状与体征】

1. 年长儿的表现 以呼吸道局部症状为主，如鼻塞、流涕、打喷嚏、咽痒、咽痛、轻微咳嗽、声音嘶哑等，伴有轻微发热、周身不适、乏力。重者畏寒、高热、头痛、食欲减退等。

2. 婴幼儿的表现 局部症状不明显，一般起病急，全身症状重，发热，体温可达39℃~40℃，伴烦躁，拒乳，哭闹不安，甚至高热惊厥。

3. 胃肠道症状 部分患儿可表现为呕吐、腹泻、腹痛、食欲低下等。

4. 体检 可见咽部充血，扁桃体肿大，颌下淋巴结肿大、触痛。部分患儿可由于肠道病毒感染而出现不同形态皮疹。肺部体征阴性。

5. 两种特殊类型"上感"

（1）*疱疹性咽峡炎* 由柯萨奇 A 组病毒引起，夏、秋季多见。起病急，持续高热，咽痛，咽部充血，伴流涎、拒食；咽腭弓、悬雍垂、软腭等处有灰白色疱疹，周围有红晕，疱疹破溃后形成小溃疡。病程约 1 周。

（2）*咽－结合膜热* 由腺病毒引起，春、夏季多见。高热、咽痛、咽部充血；眼部刺痛、眼结膜充血、畏光；伴有拒食；颈部及耳后淋巴结肿大。病程为 1~2 周。

【并发症】

上呼吸道感染可并发中耳炎、鼻窦炎、结膜炎、咽后壁脓肿、颈淋巴结炎、喉炎、支气管炎、肺炎等。年长儿若是由溶血性链球菌引起的"上感"，则可引起急性肾小球肾炎、风湿热等。

【辅助检查】

病毒感染时白细胞计数偏低或正常，淋巴细胞数相对较高；细菌感染时白细胞计数或中性粒细胞增高；病毒分离和血清学检查可明确病原体。

【治疗要点】

病毒性上呼吸道感染为自限性疾病，无需特殊治疗，以支持疗法、对症治疗、预防并发症为主，多饮水，补充维生素 C。有细菌感染者可用敏感抗生素，如青霉素、头孢菌类、大环内酯类等。如确定为链球菌感染或既往有肾炎或风湿热病史者，要用青霉素10~14 天。

【护理诊断】

1. 体温过高 与上呼吸道感染有关。

2. 潜在并发症 高热惊厥。

3. 口腔黏膜改变 与鼻塞、发热致口腔黏膜干燥或损伤等有关。

【护理目标】

患儿体温恢复正常；不发生惊厥及各种并发症，或发生时能被及时发现并处理；口腔保持清洁、湿润，不发生口腔感染及黏膜损伤。

【护理要点与措施】

1. 做好降温护理，保证空气清新，温湿度适宜

（1）密切监测体温变化，体温超过38.5℃时可采取降温措施（详见第四章第二节中发热患儿的护理），或遵医嘱应用小剂量退热剂；小婴儿尽量不使用退热剂；出汗后避免着凉。

（2）保证充足的营养和水分，鼓励患儿多喝水，给予清淡、易消化、高营养的流食或半流食，少食多餐，必要时静脉补充营养和水分。出汗后及时更换衣被，保持口腔及皮肤清洁。

（3）要注意通风换气，保持室内空气新鲜，一般病室温度为20℃～22℃，湿度为55%～60%。

2. 保证呼吸道通畅　及时清除鼻腔及咽喉部的分泌物，防止分泌物阻塞呼吸道；注意观察咽部充血、水肿等情况，必要时可给予润喉含片或雾化吸入。

3. 密切观察病情，预防高热惊厥　保持安静，警惕高热惊厥的发生，对以往有高热惊厥史的患儿更要严密观察，发现患儿有兴奋、烦躁、惊跳等症状时立即报告医生并及时处理。护理患儿时应经常检查口腔黏膜及皮肤有无皮疹，注意咳嗽的性质及神经系统症状等，以便能早期发现麻疹、猩红热、百日咳及流行性脑脊髓膜炎等急性传染病。

【健康教育】

指导家长掌握上呼吸道感染的预防知识；在集体儿童机构中，应早期隔离患儿，如有流行趋势，可用食醋蒸熏法消毒居室；对反复发生上呼吸道感染的患儿，应注意加强体育锻炼，多进行户外活动，增强自身抵抗力；衣服要根据气候变化适当增减，并逐渐适应气温的变化，避免过热或过冷；积极防治各种慢性病，如佝偻病、营养不良、先天性心脏病等。

同步训练

1. 急性上呼吸道感染时，年长儿多表现为（　　）

　　A. 呼吸道局部症状　　　　　　B. 皮肤出疹　　　　　　C. 其他器官并发症

　　D. 惊厥　　　　　　　　　　　E. 全身表现

2. 急性上呼吸道感染时，婴幼儿的主要表现为（　　）

　　A. 呼吸道局部症状　　　　　　B. 皮肤出疹　　　　　　C. 鼻塞、流涕

　　D. 咽痒、咽痛　　　　　　　　E. 全身症状重

3. 婴幼儿患急性上呼吸道感染时，体温过高者常出现（　　）

　　A. 呼吸道症状　　　　　　　　B. 皮肤出疹　　　　　　C. 食欲低下

　　D. 惊厥　　　　　　　　　　　E. 拒乳或纳差

4. 上呼吸道感染是小儿时期常见的呼吸系统疾病，有两种特殊类型的上呼吸道感染，分别是_____和_____。

5. 急性上呼吸道感染简称"上感"，是小儿最常见的呼吸道疾病，"上感"主要指_____、_____、_____部的急性感染。90%是_____感染所致。

6. 年幼儿和年长儿在患上呼吸道感染时各有什么表现？

7. 如何指导家长预防小儿上呼吸道感染？

第三节　急性感染性喉炎患儿的护理

两岁宝宝，由于发热、犬吠样咳嗽、声音嘶哑、烦躁不安而入院。查体：体温 38.3℃，安静时有吸气性喉鸣和三凹征，双肺可闻及支气管呼吸音，心率加快。显然，宝宝是喉部出了问题，他是患了急性感染性喉炎。该病起病急，病情进展快，易并发喉梗阻而引起窒息，处理不当可危及生命。我们应该对这个小宝宝如何护理呢？

知识要点

1. 急性感染性喉炎的症状与体征。
2. 喉梗阻的分度及临床表现与体征、治疗要点。
3. 急性感染性喉炎的护理诊断、护理要点与措施。

急性感染性喉炎是指喉部黏膜急性弥漫性炎症。以犬吠样咳嗽、声嘶、喉鸣、吸气性呼吸困难为临床特征。冬、春季多发，多见于婴幼儿。

【病因与发病机制】

因病毒或细菌感染引起，常继发于上呼吸道感染，也可继发于某些急性传染病，如流行性感冒、麻疹、百日咳等。由于小儿喉部的解剖生理特点，加之小儿喉部神经较敏感，在受到刺激后容易引起痉挛，导致喉腔狭窄；炎症时常引起充血、水肿而出现不同程度的喉梗阻。病变主要发生于声门下腔，声门下腔黏膜水肿，重者黏膜下可发生蜂窝组织炎、化脓或坏死，黏膜因溃疡可大面积缺损。炎症继续发展可致气管及呼吸道其他部位的感染。

【症状与体征】

起病急，症状重，可有发热、犬吠样咳嗽、声嘶、吸气性呼吸困难、吸气性喉鸣和三凹征；严重时可出现紫绀，烦躁不安，面色苍白，心率加快，咽部充血。一般白天症状轻，夜间症状重，入睡后因喉部肌肉松弛、分泌物阻塞而导致症状加重。喉梗阻若不及时抢救，可因吸气困难而窒息致死。按吸气性呼吸困难的轻重，可将喉梗阻分为四度（表10-2）。

表 10 – 2 喉梗阻的分度

分度	临床表现	体征
Ⅰ度	仅于活动后出现吸气性喉鸣和呼吸困难	呼吸音及心率无改变
Ⅱ度	安静时有喉鸣和吸气性呼吸困难	可闻喉传导音及支气管呼吸音，心率稍快
Ⅲ度	喉鸣，吸气性呼吸困难，烦躁不安，口唇、指（趾）端发绀，双眼圆睁，惊恐万状，出汗，面色苍白	呼吸音明显减弱，心音低钝，心率很快
Ⅳ度	严重呼吸困难，渐显衰竭，昏睡，甚至濒死状态，由于无力呼吸，三凹征可不明显，面色苍白发灰	呼吸音几乎消失，仅有气管传导音，心音微弱、低钝，心律不齐，血压下降

【辅助检查】

1. 直接喉镜 可见喉部黏膜弥漫性充血、肿胀，声带呈淡红色或鲜红色，声带水肿。游离缘变钝，发声时，两侧声带不能紧闭。

2. 间接喉镜（用于小儿不合作，不能行间接喉镜检查者） 可见喉黏膜充血、肿胀，尤以声门下区为重，致使声门下区变窄。黏膜表面附有黏稠性分泌物。

【治疗要点】

治疗原则是保持呼吸道通畅，控制感染，对症处理。使用肾上腺皮质激素，如口服泼尼松或静点地塞米松、氢化可的松等，必要时行气管切开术。可用抗生素加糖皮质激素或加入少许肾上腺素、1%麻黄素进行超生雾化吸入，以减轻喉头水肿，缓解喉梗阻。可静脉给予足量的抗生素控制感染，常用青霉素、氨基糖苷类、头孢菌素类。同时采取对症治疗，缺氧者予以吸氧，烦躁不安者可用镇静剂，但不宜使用氯丙嗪。掌握气管切开术的时机。经上述处理仍有严重缺氧或有Ⅲ度以上喉梗阻者，应行气管切开术。

【护理诊断】

1. 低效性呼吸型态 与喉头水肿有关。

2. 有窒息的危险 与喉头水肿致喉梗阻有关。

3. 焦虑（家长） 与呼吸困难不能缓解有关。

【护理目标】

消除喉头水肿，保证呼吸畅通，不出现窒息，或出现时能被及时发现并处理，家长情绪稳定。

【护理要点与措施】

1. 保持室内空气清新，温、湿度适宜；注意休息，减少活动，避免哭闹，集中护理。

2. 密切观察呼吸情况，及时清除呼吸道分泌物，保持气道通畅。可用抗生素加糖皮质激素雾化吸入，稀释呼吸道分泌物，促进黏膜水肿消退；必要时遵医嘱给予镇静剂，但是，不宜用氯丙嗪及吗啡。缺氧者予以吸氧，痰多者可止咳祛痰，必要时行直接喉镜吸痰。

3. 耐心细致地喂养，避免患儿进食时发生呛咳。密切观察患儿的呼吸、心率、精神状态、呼吸困难的程度，随时做好气管切开的准备，出现窒息时立即处理。

温馨提示：急性感染性喉炎患儿因呼吸困难、缺氧，多烦躁不安，可用镇静剂，如异丙嗪口服或注射，除有镇静作用外，还可减轻喉头水肿及喉痉挛。但氯丙嗪和吗啡有抑制呼吸中枢的作用，影响观察呼吸困难的程度，故急性感染性喉炎患儿不宜用氯丙嗪和吗啡。

【健康教育】

及时向家长解释病情的发展和可能采取的治疗方案，指导家长正确护理患儿，如注意气候变化，及时增减衣服，避免着凉或受热。按时进行预防接种，注意预防呼吸道传染病。保持口腔卫生，养成晨起、饭后、睡前刷牙漱口的习惯。适当多吃梨、生萝卜、话梅等水果、干果，以增强咽喉的保养作用。感冒流行期间，尽量减少外出。

同步训练

1. 不属于小儿急性感染性喉炎的症状是（　　　）

    A. 声嘶   B. 喉鸣   C. 三凹征

    D. 犬吠样咳嗽   E. 呼气性呼吸困难

2. 急性喉炎的症状与体征除外（　　　）

    A. 犬吠样咳嗽   B. 发热   C. 咽喉刺痛

    D. 吸气性喉鸣   E. 嗓音沙哑

3. 关于急性喉炎的治疗原则，错误的是（　　　）

    A. 吸氧，雾化吸入，消除黏膜水肿

    B. 控制感染

    C. 给予肾上腺皮质激素

    D. 吗啡肌注

    E. 有严重缺氧者及时行气管切开术

4. 急性感染性喉炎以_____、_____、_____及吸气性呼吸困难为临床特征。

5. 简述喉梗阻的分度及临床表现与体征。

6. 讨论题：1岁患儿，突发声音嘶哑，犬吠样咳嗽，吸气性喉鸣和三凹征，烦躁，口周发绀。查体：体温38.5℃，吸气性呼吸困难。该患儿最有可能的临床诊断是什么？如何护理？

第四节　小儿急性支气管炎的护理

这一节的内容是有关小儿急性支气管炎的知识。请看病例：宝宝5个月，因发热、咳嗽，伴喘息1天入院。体检：体温39.1℃，心率142次/分，两肺有不固定中粗湿啰音。经医生诊断为小儿支气管炎。请同学们注意该病与"上感"的相似之处与不同点。

知识要点

1. 急性支气管炎的病因、症状与体征。
2. 急性支气管炎的治疗要点与护理措施。

急性支气管炎是婴幼儿时期的常见病和多发病，是由各种致病原引起的支气管黏膜炎症，常并发或继发于上、下呼吸道感染，常为麻疹、百日咳等急性传染病的一种临床表现。发生支气管炎时，气管大多同时发炎。如果涉及毛细支气管，其症状可与肺炎相似。

【病因与发病机制】

本病的病原是病毒、细菌、支原体，或病毒、细菌合并感染。病毒感染中，以流感病毒、副流感病毒、腺病毒、呼吸道合胞病毒多见。凡可引起上呼吸道感染的病毒都可成为支气管炎的病原体，在病毒感染的基础上，致病性细菌可引起继发感染。较常见的细菌是肺炎球菌、A组β溶血性链球菌、葡萄球菌及流感嗜血杆菌等。营养不良、佝偻病、先天性心脏病、免疫力低下、特异性体质等均可诱发本病。上呼吸道感染后，病变向下发展，引起支气管黏膜发生炎性改变。

【症状与体征】

起病可急可缓，大多先有"上感"症状，主要表现为发热和咳嗽。呼吸稍快，开始时肺部呼吸音粗糙，以后出现不固定的干、湿性啰音，主要分布在下胸部，啰音的特点是易变，常在体位改变或咳嗽后减少甚至消失。患儿体温高低不一、症状轻重不一，重者体温可达39℃，持续1~4天不等，出现发作性呼吸困难、喘憋，甚至出现面色苍白、口唇发绀、三凹征。婴幼儿全身症状较明显，可有呕吐、腹泻等消化系统症状；年长儿症状较轻，可有头痛、胸痛、咳嗽等，一般7~10天缓解。

喘息性支气管炎：婴幼儿伴有喘息的支气管炎是一种特殊类型的支气管炎，又称哮喘性支气管炎，患儿除有上述临床表现外，其主要特点为：多见于1~3岁婴幼儿、有湿疹或其他过敏史的婴幼儿；有类似哮喘的表现，如呼气性哮鸣、少量粗湿啰音；有反复发作的倾向，一般发作与感染有关；预后大多较好，一般3~4岁发作渐少，多数患儿于学龄期痊愈，少数患儿可发展为支气管哮喘。

【并发症】

身体健壮的小儿很少见并发症，但营养不良、免疫功能低下、先天性呼吸道畸形、佝偻病等易并发支气管肺炎、支气管扩张、肺气肿、肺心病、中耳炎、喉炎及副鼻窦炎等。

【辅助检查】

病毒感染时周围血白细胞总数正常或偏低；由细菌引起或合并细菌感染时白细胞总数升高、中性粒细胞增多。胸部X线检查可正常或肺纹理增粗。

【治疗要点】

控制感染，对症治疗；细菌感染时可应用抗生素，如青霉素类、大环内酯类等；应用祛痰、止咳、平喘类药物，如复方甘草合剂、止咳糖浆等；一般不用镇咳药或者镇静剂。咳嗽重而痰液黏稠者给予雾化吸入，喘息严重者可加用泼尼松。

【护理诊断】

1. 体温过高　与细菌感染或病毒感染有关。

2. 清理呼吸道无效　与痰液黏稠、不易咳出有关。

3. 潜在并发症　高热惊厥。

【护理目标】

保持体温正常、呼吸道畅通；不发生惊厥及并发症，或发生时能被及时发现并处理。

【护理要点与措施】

1. 保证环境舒适，做好一般护理　保持室内空气新鲜，室温20℃～22℃，湿度55%～60%，适宜的温湿度可以减少对支气管黏膜的刺激，便于排痰。保持口腔及皮肤清洁。

2. 保持呼吸道畅通　及时清除鼻腔及咽喉部的分泌物，防止分泌物阻塞呼吸道。抬高患儿的床头，保持体位舒适，经常更换患儿的体位，拍击背部，指导并鼓励患儿有效咳嗽，使呼吸道分泌物易于排出。可采用雾化吸入，必要时用吸痰器及时清除痰液。

3. 密切观察病情　注意监测体温，体温超过38.5℃时可采取降温措施，以防惊厥。对于哮喘性支气管炎的患儿，注意观察有无缺氧症状，必要时给予吸氧。

4. 保证水分和营养　保证充足的营养，少量多餐，给予清淡、易消化和吸收、营养丰富的流质或半流质饮食。经常少量给患儿喂入适量温开水，既补充水分，又能湿润呼吸道。

5. 药物护理　遵医嘱给予祛痰、止咳、平喘剂，慎用镇咳药物，密切观察用药后的反应。急性支气管炎病程1周左右，部分患儿咳嗽的时间会长些，可适当服些止咳、化痰剂，但在患病的初期，尽量不用止咳剂，以免影响痰液正常排出。痰液黏稠者可进行雾化吸入。

【健康教育】

指导家长不可乱用镇咳药物；要多进行户外活动，增强机体对气温变化的适应能力，提高机体免疫力；积极预防营养不良、佝偻病、贫血及各种传染病等；按时进行预防接种。

同步训练

1. 支气管炎的临床特点应除外（　　）

　　A. 发热　　　　　　　　　B. 不固定的干、湿啰音　　　　C. 固定的湿啰音

　　D. 胸部X线肺纹理增粗　　E. 咳嗽

2. 患儿，男，2岁，体温38.4℃，听诊双肺有干性和不固定性湿啰音，该患儿可能患了（　　）

　　A. 上呼吸道感染　　　　　B. 支气管肺炎　　　　　　C. 急性支气管炎

D. 轻症肺炎　　　　　　　　　E. 重症肺炎

3. 婴幼儿伴有喘息的支气管炎是一种_____，又称为_____。

4. 小儿急性支气管炎大多先有"上感"症状，主要表现为_____和_____。呼吸稍快，开始时肺部呼吸音粗糙，以后出现_____的干、湿性啰音，主要分布在_____部，啰音的特点是_____，常在体位改变或咳嗽后_____。

5. 如何给患急性支气管炎患儿的家长做健康指导？

6. 小组讨论：患儿，男，2 岁，咳嗽 3 天，体温 38℃，双肺有干性及不固定湿啰音，医生诊断为急性支气管炎。在护理该患儿时，应注意哪些问题？

第五节　小儿支气管肺炎的护理

案例

男孩小伟，15 个月，由于高热、喘憋入院。查体：体温 39.8℃，呼吸 52 次/分，脉搏 168 次/分，鼻翼煽动，唇周发绀，肺部听诊双肺底闻及细湿啰音，心率快、节律不整，心音低钝，肝大肋下 4 cm，胸片示双肺纹理增粗，右下肺小片状阴影。经医生诊断为支气管肺炎合并心衰。对该患儿，护士应该立即采取哪些护理措施？

知识要点

1. 小儿支气管肺炎的病因与发病机制。
2. 小儿支气管肺炎的症状与体征、治疗要点。
3. 小儿支气管肺炎的护理诊断、护理要点与措施。

小儿肺炎是婴幼儿时期最常见的疾病之一，而支气管肺炎是小儿时期最常见的肺炎，是由不同病原体或其他因素（如吸入羊水等）所引起的肺部炎症，最常见的病原体为肺炎链球菌。临床主要表现为发热、咳嗽、气促、呼吸困难和肺部固定湿啰音。患儿患病后免疫力不持久，容易再受感染。小儿肺炎占我国住院小儿死亡原因的第一位，严重地威胁小儿的健康，是我国儿童保健重点防治的"四病"之一。小儿肺炎一年四季均可发病。北方多发生在冬、春寒冷季节及气候骤变时，而南方则以夏、秋季多见，有些华南地区在夏季发病较多。

【病因与发病机制】

各种病原体等均可引起支气管肺炎，主要是细菌和病毒，或细菌、病毒混合感染。最常见的病原体为肺炎链球菌，其次为金黄色葡萄球菌、肺炎杆菌、流感嗜血杆菌、大肠杆菌、军团菌等；病毒以呼吸道合胞病毒最多见，其次是腺病毒、流感病毒、副流感病毒、肠病毒等。近年来，肺炎支原体、衣原体、金黄色葡萄球菌、真菌所致的肺炎日渐增多。营养不良、维生素 D 缺乏性佝偻病、先天性心脏病、低出生体重儿、原发性或继发性免疫缺陷等更易诱发本病。居室通风不良、环境空气污染、受凉、劳累、紧张等均可成为本病的发病诱因。

由于小儿肺组织含血多，含气少，SIgA 分泌不足而容易引发呼吸系统感染。病原体一般由呼吸道入侵，引起肺组织充血、水肿、炎性浸润。炎症使肺泡壁充血水肿而增厚，支气管黏膜水肿而管腔狭窄，导致肺通气与肺换气功能障碍，引起缺氧与二氧化碳潴留，同时细菌及毒素入血而引起毒血症症状。通气不足引起低氧血症及高碳酸血症；换气功能障碍主要引起低氧血症，严重时出现发绀。低氧血症和高碳酸血症可导致多器官功能障碍和代谢障碍。

【小儿肺炎分类】

1. 按病因分类　细菌性肺炎、病毒性肺炎、支原体肺炎、衣原体肺炎、真菌性肺炎等。

2. 按病理分类　支气管肺炎（即小叶性肺炎）、大叶性肺炎、间质性肺炎、毛细支气管炎。其中，支气管肺炎最为常见。

3. 按病程分类　急性肺炎，1 个月以内；迁延性肺炎，1~3 个月；慢性肺炎，3 个月以上。

4. 按病情分类　轻症肺炎，以呼吸系统症状为主，无全身中毒症状；重症肺炎，除有呼吸系统症状外，其他系统亦受累，全身中毒症状明显，甚至出现混合性酸中毒。

5. 按非感染病因所致肺炎分类　吸入性肺炎、嗜酸细胞性肺炎、坠积性肺炎等。

【症状与体征】

典型表现为发热、咳嗽、气促、呼吸困难；肺部听诊有固定的中、细湿啰音；呼吸与心率增快、鼻翼煽动、三凹征。重症肺炎可累及循环系统、消化系统、神经系统而出现一系列症状，而且全身中毒症状重，并可出现混合性酸中毒。

1. 轻型肺炎　主要表现为呼吸系统症状和体征。①发热：热型不定，新生儿及重度营养不良患儿可不发热；大多数患儿体温较高，一般在 38℃~39℃ 以上，亦可高达 40℃，多为不规则热。②咳嗽：刺激性干咳；有气促、呼吸困难；呼吸表浅增快，鼻煽，部分患儿口周、指甲轻度发绀；肺部可闻及固定的中、细湿啰音。新生儿、小婴儿的症状、体征可不典型。X 线胸片可见肺内散在大小不等的点状、斑状或片状阴影。

2. 重型肺炎　除呼吸系统症状外，循环系统受累合并心力衰竭；消化系统受累合并中毒性肠麻痹、消化道出血；神经系统受累合并中毒性脑病。

（1）呼吸系统　呼吸表浅、急促，鼻翼煽动，三凹征，呼气呻吟，颜面部及四肢末端明显发绀，两肺可闻及密集的细湿啰音。若患儿咳粉红色泡沫痰，提示肺水肿。

（2）循环系统　出现心衰表现，患儿突然烦躁不安，面色苍白；呼吸增快，婴儿 >60 次/分，幼儿 >40 次/分；心率增快，婴儿 >180 次/分，幼儿 >160 次/分；心音低钝，可出现奔马律；肝脏增大，肋下可达 3cm 或短期内增大 1.5cm；水肿、少尿。

（3）神经系统　患儿出现烦躁、嗜睡、反复惊厥或持续昏迷，脑膜刺激征阳性，提示中毒性脑病；如前囟隆起、对光反射减弱或消失，提示发生了脑水肿。

（4）消化系统　一般为食欲减退、呕吐、腹泻、腹胀；严重者可有消化道出血，呕吐物为咖啡色或柏油样便；可出现中毒性肠麻痹，肠鸣音减弱或消失。

（5）酸碱平衡失调　严重缺氧时体内需氧代谢障碍，无氧酵解增加，酸性代谢产物增加，加之高热、进食少、脂肪分解等而导致代谢性酸中毒；同时由于二氧化碳排出受阻，产生呼吸性酸中毒。所以，重症肺炎常发生不同程度的混合性酸中毒。

3. 几种常见病原体所致肺炎的特点　见表 10 - 3。

表 10 - 3　几种常见病原体所致肺炎的特点

种类	呼吸道合胞病毒性肺炎		腺病毒肺炎	金黄色葡萄球菌肺炎	支原体肺炎
	喘憋性肺炎	毛细支气管炎			
发病年龄	2~6个月	2~6个月	6个月~2周岁	新生儿、婴儿	年长儿
临床特点	中毒症状重，呼吸困难为主	喘憋，三凹征，喘鸣，全身中毒症状不明显	中毒症状重，嗜睡，阵发性喘憋，稽留热，呼吸困难，发绀，易发生心肌炎、心衰	中毒症状明显，稽留热或弛张热，可见猩红热样皮疹，易并发脓胸、脓气胸	症状重，体征轻，刺激性干咳，咳嗽剧烈，持续时间长
肺部体征	出现早，喘鸣音为主	出现早，喘鸣音为主	出现晚，发病4~5天后可闻及细湿啰音	出现早，可闻及中、细湿啰音	不明显，少数可闻及干、湿啰音
X线检查	肺间质病变为主，肺气肿	肺间质病变为主，肺气肿	早于肺部体征，片状阴影或融合成大病灶，病灶吸收较慢	小片浸润影，小脓肿肺大泡，胸腔积液重者纵隔移位	云雾状（絮状）阴影
实验室检查	周围血白细胞数正常或降低	周围血白细胞数正常或降低	周围血白细胞数正常或降低，分属以淋巴细胞为主	周围血白细胞数明显增高，中性粒细胞增多，核左移	正常或偏高，血沉增快，血清冷凝集试验阳性

【并发症】

重症肺炎可并发充血性心衰、中毒性肠麻痹、消化道出血、中毒性脑病。金黄色葡萄球菌肺炎可并发脓胸、脓气胸及肺大泡等。

【辅助检查】

1. 周围血白细胞数　①细菌性肺炎：白细胞数升高，中性粒细胞增多，并有核左移现象。②病毒性肺炎：白细胞数大多正常或偏低，可有淋巴细胞增高或出现变异淋巴细胞。

2. 病原学检查　如怀疑病毒感染可首选鼻咽拭子进行病毒分离；如怀疑细菌感染可采取痰培养或血培养；支原体肺炎血清冷凝集试验阳性。

3. X 线检查　早期肺纹理增强；以后两肺出现大小不等的点状、斑状、小片或絮状阴影，或融合成大片状阴影；有肺气肿、肺不张；合并脓胸、脓气胸者可有纵隔移位。

【治疗要点】

1. 控制感染　选择敏感抗生素控制感染，用药原则为早期、联合、足量、足疗程。

抗生素使用应持续到体温正常后 5 ~ 7 天、临床症状消失后 3 天。抗病毒可使用利巴韦林。支原体感染使用大环内酯类抗生素药物，如红霉素、阿奇霉素，至少用药 2 ~ 3 周。金黄色葡萄球菌肺炎需要应用敏感抗生素治疗至体温正常后 2 ~ 3 周停药，一般总疗程 ≥6 周。

2. 对症治疗　保持呼吸道畅通，必要时给予吸氧；发热、咳嗽、咳痰者给予退热、祛痰、止咳；及时纠正水、电解质紊乱与酸碱平衡失调；对于中毒性肠麻痹者，应禁食、胃肠减压、注射新斯的明等；有严重喘憋、呼吸衰竭、全身中毒症状明显、合并心力衰竭、感染性休克或脑水肿的患儿，可应用糖皮质激素，常用氢化可的松或地塞米松静脉注射 3 ~ 5 天；合并脓胸和脓气胸者，应及时进行穿刺引流，必要时可采用胸腔闭式引流。

【护理诊断】

1. 气体交换受损　与肺部充血、水肿、渗出而导致肺通气和换气功能障碍有关。

2. 清理呼吸道无效　与呼吸道分泌物过多、黏稠、排痰能力差有关。

3. 体温过高　与肺部感染有关。

4. 营养失调（低于机体需要量）　与摄入不足、消耗增加有关。

5. 潜在并发症　心力衰竭、中毒性脑病、中毒性肠麻痹、脓胸、脓气胸、肺大泡。

【护理目标】

患儿的呼吸道畅通，无气促、发绀，呼吸正常；痰液能及时清除，痰鸣音消失；体温恢复正常；患儿得到充足的营养，体重恢复正常；并发症能被及时发现并得到有效的处理。

【护理要点与措施】

1. 保持呼吸道通畅，改善呼吸功能

（1）保持室内适宜的温、湿度，室温 18℃ ~ 22℃，湿度 55% ~ 65%。置患儿半卧位或头抬高位，急性期卧床，保持患儿安静，各种治疗护理应集中进行，减少耗氧。有呼吸困难、口唇发绀等缺氧症状时应立即给氧。鼻导管法吸氧，氧流量为每分钟 0.5 ~ 1L，氧浓度为 40%。缺氧明显者宜用面罩给氧，氧流量为每分钟 2 ~ 4L，氧浓度为 50% ~ 60%。

（2）帮助患儿翻身、拍背，变换体位，促使痰液排出。痰液黏稠者可给予超声雾化吸入，稀释痰液，必要时吸痰，以保持呼吸道通畅。吸痰要轻、快、间断进行，每次不超过 15 秒钟，以防黏膜损伤。吸痰不可过频，一般每 2 小时一次，防止刺激呼吸道而产生黏液增多。

（3）遵医嘱应用氯丙嗪、异丙嗪控制躁动和喘息，减少耗氧。喘息及全身中毒症状重者，遵医嘱应用糖皮质激素。

2. 维持体温正常，保证营养及水分的补充

（1）体温超过 38.5℃，可行物理降温或遵医嘱给予药物降温，防止发生热性惊厥。

（2）给予营养丰富、清淡、易消化的流质或半流质食物，少量多餐，防止过饱而影响呼吸，哺喂时避免呛咳。重症患儿不能进食时，采取静脉营养，必要时给予鼻饲或

静脉营养。

（3）保证患儿摄入充足的水分，鼓励患儿多饮水，以保证液体的入量，防止因高热及呼吸过速而导致体液丢失过多，同时有利于痰液的稀释。

3. 密切观察病情，防止并发症

（1）预防心力衰竭 严格控制输液量及速度，量出为入，滴速严格限制在每小时不超过 5ml/kg。若患儿咳粉红色泡沫痰，提示发生了肺水肿，应立即给予乙醇湿化吸氧；若出现心衰表现，如呼吸、心率加快，烦躁不安，面色苍白，心音低钝或奔马律，肝脏肿大等，立即吸氧，减慢输液速度，同时通知医生，并备好强心、利尿等药物。

（2）预防中毒性脑病 监测患儿的神志及瞳孔变化，若发生意识障碍，如烦躁、嗜睡、昏迷、惊厥、呼吸不规则、前囟隆起等，应立即通知医生并配合抢救。

（3）监测中毒性肠麻痹与消化道出血 观察有无腹胀、肠鸣音减弱或消失，有无黑便、呕血等。如出现上述情况，应遵医嘱给予补钾、腹部热敷、肛管排气、胃肠减压等处理，缓解呼吸困难。

（4）监测脓胸、脓气胸 高热持续不退或退而复升、咳嗽加剧、咳大量痰、呼吸困难加重、患侧呼吸运动受限、烦躁不安、面色发绀等，应警惕脓胸、脓气胸及肺大泡等并发症。

4. 注意分室治疗，避免交叉感染 要将不同病原体感染的肺炎患儿分室收治；护理患儿要戴口罩，护理前、后要洗手；定期进行空气消毒；室内要通风，保持空气新鲜。

【健康教育】

向家长介绍相关知识，讲解翻身、拍背、变换体位的意义，并示范其方法；加强营养，多饮水；多进行户外活动，加强体格锻炼，提高机体免疫力；根据气候增减衣服，避免受凉，防止上呼吸道感染，按时进行预防接种等；呼吸道传染病高发季节不到人群拥挤的地方去。

同步训练

1. 关于小儿肺炎的护理，以下哪项不正确（　　　）
   A. 体位采用头高位或半卧位
   B. 经常翻身、更换体位，以减轻肺部淤血
   C. 及时注意吸痰，以保持呼吸道畅通
   D. 尽量少喂奶、少喂食，以防呛咳及引起窒息
   E. 输液时严格控制输液量和速度，以防肺水肿
2. 急性肺炎的病程是（　　　）
   A. <1 周　　　　　　　　　B. <2 周　　　　　　　　　C. <1 个月
   D. <2 个月　　　　　　　　E. <3 个月
3. 引起小儿支气管肺炎最常见的病原菌是（　　　）
   A. 肺炎链球菌　　　　　　　B. 溶血性链球菌　　　　　　C. 肺炎杆菌

  D. 大肠杆菌　　　　　　　　　　E. 金黄色葡萄球菌

 4. 小儿肺炎按病理分型最常见的为（　　　　）

  A. 大叶性肺炎　　　　　　B. 支气管肺炎　　　　　　C. 间质性肺炎

  D. 毛细支气管炎　　　　　E. 吸入性肺炎

 5. 重症肺炎与轻症肺炎的主要区别是（　　　　）

  A. 稽留热　　　　　　　　B. 烦躁不安

  C. 肺部体征重　　　　　　D. 有神经、循环、消化系统受累

  E. 咳嗽重

 6. 以下哪项不是肺炎合并心衰的临床指征（　　　　）

  A. 安静时心率 >180 次/分　　　B. 安静时呼吸 >60 次/分

  C. 肝脏迅速增大　　　　　　　D. 烦躁不安，面色苍白，发绀加重

  E. 昏迷，惊厥，前囟膨隆

 7. 小儿重症肺炎，最常见的酸碱平衡紊乱是（　　　　）

  A. 代谢性酸中毒　　　　　B. 呼吸性酸中毒　　　　　C. 代谢性碱中毒

  D. 呼吸性碱中毒　　　　　E. 混合性酸中毒

 8. 肺炎患儿出现严重的腹胀、肠鸣音消失是由于（　　　　）

  A. 消化功能紊乱　　　　　B. 中毒性肠麻痹　　　　　C. 中毒性脑病

  D. 低钠血症　　　　　　　E. 低钾血症

 9. 肺炎患儿出现呼吸困难、口唇发绀、烦躁、面色灰白等情况时应立即给氧。一般采用_____，氧流量为_____，氧浓度不超过_____。

 10. 小儿肺炎发热者应密切监测体温变化，警惕_____。

 11. 支气管肺炎合并中毒性肠麻痹的临床表现都有哪些？应该如何处理？

 12. 病例讨论：患儿，4 个月，发热、咳嗽 2 天，以支气管肺炎收入院。目前患儿出现烦躁不安，呼吸困难，发绀。查体：呼吸 60 次/分，脉搏 190 次/分，心音低钝，奔马律，双肺细湿啰音密集，肝肋下 3cm。患儿可能发生了哪一种并发症？应该如何给予紧急处理？

第六节　急性呼吸衰竭患儿的护理

  呼吸衰竭是小儿临床疾病的危重症候，死亡率高。掌握急性呼吸衰竭的症状与体征，及时发现，采取正确的护理措施，配合医生对患儿进行及时救治，可降低患儿的死亡率。

▌ 知识要点

  1. 急性呼吸衰竭患儿的症状与体征。

  2. 急性呼吸衰竭患儿的护理诊断。

  3. 急性呼吸衰竭患儿的治疗要点与护理措施。

  急性呼吸衰竭简称"呼衰"，是由于呼吸中枢或呼吸器官病变引起通气或换气功能障碍，导致缺氧和（或）二氧化碳潴留而致的一系列生理功能和代谢紊乱的临床综合征，分为中枢性呼吸衰竭和周围性呼吸衰竭，是小儿时期常见的急症之一，预后较差，死亡率高。

【病因与发病机制】

1. 中枢性呼吸衰竭 由呼吸中枢病变引起，如颅内感染、颅内出血、脑损伤、肿瘤、颅内压增高等；各种中毒引起，如吗啡、巴比妥等药物中毒；重度酸中毒；一氧化碳中毒等。

2. 周围性呼吸衰竭 由呼吸器官或呼吸肌的病变引起，如急性喉炎、气管异物、肺炎、哮喘、肺水肿、肺不张、呼吸窘迫综合征、脊髓灰质炎伴呼吸肌麻痹、重症肌无力等。

无论是中枢性呼吸衰竭还是周围性呼吸衰竭，均可造成通气和（或）换气障碍，导致缺氧、二氧化碳潴留和呼吸性酸中毒，出现脑水肿、心肌收缩无力、心排血量减少、血压下降等。

【症状与体征】

本病起病急骤，表现为发绀、呼吸困难、呼吸不规则、节律不整等症状。患儿除有原发病的症状外，主要是呼吸系统症状及低氧血症和高碳酸血症引起的一系列脏器功能紊乱的表现。

1. 呼吸困难 这是最早、最突出的表现。中枢性呼吸衰竭者表现为呼吸节律不齐，深浅不均，出现潮式呼吸、叹息式呼吸、双吸气、呼吸暂停及下颌呼吸等。周围性呼吸衰竭者主要表现为呼吸频率加快、鼻翼煽动、三凹征等。上呼吸道梗阻以吸气性呼吸困难为主；下呼吸道梗阻以呼气性呼吸困难为主；呼吸肌麻痹者呼吸浅表无力。

2. 其他症状 由于缺氧而出现发绀；高碳酸血症时，可以出现皮肤潮红、口唇樱桃红色；早期血压可升高、心率增快；严重时转为心音低钝、心率减慢、心律不齐、心排血量减少、血压下降、甚至休克；可有意识障碍、抽搐等；低氧可以导致内脏血管应激性收缩，消化道出血和坏死，肝功能损害而出现代谢酶异常增高，肾脏功能损害可出现蛋白尿、少尿和无尿等症状；呼吸衰竭后期视神经受到压迫时，可以出现瞳孔不等大改变。

【并发症】

重症患儿可发生心力衰竭、心源性休克、消化道出血、急性肾功能衰竭、脑疝等。

【辅助检查】

1. 血气分析 动脉氧分压（PaO_2）≤50mmHg（6.65kPa），二氧化碳分压 $PaCO_2$ ≥50mmHg（6.65kPa）。

2. 血液生化 低钾、高钾、低钠、低氯、低钙。

【治疗要点】

改善呼吸功能，保持呼吸道通畅；促进氧气的吸入和二氧化碳的排出；纠正酸碱失衡及电解质紊乱；维持重要器官（心、脑、肾、肺、肝）的功能；治疗原发病；预防、控制感染。

【护理诊断】

1. 气体交换受损 与肺通气与肺换气功能障碍有关。

2. 清理呼吸道无效 与呼吸功能受损、呼吸道分泌物黏稠积聚、无力咳嗽有关。

3. **不能维持自主呼吸**　与呼吸机麻痹及呼吸中枢功能障碍有关。

4. **潜在并发症**　心力衰竭、肺性脑病、消化道出血、急性肾功能衰竭、休克等。

5. **焦虑（家长）**　与患儿病情危重、担心患儿生命安危有关。

【护理目标】

1. 呼吸困难、发绀等缺氧症状缓解或消失，血气分析结果恢复正常。

2. 痰液能及时清除，保持呼吸道通畅；能维持自主呼吸或能借助人工辅助呼吸机进行有效呼吸。

3. 不发生并发症，或发生时能及时发现并得到有效处理；家长焦虑缓解、情绪稳定。

【护理要点与措施】

1. **保持呼吸道通畅，改善通气功能**　立即送患儿入重症监护室，取半卧位或坐位，患儿衣服应宽松，被褥要松软、轻、暖。协助患儿排痰，定时翻身，并轻轻拍击背部，拍背时手固定成背隆掌空的杯状。可采用超声雾化器，湿化呼吸道，同时加入解痉、消炎、化痰的药物，以利于痰液排出。对昏迷、气管插管或气管切开的患儿应定时吸痰，口、鼻、咽部的黏液可用吸痰管吸出；对下呼吸道黏稠分泌物引起的阻塞，应进行气管插管进行吸痰。

2. **吸入氧气**　采用鼻导管或面罩、头罩给氧，鼻导管每日更换，两侧鼻孔交替使用。氧流量一般每分钟 1～2L，浓度 25%～30%。严重缺氧时浓度可以 60%～100%，但持续时间不可超过 4～6 小时。吸氧期间检测血气分析，保持氧分压在 65～85mmHg。氧气要加温、加湿；吸氧前应先清除鼻腔内分泌物，以保证有效吸氧；每日需要更换湿化瓶内蒸馏水。

3. **密切观察病情**　监测呼吸与心血管系统，包括全身情况、呼吸频率、节律、类型、心率、心律、血压以及血气分析结果；观察皮肤颜色、末梢循环、肢体温度等变化及用药反应。

4. **保证营养摄入**　昏迷患儿可给予鼻饲或静脉补充营养，以防营养耗竭、呼吸肌疲劳。

5. **做好人工辅助呼吸**

（1）协助医生进行气管插管或气管切开，进行人工辅助呼吸。

（2）专人监护，每小时检查呼吸机的各项参数，做好记录；观察胸部起伏、患儿面色和周围循环状况，防止脱管、堵塞及气胸的发生。若患儿有自主呼吸，要调整呼吸机与其同步。

（3）防止继发感染，每日要更换加湿器、湿化器滤纸，雾化液要新鲜配制，以防污染，同时认真做好口腔、鼻腔护理。每日应采用紫外线照射、消毒呼吸机管道 1～2次，每次 30 分钟。

（4）当患儿病情改善，呼吸循环功能稳定，能维持自主呼吸 2～3 小时以上且无异常改变，动脉氧分压（PaO_2）>50mmHg（6.65kPa），二氧化碳分压 $PaCO_2$ <50mmHg

（6.65kPa）时，可停用呼吸机。撤离呼吸机前应备好氧气装置、吸痰设备、解痉药品及插管物品；并且密切观察停用呼吸机后患儿的呼吸、心率等生命体征，以防病情变化。

【健康教育】

对患儿家长给予同情、安慰，耐心介绍病情，减轻其恐惧心理；指导家长观察患儿呼吸、脉搏、皮肤颜色及肢体温度变化的方法；掌握翻身、拍背以及日常生活护理的方法。

知识扩展

呼吸衰竭的标准、分型及高碳酸血症

呼吸衰竭的标准：$PaO_2 < 50mmHg$，$PaCO_2 > 50mmHg$，分型有 I 型与 II 型。

I 型：$PaO_2 < 50mmHg$（6.65kpa），$PaCO_2$ 正常。

II 型：$PaO_2 < 50mmHg$（6.65kpa），$PaCO_2 > 50mmHg$（6.65kpa）。

I 型呼吸衰竭：即低氧血症型呼吸衰竭，又称换气障碍型呼吸衰竭。主要由肺实质病变引起。血气的主要改变是动脉氧分压下降，这类患者常伴有过度通气，故动脉 PCO_2 常降低或正常。若合并呼吸道梗阻因素，或疾病后期，PCO_2 也可增高。

II 型呼吸衰竭：即高碳酸血症型呼吸衰竭，又称通气障碍型呼吸衰竭。动脉血气改变的特点是 PCO_2 增高，同时 PO_2 下降。可由呼吸道梗阻、呼吸中枢或胸廓的异常等引起。基本的病理生理改变是肺泡通气量不足。

高碳酸血症属于 II 型呼吸衰竭。PCO_2 比正常增高 $5 \sim 10mmHg$ 时，常见症状有出汗、摇头、烦躁不安、意识障碍、皮肤潮红、瞳孔缩小、脉速、血压升高及脉压差增大；PCO_2 比正常增高大于 $15mmHg$ 时，则表现为昏睡、肢体颤动、心率增快及球结膜充血；PCO_2 继续增高则出现惊厥、昏迷、视神经乳头水肿。PCO_2 增高会发生呼吸性酸中毒，$pH < 7.20$ 时，将严重影响循环功能及细胞代谢。

同步训练

1. 呼吸衰竭最早出现的症状是（　　　）

    A. 发绀   B. 呼吸困难   C. 精神反常

    D. 心率减慢   E. 消化道出血

2. 呼吸衰竭病人保持呼吸道畅通，维护呼吸功能的重要环节是（　　　）

    A. 消除积痰   B. 加压吸氧   C. 使用呼吸兴奋剂

    D. 控制呼吸道感染   E. 纠正酸碱平衡紊乱

3. _____ 为呼吸衰竭最早出现的症状。上呼吸道梗阻，可有吸气性呼吸困难。

4. 讨论题：护理急性呼吸衰竭的患儿，立即行气管切开术正确吗？为什么？

第十一章 循环系统疾病患儿的护理

我们刚刚学完呼吸系统疾病患儿的护理，知道小儿肺炎容易累及循环系统，严重的小儿肺炎可能会合并心衰；同时，先天性心脏病患儿也很容易引起呼吸系统感染。本章的主要内容是学习循环系统疾病中最常见的先天性心脏病，同学们通过学习可以了解小儿先天性心脏病的特点、主要临床症状与体征，对于这样的患儿我们知道如何正确地实施护理。

第一节 小儿循环系统解剖、生理特点

📠 **知识要点**

1. 小儿心脏的解剖、生理特点。
2. 小儿心率、血压的变化规律。

小儿心脏的大小、外形、位置、心律、血压与成人不同，并且随着年龄的增长而发生变化。原始心脏在胚胎第2周开始形成，第8周房、室中隔形成，即成为具有4个腔的心脏。所以，心脏形成的关键时期在胚胎2~8周。如果在这一时期受到某些物理、化学、生物等因素的影响，就可能加大心脏畸形的发生概率。

一、心脏

小儿的心脏相对大，也相对比成人重。新生儿的心脏重量为20~25g，1~2岁超过60g，青春期达到成人水平。随着年龄的增长，胸廓的发育、心脏在胸腔的位置随年龄而改变。2岁之前新生儿的心脏呈圆形或椭圆形，多呈横位，心尖搏动位于第4肋间左锁骨中线外，心尖部分主要为右心室。2岁以后，心脏逐渐由横位转为斜位，心尖搏动下移至第5肋间隙，在左锁骨中线处，心尖部分主要为左心室。6~7岁以后，心尖搏动位置逐渐移至左锁骨中线内侧。

二、心率

小儿的心率较快，这是由于小儿的新陈代谢旺盛、交感神经兴奋性较高所致。小儿的年龄越小，心率越快（见表11-1；心率与呼吸之比见表10-1）。小儿的心率和脉搏

易受各种因素的影响，如进食、活动、哭闹和发热均可影响。一般体温每升高1℃，心率增加10~15次/分。因此，检测心率要在小儿安静或睡眠时，而且，每次检测心率或脉搏不得少于1分钟。

表 11-1 不同年龄小儿心率比较

年龄	新生儿	1个月~1岁	2~3岁	4~7岁	8~14岁
心率（次/分）	120~140	110~130	100~120	80~100	70~90

温馨提示：8岁以内小儿的心率估算：年龄每增加1岁，其心率减慢10次/分。

三、血压

由于小儿的心搏出量较少，动脉壁柔软，血管口径相对较大，故血压偏低，随着年龄的增长而逐渐升高。新生儿的收缩压平均为60~70mmHg（8.0~9.3kPa）；1岁时为70~80mmHg（9.3~10.7kPa）。2岁以后收缩压可按公式计算，收缩压（mmHg）＝年龄×2 + 80（年龄×0.26 + 10.7 kPa）。舒张压＝收缩压×2/3。收缩压高于此标准20mmHg（2.67kPa）为高血压，低于此标准20mmHg（2.67kPa）为低血压。1岁以上小儿下肢的血压比上肢高20~40mmHg（2.67~5.34kPa），而婴儿期的下肢血压比上肢略低。小儿的血压易受各种因素的影响，如哭叫、体位变动、情绪紧张等。所以测量血压时，要保持小儿安静，上臂与心脏处于同一水平；袖带宽度应是上臂长度的2/3，袖带过宽测得的血压会较实际低，而袖带过窄测得的血压会较实际高。

同步训练

1. 小儿的心率随年龄的增加而逐渐减慢，下列正确的是（　　　）
   A. 新生儿120~140次/分
   B. 1岁以内100~130次/分
   C. 2岁80~100次/分
   D. 5岁100~120次/分
   E. 12岁90~110次/分

2. 小儿高血压的标准是（　　　）
   A. 舒张压高于标准血压20mmHg
   B. 收缩压高于标准血压20mmHg
   C. 收缩压高于标准血压30mmHg
   D. 收缩压高于标准血压10mmHg
   E. 舒张压高于标准血压30mmHg

3. 胚胎期心脏发育的关键期是第_____周。

4. 根据公式计算，5岁小儿的正常平均血压为_____ mmHg。

5. 测量血压时选用合适的袖带，约为上臂长度的_____，袖带过宽，测得的数值会_____。

第二节 先天性心脏病患儿的护理

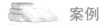 案例

　　女婴贝贝，11个月，皮肤黏膜略显苍白，吸吮、哭闹时皮肤略有青紫，体格瘦小。3天前因患"上感"，去当地诊所就医，用药不详；夜间发热加重，伴咳嗽、气促、口周发绀，来院就诊。查体：体重7 kg，体温38℃，肺部听诊有少量细湿啰音，胸骨左缘3~4肋间闻及Ⅳ~Ⅴ级全收缩期杂音，伴有震颤，肺动脉瓣第二心音亢进。试问：贝贝由于何种原因而出现上述症状？其依据是什么？贝贝有无并发症的存在？应该采取哪些护理措施？

知识要点

　　1. 先天性心脏病的分型及病理生理。

　　2. 先天性心脏病的症状与体征及并发症。

　　3. 先天性心脏病患儿的护理诊断及护理措施。

　　先天性心脏病简称"先心病"，是小儿心脏病中最常见的，其原因是胎儿时期心脏及大血管发育异常而导致的先天畸形。其中室间隔缺损最多见，其次为房间隔缺损、动脉导管未闭和肺动脉狭窄；青紫型先天性心脏病中最常见的、存活最多的是法洛四联症。近些年来，由于心导管检查、心血管造影术和超声心动图等的应用，以及在低温麻醉和体外循环下心脏直视手术的开展，加之良好的护理措施的实施，使先天性心脏病的预后有了显著的进步。

　　【病因与诱发因素】

　　在胎儿心脏的发育阶段，若有任何因素影响心脏的胚胎发育，即可造成先天性心脏病。影响胚胎发育的因素有很多，具体病因尚未完全明确，但遗传和环境因素的共同作用可影响心脏的胚胎发育。遗传因素主要包括染色体易位与畸变、单一基因突变、多基因突变等，如21－三体综合征（先天愚型）患儿，50%同时伴有先天性心脏病。环境因素中主要的是宫内感染，如母孕早期患风疹、流行性感冒、流行性腮腺炎和柯萨奇病毒感染等。此外，孕妇患糖尿病等代谢性疾病；服用某些药物，如抗癌、致畸的药物（环磷酰胺、氨甲喋呤、甲糖宁）、抗癫痫等药物；孕母妊娠早期接触过大量放射线；酗酒、吸食毒品均可能与本病有关。

　　【分型与病理生理】

　　根据左右心腔或大血管间有无直接分流及分流方向，将先心病分为三类：

　　1. 左向右分流型（潜伏青紫型）　在左右心腔或大血管间有异常通路及分流，正常情况下体循环压力高于肺循环，所以血液从左向右分流而不出现青紫。当屏气、剧烈哭闹

或患肺炎时，肺动脉和右心室压力增高并超过左心压力时，血液自右向左分流而出现暂时性青紫，故此型又称潜伏青紫型。常见的有室间隔缺损、房间隔缺损、动脉导管未闭。

（1）室间隔缺损　心室收缩时体循环阻力远高于肺循环，故部分血液自左心室经缺损口分流入右心室至肺循环，致使右心室、肺循环、左心房、左心室容量负荷均增加，流向主动脉（体循环）的血流减少。

（2）房间隔缺损　左心房血液向右心房分流，分流量大小取决于缺损的大小和两侧压力差。分流明显时，致使右心房、右心室、肺循环的容量负荷增加，而流向左心室、主动脉（体循环）的血流减少。

（3）动脉导管未闭　由于收缩期和舒张期主动脉的压力均高于肺动脉，故主动脉血液全期向肺动脉分流，致使肺循环、左心房、左心室、主动脉弓血流量增加，经降主动脉流向下半身的血流减少，临床出现差异性青紫。

> 温馨提示：动脉导管是胎儿时期肺动脉与主动脉（降主动脉起始部）间的正常通道，即是胎儿血液循环的重要通道。动脉导管未闭多见于早产儿。出生后约15小时发生功能性关闭，出生后一年在解剖学上应完全关闭。若持续开放并出现血液分流，称为动脉导管未闭。

2. 右向左分流型（青紫型）　是先心病中最严重的一类。由于心血管的畸形导致右心静脉血流向左心和体循环，出现青紫。常见的有法洛四联症和大动脉错位等。

法洛四联症由四种畸形组成，包括肺动脉狭窄、室间隔缺损、主动脉骑跨和右心室肥厚。法洛四联症的严重程度取决于肺动脉狭窄的严重程度。肺动脉狭窄程度较轻者，临床可无明显青紫。狭窄严重时，出现明显的右向左分流，体循环接受了大量的静脉血，同时肺循环进行气体交换转换成动脉血的血流减少，临床出现持续性青紫。

3. 无分流型（无青紫型）　在心脏左、右两侧或动、静脉之间无异常通道，即没有分流，所以临床上不出现青紫。常见的是主动脉缩窄、肺动脉狭窄。由于通道狭窄，血液输出受阻，致组织缺血、缺氧，心室负担加重，导致心室肥大，易发生心衰。

【症状与体征】

1. 左向右分流型（潜伏青紫型）　缺损小、分流量少者，一般无临床症状，只在体检时发现心脏杂音；缺损大、分流量多者，患儿可有一系列的症状和体征。

由于体循环血流减少，患儿表现为生长发育落后，消瘦，面色苍白，乏力，活动时心悸，喂养困难等。表现反复的肺部感染。当屏气、剧烈哭闹或患肺炎时，患儿可出现暂时性青紫。动脉导管未闭的特殊表现有脉压差增大（>40mmHg）、周围血管征阳性，即水冲脉、毛细血管搏动和股动脉枪击音等；晚期当肺动脉压＞主动脉压时，患儿表现为下半身青紫、上半身不青紫，少数患儿左上肢也有轻度青紫而右上肢正常，称为差异性青紫。左向右分流型先心病晚期形成梗阻型肺动脉高压时会出现持续性青紫，即艾森曼格综合征。

2. 右向左分流型（青紫型）　①法洛四联症的最突出表现是持续性青紫，多见于口唇、指（趾）甲床等处，青紫程度与肺动脉狭窄程度有关。因血氧含量下降致发育落后，活动无耐力，吃奶、哭闹、寒冷等即出现气急及青紫加重。②出现蹲踞症状，因为蹲踞体位可使静脉回心血量减少，减轻心脏负荷，同时下肢动脉受压增加了体循环阻力，减少右向左的分流，因而缓解了缺氧状态。③有杵状指（趾），由于患儿长期缺氧，致指（趾）端毛细血管扩张增生，局部软组织和骨组织增生肥大，表现为指（趾）端膨大如鼓槌状。④重者出现脑缺氧发作，婴儿有时在吃奶、哭闹、感染时出现阵发性呼吸困难，重者可引起突然昏厥、抽搐甚至猝死，为肺动脉狭窄继发痉挛使脑缺氧加重所致。

3. 常见先天性心脏病听诊杂音出现的时限与部位 见表 11 - 2。

表 11 - 2 常见先心病听诊杂音出现的时限与部位

畸形情况	杂音最响部位	杂音出现的时限	杂音特点
室间隔缺损	胸骨左缘第 3、4 肋间	收缩期	Ⅲ ~ Ⅴ级粗糙全期杂音，伴有震颤，P_2 增强
房间隔缺损	胸骨左缘第 2、3 肋间	收缩期	Ⅱ ~ Ⅲ级喷射性杂音，常无震颤，P_2 亢进，且伴固定分裂
动脉导管未闭	胸骨左缘第 2 肋间	连续性	机器样杂音，常伴全期震颤，P_2 增强
法洛四联症	胸骨左缘第 2~4 肋间	收缩期	喷射性杂音，P_2 减弱或消失

【并发症】

左向右分流型先心病最常见的并发症是支气管肺炎，因肺循环血流量多、防御功能下降所致；其次为肺水肿、心力衰竭；若继发细菌感染，则易引起亚急性细菌性心内膜炎等。法洛四联症最常见的并发症是脑血栓，是由于患儿长期缺氧，周围血中代偿性红细胞增多，血液黏稠度增高所致；还可并发亚急性细菌性心内膜炎、脑脓肿、心力衰竭。

【辅助检查】

1. 胸部 X 线检查 左向右分流型先心病，肺动脉段突出，肺门阴影增粗，肺野充血（因肺循环血流增多所致），主动脉弓影缩小（体循环血流减少所致），动脉导管未闭时主动脉弓增宽，可见"肺门舞蹈"征。室间隔缺损时左右心室、左心房增大，以左心室增大为主；房间隔缺损时右心房、右心室增大；动脉导管未闭时左心房、左心室增大；法洛四联症时，右心室增大，呈"靴形"，即心尖部圆钝上翘，肺动脉段凹陷，肺野清晰。

2. 超声心动图 这是一项既能明确诊断又无创伤的检查方法。能显示心脏内部结构，确定缺损部位和大小；多普勒彩色血流显像可直接见到分流的位置、方向和大小。

3. 心导管检查、心血管造影 这是进一步明确诊断、决定手术方案、但有创伤的检查。

4. 心电图检查 可提示心房、心室增大或肥厚等改变情况，对诊断有重要参考价值。

【治疗要点】

1. 内科治疗 维持正常活动，对症治疗，防治并发症，按时预防接种，维持至适宜手术年龄。缺损小者有自然愈合的可能，一般直径<3mm 的房间隔缺损可于 18 个月内自然闭合。早产儿动脉导管未闭者，可口服或静脉注射吲哚美辛（消炎痛）以促进导管关闭。

2. 外科治疗　外科手术是根治先心病的最有效措施。手术时间一般以学龄前期为宜。但对分流量大、症状明显者，力争早施行手术。重症法洛四联症患儿一般可在 6 个月内先行姑息分流手术，待一般情况好转、年龄允许时再行根治术。

【护理诊断】

1. 活动无耐力　与体循环血量减少、血氧饱和度下降、活动时氧供需失调有关。

2. 营养失调（低于机体需要量）　与喂养困难、体循环缺血等有关。

3. 有感染的危险　与肺循环充血、机体免疫力低下有关。

4. 潜在并发症　心力衰竭、亚急性感染性心内膜炎、脑血栓、脑缺氧发作等。

5. 焦虑（家长）　与疾病困扰、对手术担忧有关。

【护理目标】

能控制日常活动量，有适当的活动，活动时无明显气促、心悸等表现；患儿能获得足够的营养，有良好的生长发育状态；住院期间不发生感染；不发生心衰、亚急性感染性心内膜炎、脑血栓等并发症，或能及时发现并发症；家长了解相关知识，能配合检查和手术治疗。

【护理要点与措施】

1. 加强休息，控制活动量　休息是恢复心功能的重要条件，休息可减少机体对氧的需求，减轻心脏负荷。应保证睡眠，根据病情安排适当的活动量。学龄前儿童应多拥抱，以免情绪激动和大哭大闹，必要时遵医嘱给予镇静剂。学龄儿童自我控制能力差，应避免活动过度。法洛四联症患儿出现蹲踞时不要强行拉起。合并心力衰竭患儿应卧床休息，集中护理，避免一切不必要的刺激。注意观测患儿活动前后的生命体征，评估患儿的活动耐力。

> 温馨提示：患儿活动前后都要测量生命体征，活动停止后必须立即测量，休息 3 分钟后再次测量生命体征。如果活动中无缺氧的表现，活动后脉搏增快、心率增快、血压升高，但是 3 分钟后呼吸、血压恢复到活动前的水平，脉搏增快不超过每分钟 6 次，则为活动适度。

2. 合理喂养　注意营养搭配，供给充足的能量、蛋白质和维生素，选择清淡、易消化的食物，以少量多餐为宜。多食富含纤维素的食物，以防便秘。对喂养困难的小儿要耐心喂养，避免呛咳、呼吸困难。注意控制水及钠盐的摄入，心功能不全有水钠潴留时，应无盐或低盐饮食。

3. 预防感染　做好清洁、隔离措施，适当锻炼，合理喂养，以增强体质，预防呼吸道、消化道感染。除严重心力衰竭外，均应按时预防接种。做小手术（如拔牙、扁桃体切除术等）时，应严格执行无菌操作，给予足量的抗生素预防亚急性细菌性心内膜炎。

4. 观察病情，防治并发症

（1）防治心力衰竭　保持患儿安静，避免哭闹，半卧位休息，控制呼吸道感染，以减轻心脏负荷。严格控制输液量和速度（每小时＜5ml/kg）。如患儿出现心率增快、呼吸困难、端坐呼吸、吐泡沫样痰、浮肿、肝肿大等心力衰竭的表现，立即给患儿吸氧并及时通知医生。

（2）防治脑缺氧发作　对法洛四联症患儿要严格控制活动，防止患儿因活动、哭闹、便秘、情绪激动、寒冷、创伤等引起急性缺氧发作，一旦出现烦躁不安、呼吸困难、发绀、抽搐等应置于膝胸卧位，立即吸氧，并遵医嘱给予吗啡及普萘洛尔（心得安）抢救治疗。

（3）预防脑血栓形成　法洛四联症患儿的血液黏稠度高，患儿出汗、发热、腹泻、呕吐等体液丢失时易形成血栓，要注意及时补充液体，必要时可静脉输液，以防脱水。

5. 心理护理　对患儿关心爱护，多拥抱抚摸，建立良好的护患关系，消除患儿的紧张。鼓励患儿多与周围正常的儿童接触，适当参加活动。对家长和患儿耐心解释病情及检查和治疗经过，让家长了解现代心脏外科手术的进展，取得他们的理解和配合，并增强信心。

【健康教育】

家长掌握先天性心脏病患儿的日常护理，给予合理的营养与喂养，促进生长，增强抵抗力；建立合理的生活制度，适当控制活动量，避免哭闹；教其父母学会正确处理脑缺氧等急性并发症的方法，并让家长学会评估活动耐力的方法；合理用药，预防感染，预防各种并发症；掌握观察病情变化的知识，定期复查，使之能安全达到手术年龄。

> ## 知识扩展
>
> ### 艾森曼格综合征
>
> 本病是左向右分流型先心病晚期的合并症。因左向右分流而使肺循环血量持续增加，致肺小动脉发生痉挛，产生动力性肺动脉高压，同时肺小动脉肌层和内膜层增厚，形成梗阻型肺动脉高压。因此，使左向右分流量减少，出现双向分流，甚至由原来的左向右分流，转为右向左分流，皮肤黏膜从无青紫发展至有青紫，直至出现持续性青紫，称为艾森曼格综合征。
>
> 当患者出现艾森曼格综合征时，已失去最佳的手术治疗机会，是手术禁忌证。但是，可以通过内科药物治疗达到改善症状，提高生活质量，延长寿命的目的。据报道，未经手术治疗的患者，大多数能生存到三到四个十年，甚至有报道，如果经过合理的药物治疗，病人可以生存到第七个十年。相反，如果艾森曼格综合征患者接受手术治疗，他们的生存时间反而明显短于未施行手术者。

同步训练

1. 无分流型的先天性心脏病是（   ）
   A. 室间隔缺损　　　　　　　　　B. 房间隔狭窄　　　　　　　　　C. 动脉导管未闭
   D. 法洛四联症　　　　　　　　　E. 肺动脉狭窄

2. 先天性心脏病出现毛细血管搏动症应考虑为（   ）
   A. 房间隔缺损　　　　　　　　　B. 室间隔缺损　　　　　　　　　C. 动脉导管未闭
   D. 法洛四联症　　　　　　　　　E. 肺动脉狭窄

3. 先天性心脏病 X 线摄片时呈靴形心可见于（   ）
   A. 房间隔缺损　　　　　　　　　B. 室间隔缺损　　　　　　　　　C. 动脉导管未闭
   D. 法洛四联症　　　　　　　　　E. 肺动脉狭窄

4. 患儿 5 岁，自幼口唇发绀，生长发育落后，活动后喜蹲踞，今晨突然发生意识障碍，惊厥，该患儿可能发生了哪种情况（   ）
   A. 颅内出血　　　　　　　　　　B. 化脓性脑膜炎　　　　　　　　C. 高血压脑病
   D. 急性脑缺氧发作　　　　　　　E. 低血糖

5. X 线检查显示肺动脉段凹陷的先天性心脏病，下列正确的是（   ）
   A. 房间隔缺损
   B. 室间隔缺损
   C. 动脉导管未闭
   D. 大血管错位
   E. 法洛四联症

6. 5 岁患儿患有室间隔缺损，近期拟做扁桃体切除术，为预防感染所采取的主要措施是（   ）
   A. 术前换衣服、洗澡
   B. 不进行户外活动
   C. 术前用青霉素
   D. 每次进食后漱口
   E. 避免过劳

7. 能明确先心病诊断且属于无创性的检查是（   ）
   A. 胸部 X 线　　　　　　　　　B. 心电图　　　　　　　　　　　C. 超声心动图
   D. 心导管检查　　　　　　　　　E. 心血管造影

8. 法洛四联症由四种畸形组成，包括_____、_____、_____、_____。

9. 左向右分流型先天性心脏病临床上主要有_____、_____、_____三种。

10. 引起先天性心脏病的病因中最主要的外在因素是_____。

11. 简述先心病患儿的护理措施。如何评估其活动耐力？如何预防感染？如何预防并发症？

12. 病例讨论：3 岁患儿，生长发育迟缓，平日活动后气促、心悸，哭时有青紫。查体：体格瘦小，面色苍白，胸骨左缘第 2 肋间闻及粗糙的机器样杂音，肺动脉瓣第二心音亢进，有股动脉枪击音。胸部 X 线检查显示肺动脉段隆起，左心房、左心室增大，肺门阴影增宽。试问：最可能的临床诊断是什么？请提出最主要的护理诊断及护理依据。

第三节　病毒性心肌炎患儿的护理

知识要点

　　1. 病毒性心肌炎的症状与体征。

　　2. 病毒性心肌炎患儿的护理要点与措施。

　　病毒性心肌炎是病毒感染侵犯心肌以及病毒感染触发人体自身免疫反应所致的心肌变性、坏死性炎症，除心肌炎外，部分病例可伴有心包炎和心内膜炎。本病轻者预后大多良好，重者可发生心力衰竭、心律失常、心源性休克，甚至猝死。

　　【病因与发病机制】

　　各种病毒感染均可累及心肌，但常见的引起心肌炎的病毒主要为肠道病毒、呼吸道病毒，其中柯萨奇 B 组病毒最多见（约占 40%），其他如腺病毒、埃可病毒、脊髓灰质炎病毒、流感病毒、副流感病毒、麻疹病毒、带状疱疹病毒、腮腺炎病毒等二十余种。

　　本病的发病机制尚未完全清楚。一般认为是由于病毒及其毒素直接侵犯心肌或诱发人体自身免疫反应而引起心肌损伤，导致心肌局灶性或弥漫性间质炎症和纤维变性溶解或坏死，使心脏舒缩功能障碍。病变若累及窦房结、房室结等起搏或传导系统，则可引发心律失常。

　　【症状与体征】

　　在起病前 1~3 周常有发热、周身不适、咽痛、咳嗽、腹泻、皮疹等病毒感染的前驱症状。其临床表现轻重不一，轻者无明显自觉症状，体检可发现心动过速、期前收缩等。典型病例常表现为胸闷、心悸、气促、头晕、乏力、心前区不适或疼痛等，活动后加重，活动受限。体检可发现心脏扩大、心搏异常、心动过速、第一心音低钝，出现奔马律或心包摩擦音。多数患儿预后良好，经积极治疗和休息，可于数周或数月后痊愈；部分患儿可迁延数年；严重者可发生心律失常、心力衰竭、心源性休克，甚至猝死。

　　【并发症】

　　重症患儿可出现心功能不全，表现为面色苍白、烦躁不安、呼吸困难、水肿、活动受限等；危重患儿可突发心力衰竭、心源性休克、严重心律失常、心脑综合征而危及生命。

　　【辅助检查】

　　1. 血清心肌酶谱测定　血清磷酸激酶（CPK）、肌酸激酶（CK）及其同工酶（CK-MB）、乳酸脱氢酶（LDH）及其同工酶、血清天门冬氨酸转氨酶（AST），急性期均可增高；心肌肌钙蛋白升高。

　　2. X 线检查　轻症时心影正常；合并心力衰竭、心包积液时心影明显增大。

　　3. 心电图检查　心肌受累时可见 ST 段偏移和 T 波低平、双向或倒置、Q-T 间期延长、QRS 波群低电压。可见期前收缩、心动过速、部分或完全性房室传导阻滞等心律失常。

4. 病原学检查　可通过分离病毒和从恢复期血清中检测相应抗体。

【治疗要点】

本病为自限性疾病，目前尚无特效治疗。主要治疗措施是加强休息，减轻心脏负荷；改善心肌营养和心功能，促进心肌修复；急性期卧床休息，恢复期可适当活动；采用支持疗法，应用大量维生素 C、辅酶 Q、能量合剂等，加强心肌营养，改善心肌代谢；积极防治并发症，心力衰竭者遵医嘱应用强心苷、利尿剂等，并发心律失常者，选用适合的抗心律失常药。

【护理诊断】

1. 活动无耐力　与心肌收缩力下降、组织供氧不足、活动时氧供需失调有关。

2. 潜在并发症　严重心律失常、心力衰竭、心源性休克。

3. 知识缺乏　患儿及家长缺乏有关病情、护理及预后的知识。

【护理目标】

1. 患儿能严格控制活动量，活动后不出现气急、心悸、头晕、极度疲乏等缺氧表现。

2. 不出现严重心律失常、心力衰竭等并发症，或发生时能被及时发现和处理。

3. 患儿及家长了解病情及预后，了解正确的护理方法，能积极配合治疗、护理。

【护理要点与措施】

1. 减轻心脏负荷，改善心肌功能　急性期卧床休息，至热退后 3～4 周后可逐渐活动，恢复期仍要限制活动量，一般总休息时间不少于 6 个月。重症患儿、心脏扩大者，应绝对卧床，休息 6～12 个月，待病情好转后再逐渐开始活动。按医嘱给予营养心肌的药物，如维生素 C、能量合剂、辅酶 Q 等，促进心肌恢复，改善心肌功能。给予营养丰富、易消化、含有粗纤维的食物，避免刺激性食物及暴饮暴食，重者少量多餐，以减轻心脏负荷。

2. 严密监测病情，及时发现并处理并发症

(1) 心律失常的监测　定时观察并记录精神状态、面色、呼吸、心律及心率和血压的变化。对严重心律失常者须持续心电监护，发现问题及时与医生联系并采取紧急措施，护理人员做好药物和器械的准备，以备抢救时使用。

(2) 心力衰竭监测　卧床休息，避免呼吸道感染，输液不能过多过快，以免加重心脏负荷而诱发心力衰竭。严密观察生命体征，注意有无面色发绀、呼吸困难、颈静脉怒张、肝脏肿大、水肿、尿少、肺部湿啰音等表现，一旦发现应立即置患儿于半卧位，并通知医生，保持安静，吸氧。遵医嘱应用强心苷药物。

(3) 心源性休克监测　患儿出现面色苍白、呼吸快、四肢凉、脉搏细弱、血压下降、四肢厥冷等，提示心源性休克，立即置患儿于平卧位，并开通静脉通路，报告医生。

3. 使用强心苷药物的注意事项　应用强心苷药物前后必须监测心率，当婴儿心率 <80 ~ 90 次/分、幼儿心率 <60 ~ 70 次/分时，应立即停药并报告医生。使用强心苷治疗期间，应多给患儿进食含钾高的食物，禁止进食含钙食品，以防发生中毒反应。心肌炎患儿心肌敏感性增高，更容易发生强心苷中毒，所以使用时剂量应偏小，并密切观察有无心率过慢、新的心律失常及黄视、绿视、恶心、呕吐等中毒反应，如发现中毒反应则立即停药并报告医生。

【健康教育】

强调休息的重要性，使患儿与家长能自觉配合治疗。指导患儿进食高热量、高蛋白、高维生素、易消化、含粗纤维的饮食。少食多餐，多食新鲜蔬果以补充维生素 C，防止便秘。出院后仍需服抗心律失常药物的患儿，向家长说明药物的名称、剂量、用药方法及副作用。预防呼吸道、消化道感染，适当锻炼身体，增强抵抗力。对患儿及家长介绍本病的病因、治疗过程、预后等，减轻其紧张、焦虑、恐惧等心理。嘱家长带患儿定期门诊复查。

同步训练

1. 引起病毒性心肌炎最常见的病原体是（　　）
　　A. 腺病毒　　　　　　　　　B. 脊髓灰质炎病毒　　　　　C. 流感和副流感病毒
　　D. 柯萨奇病毒　　　　　　　E. 埃可病毒

2. 病毒性心肌炎可出现的是（　　）
　　A. 胸骨下段全收缩期杂音　　　B. X 线呈"靴形心"
　　C. 心肌酶谱增高　　　　　　　D. 毛细血管波动、股动脉枪击音等
　　E. X 线可见"肺门舞蹈症"

3. 使用强心苷治疗期间，应多给患儿进食含什么高的食物（　　）
　　A. 钾　　　　　　　　　　　B. 钠　　　　　　　　　　　C. 钙
　　D. 碘　　　　　　　　　　　E. 锌

4. 病毒性心肌炎患儿应如何减轻心脏负荷、改善心肌功能？

5. 病毒性心肌炎患儿并发心力衰竭、心源性休克时应采取何种体位？如何处理？

6. 使用强心苷药物的注意事项有哪些？

第四节　充血性心力衰竭患儿的护理

我们在前面的学习中不难看出，患有循环系统、呼吸系统疾病的患儿易并发心力衰竭，我们也初步了解了一部分有关心衰患儿的护理措施。在这一节里，我们会进一步学习这方面的知识。首先请看病例：患儿，3 岁，临床诊断为室间隔缺损，当护士给该患儿进行静脉穿刺时，患儿哭闹，不配合，继之突然出现烦躁不安、发绀。查体：意识清楚，两肺底有少许湿啰音，心率 190 次/分，肝肋下 3.5cm。此时，护士应立即采取哪些措施？

知识要点

1. 充血性心力衰竭的症状与体征。
2. 充血性心力衰竭的护理诊断、治疗要点。
3. 充血性心力衰竭患儿的护理要点与措施。

充血性心力衰竭（简称"心衰"）是指心脏舒缩功能障碍，致使心排出量减少，不能满足机体代谢的需要而出现的一种病理状态。本病是小儿时期常见的危重急症。出现心力衰竭时常伴有肺循环和（或）体循环充血，因此称为充血性心力衰竭。

【病因与发病机制】

小儿时期心衰多发生于心脏疾病，以先天性心脏病最多见，其他如病毒性心肌炎、风湿性心脏病、重症肺炎等，并且在 1 岁内发病率最高。呼吸道感染、心律失常、营养不良、输液过多或过快等均可诱发心衰的发生。

由于心肌本身病变或心脏负荷过重，导致心肌舒缩功能障碍，早期心脏代偿，如病因持续存在及诱因的作用，心脏功能进一步减退，进入失代偿状态，心排出量显著减少，引起组织和器官血液灌注不足、肺循环和（或）体循环充血，临床上出现相应的症状和体征。

【症状与体征】

年长儿与成人相似，左心衰竭时主要表现为肺循环淤血，如呼吸急促、端坐呼吸、咳粉红色泡沫痰、肺部闻及湿啰音；右心衰竭时表现为体循环淤血，如颈静脉怒张、双下肢水肿、肝脏肿大且有压痛、肝颈反流试验阳性；全心衰时上述症状均存在，小儿全心衰较多见。

婴幼儿常起病急、病情重。临床主要诊断标准：①安静时心率增快，婴儿 >180 次/分，幼儿 >160 次/分，不能用发热或缺氧解释；②呼吸困难，青紫突然加重，安静时婴儿呼吸 >60 次/分，幼儿呼吸 >40 次/分；③肝脏肿大，超过肋缘下 3cm 以上，或在短时间内较前增大 1.5cm 以上；④心音明显低钝或出现奔马律；⑤突然烦躁不安，面色苍白或发灰，而不能用原发疾病解释；⑥尿少和下肢浮肿，并除外其他病因。前四项为主要临床诊断依据。

【辅助检查】

①胸部 X 线检查，示心影扩大，搏动减弱，肺纹理增粗，肺淤血。②心电图检查，示心房、心室肥厚，心率变化，有助于病因诊断和指导强心苷药物的应用。③超声心动图检查，示心房、心室腔扩大，心室收缩时间延长，射血分数降低，有助于心衰的病因判断。

【治疗要点】

原则：减轻心脏负荷，改善心肌收缩功能。主要治疗措施为吸氧、镇静；应用强心苷制剂；应用强利尿剂及血管扩张药物。

【护理诊断】

1. 心排出量减少 与心肌本身病变和心脏负荷过重有关。

2. 潜在并发症 洋地黄中毒。

3. 焦虑 与疾病的危重及知识缺乏有关。

【护理目标】

心功能恢复，心排出量能满足机体的代谢需要；水肿、呼吸困难等均得到改善；用洋地黄治疗期间不出现中毒反应；家长了解该病的病因、治疗、预后等，能积极配合医护人员。

【护理要点与措施】

1. 改善心功能，增强心肌收缩力，提高心脏排血量

(1) 减轻心脏负荷 患儿应卧床休息，体位宜取半坐卧位，以减少回心血量，同时使膈肌下降，有利于呼吸运动。进食应少量多餐，限制钠和水的入量，以减少血容量。

(2) 避免加重心脏负荷 保持安静，减少刺激，烦躁、哭闹患儿可适当给予镇静剂。输液速度宜慢，一般每小时 5ml/kg。尽量避免患儿用力，如鼓励患儿多吃含纤维素较多的食物，保持大便通畅，避免用力排便；乳瓶开孔稍大，以免吸吮费力；协助患儿翻身等。

(3) 吸氧 对气急和发绀的患儿应及时给予吸氧，以增加心肌供氧量。急性肺水肿时，可在氧气湿化瓶中换置 20%～30% 酒精，可使肺泡内泡沫表面张力减低而改善气体交换。

(4) 按医嘱用药 ①洋地黄能增强心肌的收缩力，减慢心率，从而增加心搏出量，改善心功能。地高辛为小儿最常用的洋地黄制剂，既可口服，又能静脉注射，作用时间和排泄速度均较快，疗效出现在中毒之前，剂量容易调节。②利尿剂可使潴留的钠、水排出，降低心脏前负荷，常用呋塞米、氢氯噻嗪等，尽量在清晨或上午给予，以免影响夜间睡眠，用药期间观察有无水、电解质紊乱。③扩血管药物可扩张小动脉和小静脉，降低心脏的前、后负荷，常用卡托普利、硝普钠等，用药期间观察心率和血压的变化，以免血压过低。

2. 预防强心苷中毒 强心苷的治疗量和中毒量相近，易发生中毒，用药时必须密切观察。

(1) 给药前 准确计算和抽吸洋地黄类药物的剂量；先测量 1 分钟脉搏，必要时听心率，婴幼儿脉率 <80～90 次/分，年长儿脉率 <60～70 次/分，须立即停药并报告医生。

(2) 给药时 静脉注射的速度要缓慢（不少于 5 分钟），不管是静脉注射还是口服，都要与其他药物分开，以免发生药物的相互作用；钙剂与洋地黄有协同作用，暂停进食钙含量高的食物；鼓励患儿多进食含钾丰富的食物，因低钾血症是导致洋地黄中毒的常见诱因；观察用药反应，若出现心脏反应（各种心律失常，此情况最严重）、消化道反应（恶心、呕吐等）、神经系统反应（嗜睡、视力模糊、黄视、绿视等），提示洋地黄中毒，应及时报告医生，并备好急救药物。

（3）给药后 监测患儿的心率和心律，注意心力衰竭的表现是否改善，适时调整用药计划。

【健康教育】

向患儿及家长介绍心力衰竭的病因、诱因及防治知识，指导家长及患儿合理休息，避免情绪激动，避免过度疲劳；注意营养，少食多餐，适当控制水、钠的摄入；预防呼吸道感染；教会患儿及家长自我检测脉搏的方法，掌握用药的注意事项，学会观察用药后的反应。

同步训练

1. 洋地黄中毒最严重的反应是（　　）
   - A. 消化道反应
   - B. 视物模糊
   - C. 黄视、绿视
   - D. 心律失常
   - E. 头痛头晕

2. 减轻心脏负担的主要措施是（　　）
   - A. 卧床休息
   - B. 防寒保暖
   - C. 预防感染
   - D. 吸氧
   - E. 预防便秘

3. 心力衰竭的诊断指标中，婴儿安静状态下的心率为（　　）
   - A. <30 次/分
   - B. <60 次/分
   - C. <80 次/分
   - D. >160 次/分
   - E. >180 次/分

4. 心力衰竭的临床诊断指标中，幼儿安静时的心率为（　　）
   - A. <30 次/分
   - B. <60 次/分
   - C. <80 次/分
   - D. >160 次/分
   - E. >180 次/分

5. 引起小儿充血性心力衰竭的最常见的病因是_____。

6. 简述婴幼儿心力衰竭的诊断标准。

7. 如何预防洋地黄中毒？

8. 病例讨论：请同学们根据本节课前面的病例进行分析，该患儿为何突然出现烦躁不安、发绀，两肺底有少许湿啰音，心率190 次/分，肝肋下 3.5cm 等症状？应立即采取哪些措施？

第五节　心跳、呼吸骤停患儿的护理

同学们，如果小儿出现了心跳、呼吸骤停，心肺复苏的评估标准是否与成人一样？急救的程序、方法、心脏按压的部位、深浅度、呼吸的气量是否一样？让我们带着这些问题来学习心跳、呼吸骤停患儿的护理，以便一旦出现这类情况，我们能迅速、有效地实施抢救。

📖 知识要点

1. 小儿心跳、呼吸骤停的症状与体征、治疗要点。
2. 小儿心跳、呼吸骤停患儿的护理要点与措施。

心跳、呼吸骤停是指患儿突然呼吸及循环功能停止，是临床上最危重的情况之一。心肺复苏是指采用一组简单的技术，使患儿迅速恢复呼吸、循环功能，生命得以维持的方法。

【病因与发病机制】

①窒息是小儿心跳、呼吸骤停的主要原因，各种原因所致的窒息均可引起小儿心跳、呼吸骤停，如新生儿窒息、异物或乳汁吸入气管、痰液堵塞等。②突发意外，如电击、溺水、中毒、外伤等。③电解质与酸碱平衡失调，如高钾或低钾、低钙等。④严重的心脏病，如先天性心脏病、病毒性心肌炎、严重心律失常等。⑤药物中毒或过敏，如强心苷中毒、青霉素过敏等。⑥医源性因素，如心脏手术、麻醉意外、心导管检查、心血管造影术等。

心跳、呼吸骤停导致机体缺氧和二氧化碳潴留，并引起混合性酸中毒，使心肌收缩力减弱，心排血量减少，进一步加重缺氧和酸中毒，最终心脏停搏。同时，严重缺氧使脑组织受损，出现脑水肿。心跳呼吸停止 4~6 分钟即可导致脑细胞死亡，呈不可逆性永久性死亡。

【症状与体征】

突然意识丧失，面色苍白并迅速转为发绀；可伴短暂抽搐；大动脉搏动消失，听诊心音消失，血压测不出，或者心动过缓，年长儿心率 <30 次/分，婴幼儿 <80 次/分，新生儿 <100 次/分；瞳孔散大，对光反射消失；呼吸停止，听诊呼吸音消失，或出现严重的呼吸困难。一般患儿突然意识丧失、大血管搏动消失即可判断为心跳、呼吸骤停，必须立即抢救。

【治疗要点】

及时发现，现场抢救，争分夺秒，心肺复苏同时进行，以保持呼吸道通畅，建立呼吸，在最短的时间内恢复呼吸、循环功能，以保证心、脑等重要器官的血液灌注及供氧。目前心肺复苏的程序常推荐用 C－A－B－D－E－F 方法，首先胸外心脏按压（C），建立循环，保持呼吸道通畅（A），人工呼吸（B）；初步抢救成功后，转送医院救治，开辟输液通路，进行呼吸、循环功能的监护；辅助药物应用、输液等，其过程包括药物治疗（D）、心电监护（E）、电除颤（F）；病情稳定后治疗原发病，防止器官衰竭。

【护理措施】

患儿一旦出现意识丧失、大动脉搏动消失，应立即实施抢救。

1. 胸外按压，建立循环 畅通气道并进行两次吹气后，立即检查颈动脉，未触及搏动应立即给予胸外心脏按压。按压部位为两乳头连线的中点。新生儿可用双指法（单手食指和中指按压）或双拇指法（操作者双拇指重叠于按压部位，其他手指围绕胸廓并托在后背），婴儿采用双拇指法，幼儿可用单掌法，年长儿同成人。每次按压与放松时间为1:1。按压深度：婴儿胸骨下陷1～2cm；1～8岁胸骨下陷2～3cm；8岁以上胸骨下陷4～5cm，一般深度为胸腔前后径的1/3～1/2。按压频率：新生儿120次/分，婴幼儿至少100次/分。胸外按压与呼吸比：新生儿为3:1；小于8岁的双人操作为15:2，单人操作为30:2；大于8岁的同成人，无论单、双人操作均为30:2。

2. 保持呼吸道通畅　将患儿就地仰卧在坚实的平面上，移去枕头，使头颈伸展，抬高下颌角，避免舌根后坠，迅速清除口鼻、咽腔异物，若气道有异物阻塞者，可采用腹部冲击法（1岁内小儿采用拍击背部法）清除。用耳贴近患儿口鼻，头部侧向观察患儿胸腹部有无起伏；面部感觉患儿气道有无气体排出，耳听呼吸道有无气流通过的声音。若无上述体征，可确定为呼吸停止，立即进行人工呼吸。

3. 人工呼吸　包括口对口、口对鼻、口对口鼻人工呼吸。口对口适用于年长儿；口对鼻适用于牙关紧闭而不能张口或口腔有损伤者；口对口鼻适用于婴幼儿。吹气量以胸廓上抬为准。频率为：儿童18～20次/分，婴儿可稍快。

现场急救的同时要不间断地评估。心肺复苏有效的标志为：①自主呼吸建立；②触及颈、肱、股动脉搏动，血压＞60mmHg（8kPa），心律失常转为窦性心律；③瞳孔收缩，对光反射恢复，此为组织灌流量、氧供给量足够的最早标志；④口唇颜色转红，四肢回暖。如心肺复苏有效，则将患儿置于恢复体位，如仍无呼吸循环征象，则继续进行心肺复苏。

4. 药物治疗　首选肾上腺素，主要为了增加全身循环阻力，升高血压，增加心脏血流量。其次是利多卡因，主要是抑制缺血心肌引起的室性心律失常。其他如碳酸氢钠，可纠正酸中毒等。给药途径有静脉给药、气管内给药、心腔内注射等。

5. 心电监护　能及时发现心率和心律异常现象。

6. 电除颤　此法消除室颤和室性心动过速等效果较好，应尽早进行。

7. 复苏后处理　经心肺复苏救治成功后仍需加强监护。设专人监护，密切观察循环、呼吸变化，一经出现异常应及时救治。减轻脑水肿以降低颅内压，遵医嘱给予脱水剂、头部冷敷、脑细胞代谢激活剂等，促进脑功能的恢复。做好患儿家长的心理护理，消除其恐惧心理。

同步训练

1. 下列哪项不是诊断小儿心跳骤停的根据（　　　）

　　A. 心音消失　　　　　　　　　　B. 颈动脉搏动消失　　　　　　C. 意识丧失

　　D. 瞳孔放大　　　　　　　　　　E. 血压基本正常

2. 小儿突发心跳、呼吸骤停，急救时最常用的药物是（　　　）

　　A. 普罗帕酮　　　　　　　　　　B. 维拉帕米　　　　　　　　　C. 利多卡因

D. 吗啡   E. 肾上腺素

3. 小儿心跳、呼吸骤停最常见的原因是_____。

4. 救治心跳、呼吸骤停婴儿时，胸外按压的深度一般是_____；按压频率是_____。

5. 如何对心跳、呼吸骤停患儿进行现场急救？

第十二章　泌尿系统疾病患儿的护理

我们在前面学习了消化、呼吸、循环等系统的儿科常见疾病的护理，这一章的内容是关于小儿泌尿系统的常见疾病的护理。通过这部分内容的学习，同学们可以掌握婴幼儿的泌尿系统及其疾病与护理的特点；婴幼儿与年长儿患泌尿道感染的不同症状及护理；患急性肾小球肾炎、肾病综合征等患儿在护理方面应该注意的问题。现在我们就来一同学习吧！

第一节　小儿泌尿系统解剖、生理特点

 知识要点

1. 小儿尿道的特点。
2. 小儿尿液的特点与尿量。

一、解剖特点

1. 肾脏　小儿年龄越小，肾脏相对越大。婴儿期肾脏位置较低，下端位于髂嵴以下，平第4腰椎，2岁以后才达髂嵴以上，故2岁以内的小儿腹部触诊时容易扪及肾。婴儿肾脏表面呈分叶状，2~4岁时分叶消失。

2. 输尿管　婴幼儿的输尿管长而弯曲，管壁肌肉及弹力纤维发育不良，容易受压或扭曲而导致梗阻，易发生尿潴留而诱发感染。

3. 膀胱　婴儿膀胱的位置相对较高，尿液充盈时可进入腹腔，在耻骨联合上容易扪及。随着年龄的增长，逐渐下降至骨盆内。膀胱排尿受脊髓和大脑的控制，1.5岁左右可自主排尿。

4. 尿道　新生儿女婴的尿道仅长1cm（性成熟期3~5cm），外口暴露且接近肛门，易受粪便污染，故上行性感染比男婴多。男婴的尿道虽长（5~6cm），但常有包茎，积垢时也可引起上行性细菌感染。

二、排尿特点

新生儿一般在生后24小时内排尿，生后最初几日每日排尿4~5次，由于小儿新陈

代谢旺盛，进水量较多而膀胱容量较小，排尿次数频繁，1 周后可增至 20～25 次，1 岁时每日排尿 15～16 次；幼儿每日排尿 10 次；学龄前和学龄期每日 6～7 次。婴儿期排尿由脊髓反射完成，一般 3 岁左右的小儿已能控制排尿。

三、尿液特点与尿量

1. 尿液特点

（1）尿色及酸碱度　正常小儿的尿色淡黄透明，pH 值在 5～7，出生后最初几天尿色较深，稍混浊，放置后有红褐色沉淀，为尿酸盐结晶。正常婴幼儿的尿液在寒冷季节放置后可出现乳白色沉淀，此为盐类结晶而使尿液变混。

（2）尿比重　新生儿时较低，以后逐渐增高，1 岁后接近成人。

（3）尿蛋白　正常小儿尿蛋白定性试验阴性。

（4）细胞和管型　正常小儿的清洁新鲜尿液离心后沉渣检查，红细胞 <3 个/HP，白细胞 <5 个/HP，一般无管型。12 小时尿沉渣计数（Addis 计数），红细胞 <50 万，白细胞 <100 万，管型 <500 个。

2. 尿量　小儿的尿量个体差异较大，与饮食、气温、活动量及精神等因素有关。正常新生儿尿量每小时为 1～3ml/kg，婴儿每 24 小时排尿量为 400～500ml，幼儿为 500～600ml，学龄前儿童为 600～800ml，学龄期儿童为 800～1400ml。学龄期儿童每 24 小时尿量 <400ml，学龄前儿童 <300ml，婴幼儿 <200ml，或者每小时尿量 <1ml/kg，即为少尿。每小时尿量 <0.5ml/kg，或者每 24 小时尿量 <30～50ml，即为无尿。

同步训练

1. 小儿无尿的标准为每天尿量少于（　　　）
   A. 20～60ml　　　　　　　B. 40～60ml　　　　　　　C. 30～50ml
   D. 50～60ml　　　　　　　E. 50～70ml

2. 小儿新鲜尿液放置后有红褐色沉淀，为_____。

3. 学龄期儿童每日尿量少于_____ ml，学龄前儿童尿量少于_____ ml，婴幼儿尿量少于_____ ml，即为少尿。

第二节　急性肾小球肾炎患儿的护理

　　我们在学习呼吸系统疾病时，了解到如果是由溶血性链球菌引起的上呼吸道感染容易引发免疫性疾病，如急性肾小球肾炎、猩红热、风湿热等。今天我们就来学习由于链球菌感染后而引发的免疫性疾病——急性肾小球肾炎。请同学们先阅读本节课的内容，然后分组讨论：当小儿患有急性肾小球肾炎时都会出现哪些主要症状？护理急性肾小球肾炎患儿时，最重要的护理措施是什么？急性期是否可以继续上学？对这样的患儿应该如何护理？

📕 知识要点

1. 急性肾小球肾炎的症状与体征及并发症。
2. 急性肾小球肾炎的护理诊断、治疗要点。
3. 急性肾小球肾炎的护理要点与措施。

急性肾小球肾炎简称"急性肾炎"，是一组不同病因所致的感染后免疫反应引起的急性弥漫性肾小球炎性病变。其主要临床表现为急性起病，多有前驱感染，水肿、少尿、血尿和高血压，由多种原因引起，其中多数发生于急性溶血性链球菌感染后，最常见的病原是 A 组 β 溶血性链球菌，被称为急性链球菌感染后肾炎。本病多见于 5~14 岁的小儿，2 岁以下少见，男女之比为 2∶1。本节主要叙述此种肾炎。

【病因与发病机制】

本病多由 A 组 β 溶血性链球菌（又称 A 组乙型溶血性链球菌）感染后引起的免疫复合物性肾炎，多继发于呼吸道和皮肤感染。其他细菌如金黄色葡萄球菌、肺炎链球菌和革兰阴性杆菌以及流感病毒、腮腺炎病毒、肺炎支原体、真菌等也可导致急性肾炎。

A 组 β 溶血性链球菌感染后，机体对链球菌的某些抗原成分产生抗体，抗原抗体结合而形成循环免疫复合物，沉积于肾小球基底膜上并激活补体系统，引起免疫和炎症反应，使基底膜损伤，尿中出现蛋白、红细胞、白细胞和各种管型。同时，由于细胞因子的刺激，肾小球滤过率降低，出现少尿、无尿，严重者发生急性肾衰竭。因水钠潴留，细胞外液和血容量增多，临床上出现不同程度的水肿，循环充血和高血压，严重者可出现高血压脑病。

【症状与体征】

1. 前驱感染　急性肾小球肾炎发病前多有呼吸道或皮肤链球菌前驱感染史，一般表现为全身不适、发热、乏力、食欲减退等症状。呼吸道感染致肾炎发病约 1~2 周，而皮肤感染则稍长，约 2~4 周。

2. 典型表现　水肿伴少尿、血尿、高血压。①水肿：此为最常见和最早出现的症状。70% 患儿有水肿，晨起明显，初期多为眼睑及颜面部水肿，逐渐波及躯干、四肢，甚至全身，水肿呈非凹陷性。水肿的同时尿量明显减少，早期均有尿色深，严重者可出现无尿。水肿一般于 1~2 周内随着尿量的增多而消退。②血尿：起病时几乎都有血尿，其中肉眼血尿占 30%~70%，呈茶褐色或烟蒂水样（酸性尿），也可呈洗肉水样（中性或弱碱性尿）。肉眼血尿多在 1~2 周消失，后转为镜下血尿，并且镜下血尿可持续数月，运动或感染后血尿可暂时加剧。③高血压：30%~80% 的患儿有高血压，多为轻度或中度增高，一般学龄前儿童 >120/80mmHg，学龄儿童 >130/90mmHg，病程 1~2 周，随尿量的增多而降至正常。

【并发症】

少数患儿在起病的 1~2 周内出现以下严重的并发症而危及生命。

1. **严重循环充血**　由于水钠潴留、血浆容量增加而出现循环充血。表现为少尿、水肿加重；轻者仅表现为呼吸增快和肺部湿啰音；严重者可出现明显气急、发绀、咳嗽、端坐呼吸、咳粉红色泡沫样痰、两肺布满湿啰音、心脏扩大、心率增快，甚至出现奔马律、肝脏肿大、颈静脉怒张，可由于水肿加重而出现胸水和腹水等。

2. **高血压脑病**　血压急剧增高，导致脑血管痉挛或脑血管充血扩张而发生脑水肿。临床上出现剧烈头痛，恶心、呕吐，视物模糊或一过性失明，严重者出现惊厥、昏迷。血压常在 150～160/100～110mmHg 以上，若能及时控制，上述症状可迅速消失。

3. **急性肾衰竭**　病初常表现为少尿或无尿，引起暂时性氮质血症，严重少尿或无尿患儿可出现电解质紊乱和代谢性酸中毒，肾衰竭表现一般持续 3～5 日。

【实验室检查】

1. **尿液检查**　尿蛋白在 +～+++ 之间，镜下可见大量红细胞、透明管型、颗粒管型或红细胞管型。

2. **血液检查**　红细胞计数及血红蛋白轻度降低，白细胞正常或轻度升高，血沉增快。

3. **免疫学检查**　抗链球菌溶血素"O"（ASO）滴度升高，这是诊断链球菌感染后肾炎的依据。补体 C_3 下降，多于起病后 6～8 周恢复正常。

【治疗要点】

本病为自限性疾病，无特异治疗。主要是休息、对症治疗；防止急性期并发症的发生。

1. **一般治疗**　急性期应卧床休息至水肿消退、血压降至正常、肉眼血尿消失；水肿、高血压者限制钠盐的摄入，有尿少、循环充血者限制水分的入量；避免使用肾毒性药物，应用青霉素及敏感药物 10～14 天清除体内感染灶。

2. **对症治疗**　①显明水肿、少尿可给予利尿剂，一般用氢氯噻嗪。②血压高者给予降压药，首选硝苯地平；如有高血压脑病时，应首选硝普钠。③惊厥者同时给予地西泮止惊。④严重循环充血者严格限制水、钠入量，迅速降压、利尿。⑤急性肾衰竭者维持水、电解质平衡，及时处理高钾血症和低钠血症，必要时行透析疗法。

【护理诊断】

1. **体液过多**　与肾小球滤过率下降、水钠潴留有关。

2. **潜在并发症**　严重循环充血、高血压脑病、急性肾衰竭。

3. **知识缺乏**　患儿及家长缺乏本病的护理知识。

【护理目标】

患儿尿量增加、水肿消退；肉眼血尿消失，血压维持在正常范围；无高血压脑病、严重循环充血及肾功能衰竭等情况发生，或发生时得到及时处理；患儿及家长了解限制活动及控制饮食的意义等护理知识。

【护理要点与措施】

1. **减轻症状，消除水肿**

（1）休息　减轻心脏负担，改善心功能，增加心排血量，减少水钠潴留，减少并发症。起病 2 周内严格卧床休息，待水肿消退、血压降至正常、肉眼血尿消失后，可下床轻微活动；病程 2～3 个月后，离心尿红细胞数 <10 个/HP，血沉恢复正常，即可上学，但仍需要避免体育活动，避免劳累；当尿常规正常 3 个月、Addis 计数正常后，可恢复正常活动。

（2）饮食管理　尿少水肿期间，限制钠、水的摄入，钠盐摄入量为每日 0.5g/kg，水的摄入量控制在前一日的尿量加 500ml。有氮质血症时，限制蛋白质的摄入量，每日为 0.5g/kg。少尿或无尿的患儿，限制含钾多的食物，如柑橘、香蕉等。供给高糖、高维生素、适量脂肪饮食，以满足患儿对热量的需求，尿量增加、水肿消退、血压正常后，可恢复正常饮食。

2. 遵医嘱应用利尿、降压药物

（1）可用氢氯噻嗪，用药后应注意观察尿量、水肿、血压的变化，应餐后服用，以免刺激胃肠道；应用呋塞米静脉注射后，注意观察是否有水、电解质紊乱，如低钾血症、低钠血症等。

（2）使用利血平降压时应定时监测血压，避免患儿突然起立，防止出现直立性低血压；硝普钠应即配即用，放置 4 小时后不能再用，输液系统须用黑纸或铝箔包裹以避光，以防遇光后变质，影响疗效。硝普钠的主要副作用有恶心、呕吐、情绪不稳定、头痛等。

3. 肾区保暖，防止受凉　可肾区热敷，以缓解肾血管痉挛，促进肾区的血液循环。

4. 水肿与尿液的观察　观察水肿的程度及部位。每日或隔日测量体重一次。准确记录 24 小时的出入液量，每周 2 次尿常规检查。若患儿尿量增加，肉眼血尿消失，则提示病情好转；如尿量持续减少甚至无尿，提示可能发生急性肾衰竭，要及时报告医生。除限制钠、水的入量外，应限制蛋白质和含钾食物的摄入，防止发生氮质血症及高钾血症。

5. 并发症的观察　严密监测血压变化，如血压突然升高、剧烈头痛、呕吐、一过性失明、惊厥等，提示可能发生高血压脑病，立即配合医生救治，除降压外需镇静，脑水肿时给予脱水剂。如发现患儿有呼吸困难、咳粉红色泡沫样痰、颈静脉怒张、心率增加等表现时，警惕严重循环充血的发生，将患儿置于半坐卧位，吸氧，遵医嘱给药。

【健康教育】

向患儿及家长介绍本病为自限性疾病，预后良好。讲解发病因素及防治方法，告知休息及对症治疗的重要性，强调限制患儿活动是控制病情进展的重要措施，尤以前 2 周最为关键。做好出院指导，强调出院后要按要求限制患儿活动，定期到医院检查，随访时间为 6 个月。本病预防的主要措施是避免或减少上呼吸道链球菌感染，彻底清除感染灶。

同步训练

1. 急性肾小球肾炎水肿首先出现的部位是（　　　）
   A. 眼睑　　　　　　　　　B. 胸部　　　　　　　　　C. 腹部
   D. 上肢　　　　　　　　　E. 下肢
2. 急性肾小球肾炎限盐饮食须持续至（　　　）

A. 血尿消失，血压正常　　　　　B. 水肿消退，血压正常

C. 尿蛋白消失，血压正常　　　　D. 肉眼血尿消失，血压正常

E. 尿常规正常，血压正常

3. 急性肾小球肾炎患儿预防严重循环充血时，首要的护理措施是（　　）

A. 严格限制活动和饮食　　　B. 密切观察病情变化　　　C. 限制水、钠入量

D. 患儿取半坐位　　　　　　E. 按医嘱给予利尿剂

4. 在静脉滴注硝普钠的过程中，应随时监测（　　）

A. 体温　　　　　　　　　　B. 呼吸　　　　　　　　　　C. 脉搏

D. 血压　　　　　　　　　　E. 心率

5. 急性肾小球肾炎最常见的病原是_____。

6. 急性肾小球肾炎患儿一般起病_____周内应卧床休息，待_____、血压降至正常、肉眼血尿消失后，可下床轻微活动；_____正常可上学，但仍需避免体育活动；_____正常后可恢复正常生活。

7. 急性肾小球肾炎的并发症有_____、_____、_____。

8. 急性肾小球肾炎患儿应用青霉素及敏感药物_____天清除体内感染灶。

9. 简述急性肾小球肾炎急性期的护理措施。

10. 讨论题：患儿，男，6岁，2周前曾患猩红热。近2日眼睑水肿，测得血压170/110mmHg，出现剧烈头痛、恶心、呕吐、视物模糊。请问：该患儿由于何种原因出现上述症状？为控制上述症状，除遵医嘱用药外，怎样做好相应的药物护理？

第三节　肾病综合征患儿的护理

我们已经掌握了急性肾小球肾炎的典型表现与护理措施，那么，患有肾病综合征患儿的典型表现有哪些呢？当患儿出现全身高度水肿，并且是凹陷性水肿，甚至阴囊水肿呈透亮状时，我们又应该如何护理呢？这一节我们就来学习如何护理肾病综合征患儿。

▊ 知识要点

1. 肾病综合征的症状与体征及并发症。

2. 肾病综合征的护理诊断、治疗要点。

3. 肾病综合征的护理要点与措施。

肾病综合征简称"肾病"，是一组由多种病因引起肾小球基底膜通透性增高，导致大量血浆蛋白自尿中丢失而引起的一种临床综合征，是多种肾脏疾病的共同表现。临床表现为大量蛋白尿、低蛋白血症、高度水肿、高脂血症。肾病综合征可分为原发性、继发性、先天性三大类，小儿时期的肾病90%以上为原发性肾病，男孩多于女孩。原发性肾病又分为单纯型肾病和肾炎型肾病，临床上以单纯型肾病最多见。本节主要介绍原发性肾病综合征。

【病因与发病机制】

本病的病因尚未明确，目前多认为与机体免疫功能异常有关。单纯型肾病可能与T

细胞功能紊乱有关；肾炎型肾病患儿的肾病变组织中可见免疫球蛋白和补体成分沉积，与免疫病理损伤有关。肾病综合征最根本的病理生理改变是大量蛋白尿，而水肿、低蛋白血症、高脂血症均是蛋白尿的结果。由于肾小球毛细血管通透性增高，大量血浆蛋白漏出，超出肾小管的回收能力，形成大量蛋白尿。这是肾病综合征最重要的发病因素。

由于大量白蛋白（白蛋白分子量小）从尿中丢失及肾小管对重吸收的白蛋白进行分解，促进白蛋白在肝脏代偿性合成，当肝白蛋白合成量不足以克服丢失时，则出现低白蛋白血症。低蛋白血症使血浆胶体渗透压下降，水分从血管腔内进入组织间隙，成为水肿的主要原因。低蛋白血症又促使肝脏合成脂蛋白增加，而分解脂蛋白减弱，所以导致高脂血症。

【症状与体征】

典型症状为"三高一低"，大量蛋白尿、低蛋白血症、高度水肿、高脂血症。儿童阶段主要为单纯型肾病和肾炎型肾病。①单纯型肾病的发病年龄多在 2~7 岁，起病隐匿，水肿最为常见，主要表现为全身凹陷性水肿，开始于眼睑、颜面，逐渐波及四肢和全身，严重者面色苍白、疲倦、厌食，可有胸腔积液、腹水和阴囊水肿。水肿严重者可有少尿，一般无血尿和高血压，部分患儿可有高血压。②肾炎型肾病多见于学龄期，水肿一般不严重，除具备肾病的四大典型症状外，还有肾小球肾炎的症状，如血尿、高血压及不同程度的氮质血症。

肾病综合征的诊断标准有 4 条：①大量蛋白尿（每日 >3.5g）；②低蛋白血症（血浆白蛋白浓度 <30g/L）；③高度水肿；④高脂血症。①、②条必备，并存在③或者④条时即可明确诊断。

肾炎型肾病与单纯型肾病的区别：根据血尿、高血压、氮质血症、低补体血症来鉴别：①持续镜下血尿；②反复或持续性高血压，并排除糖皮质激素等原因所致；③持续性氮质血症，并排除由于血容量不足等所致；④持续低补体血症。具有典型的肾病综合征的四大症状，并具有上述四项症状之一者，即可诊断为肾炎型肾病，不具有以上条件者为单纯型肾病。

【并发症】

1. 感染 此为本病最常见的并发症，也是引起死亡的原因，以上呼吸道感染最多见（病毒感染最常见），而感染又可促使病情加重或疾病复发。患儿起病或者复发前，常有呼吸道感染。

2. 电解质紊乱和低血容量 常见的有低钠、低钾、低钙血症，这是由于长期禁盐、过多应用利尿剂、腹泻、呕吐、肠钙吸收不良及服用激素等而导致的。由于低蛋白血症使血浆胶体渗透压降低，有效循环血量不足，易出现低血容量性休克。

3. 血栓形成 肾静脉血栓最为常见，表现为腰痛或腹痛，肉眼血尿或急性肾竭。还可以出现下肢深静脉血栓、下肢动脉血栓、肺栓塞、脑栓塞等，这是由于血液呈高凝状态所致。

4. 急性肾衰竭 急性肾功能衰竭是肾病综合征导致肾损伤的最终结果。

5. 生长延迟 主要见于频繁复发和长期接受大剂量糖皮质激素治疗的患儿。

【辅助检查】

1. 尿液检查 尿蛋白定性多为 +++ ～ ++++，24 小时尿蛋白定量 > 0.05 ～ 0.1g/kg（或者每日 > 3.5g）。肾炎型肾病患儿尿内红细胞可增多，可有透明管型和颗粒管型。

2. 血液检查 血浆总蛋白明显降低，白蛋白浓度 < 30g/L，白蛋白/球蛋白（A/G）比例倒置；血胆固醇 > 5.7mmol/L；血沉明显增快；肾炎型肾病者可有血清补体 C_3 降低。

3. 其他检查 肾脏 B 超示双肾正常或者缩小；肾脏活检可明确肾小球病变的类型。

【治疗要点】

1. 激素治疗 肾上腺糖皮质激素为治疗肾病的首选药物。起始量要足，减撤量要慢，维持用药要久。有短程及中、长程疗法，目前国内多采用中、长程疗法，泼尼松每日 2mg/kg，每日最大剂量不超过 60mg，尿蛋白转阴再巩固 2 周后开始减量，改为隔日早餐后顿服，4 周后每 2～4 周减量一次，每次减 2.5～5mg，直至停药。总疗程：短程疗法为 8 周，中程疗法为 6 个月，长程疗法为 9 个月。

2. 免疫抑制剂治疗 适用于激素部分敏感、耐药、依赖及复发的患儿，常选用环磷酰胺，每日 2～2.5mg/kg，分次口服，8～12 周为 1 个疗程；或者每日 8～12mg/kg 静脉冲击疗法，每 2 周连用 2 天，总剂量 ≤200mg/kg。注意出血性膀胱炎的不良反应。

3. 防治感染，对症治疗 一旦发生感染应积极选用抗生素控制感染，预防接种需在病情完全缓解且停用糖皮质激素 3 个月后进行。应用激素时，不要预防性用抗生素，以免诱发真菌感染。水肿较重的患儿可用氢氯噻嗪、螺内酯（安体舒通）、呋塞米等利尿剂。当血液出现高凝状态时应及时应用抗凝药物，有血栓或栓塞时及时溶栓。

【护理诊断】

1. 体液过多 与低蛋白血症导致胶体渗透压下降、水钠潴留有关。

2. 营养失调（低于机体需要量） 与大量蛋白丢失、消化功能下降而导致厌食有关。

3. 有感染的危险 与水肿及免疫力低下有关。

4. 潜在并发症 电解质紊乱、血栓形成、药物副作用。

5. 焦虑 与病情反复及病程长等有关。

【护理目标】

患儿水肿减轻至消退，尿量恢复正常；得到充足的营养；住院期间未发生感染；患儿无电解质紊乱、血栓形成等并发症的发生，或发生时得到及时发现与处理；患儿及家长焦虑程度减轻，情绪稳定，愿意接受治疗与护理。

【护理要点与措施】

1. 适当休息，减轻水肿，遵医嘱用药 患儿严重水肿和高血压时需卧床休息，一般不必严格限制活动，但是，严重水肿、体腔积液时须绝对卧床休息。卧床者要经常变换体位，以防止血栓及栓塞等并发症的发生。病情缓解可逐渐增加活动量，但不要过度劳累，以免病情复发。腹水严重时，出现呼吸困难，可采取半卧位。每天测体重1次，有腹水的患儿每日测腹围1次，同时记录24小时的液体出、入量。应用利尿剂、低分子右旋糖酐等，观察患儿用药前、后尿量及水肿的变化。

2. 根据病情调整饮食

（1）明显水肿或有高血压的患儿　适当限制钠、水的摄入，一般不必过分限制。每日供盐2g/kg以内，待水肿明显好转可逐渐恢复食盐量。因患儿水肿的原因主要是血浆胶体渗透压下降，限制钠、水入量对减轻水肿无明显的作用，过分限制易造成低钠血症及食欲下降。

（2）活动期　一般患儿不需特别限制饮食，应给予优质动物蛋白、低脂肪、足量糖类及高维生素饮食。蛋白摄入过量可造成肾小球高滤过，导致细胞功能受损。大量蛋白尿期间，蛋白的摄入量不宜过多，以控制在每日1~2g/kg为宜。

（3）恢复期　补充蛋白质，调整脂肪的摄入量及吸收，少食动物性脂肪，以植物性脂肪为宜，同时增加富含可溶性纤维的饮食，如燕麦、米糠及豆类等。补充富含钾的食物，如香蕉、橘子等。补充各种维生素和矿物质，如维生素B、C、D及叶酸、钙、锌等。

3. 预防感染　做好保护性隔离，与感染性疾病的患儿分室收治，严格执行探视制度，病房每日进行空气消毒，避免患儿到人多的公共场所。监测体温及白细胞计数。加强皮肤护理，保持皮肤清洁、干燥，及时更换内衣，帮助患儿剪指甲。保持床铺清洁、整齐，被褥松软，经常翻身，每1~2小时一次。腋窝及腹股沟处每日擦洗1~2次，并保持干燥，预防感染。臀部及四肢水肿严重时，外踝、足跟、肘部等受压部位可垫棉圈，或用气垫床。阴囊水肿用棉垫或丁字吊带托起，皮肤破损可涂碘伏以预防感染。严重水肿者应尽量避免肌内注射，因水肿严重，药物不易吸收，可从注射部位外渗，导致局部潮湿、糜烂、感染。

4. 观察药物疗效及副作用

（1）激素疗效判断。①激素敏感：水肿消退，尿蛋白转阴。②激素部分敏感：水肿消退，尿蛋白仍为 + ~ ++。③激素耐药：尿蛋白仍在 ++以上。④激素依赖：激素敏感，但停药或减量后在2周内复发，再次用药或恢复用量后尿蛋白转阴，并重复2次以上者。⑤复发或反复：尿蛋白转阴，停用激素4周以上，尿蛋白又 ≥ ++为复发；如在激素用药过程中出现上述变化为反复。⑥频复发或频反复：半年内复发或反复≥2次，1年内≥3次。

（2）严格按照医嘱用药，观察糖皮质激素的副作用。①注意观察血压、尿量、尿蛋白等情况的变化，每日测血压1~2次。②注意观察患儿大便的颜色，防止消化道溃疡的发生，保护胃黏膜，给予牛奶、面汤或软食，避免空腹吃药，不吃坚硬或有刺激的食物。③注意库欣综合征（如满月脸、多毛、向心性肥胖等）、骨质疏松等的表现。

（3）应用利尿剂时应特别注意尿量和血压，因大量利尿剂可加重血容量不足，导致低血容量性休克和静脉血栓。还应定期监测电解质，如血钾、血钠等，遵医嘱补钾。

（4）应用免疫抑制剂（如环磷酰胺）时，注意出血性膀胱炎的不良反应；注意脱发、胃肠道等反应，注意检查白细胞计数；用药期间多饮水，以碱化尿液，定期查血象。

5. 心理支持及减轻焦虑 关心、爱护患儿，多与患儿及家长沟通，鼓励患儿说出内心的感受。恢复期可组织一些轻松的娱乐活动，适当安排学习。对由于形象改变而引起焦虑者，应多给予解释、安慰，说明药物反应是暂时的，停药后会恢复正常。

【健康教育】

向患儿家长解释预防上呼吸道感染及各种感染的重要性，肾病患儿由于免疫力低下，易继发感染，而感染又可导致病情加重或反复，形成恶性循环，甚至危及患儿的生命。出院时指导家长要遵医嘱继续服用激素，不可随意停药，以免造成复发，每半个月随访1次。讲解患儿活动及饮食的具体要求，说明既要活动、又不能剧烈活动的原因，饮食虽不过分限制，但要按医嘱调整。另外，应注意预防接种要待停药1年后方可进行，否则可引起肾病复发。

知识扩展

库欣综合征

库欣综合征又称皮质醇增多症或柯兴综合征，1921年美国神经外科医生Harvey Cushing 首先报告。本病是由于多种病因引起肾上腺皮质长期分泌过量皮质醇所产生的一组症候群，主要表现为满月脸、多血质外貌、向心性肥胖、痤疮、紫纹、高血压、继发性糖尿病和骨质疏松等。由于长期应用外源性肾上腺糖皮质激素或饮用大量含酒精饮料，也可以引起类似库欣综合征的临床表现，且均表现为高皮质醇血症，故将器质性病变引起的称为内源性库欣综合征；外源性补充或酒精所致的称为外源性、药源性或类库欣综合征。

同步训练

1. 原发性肾病综合征最常见的并发症是（　　）

    A. 肾静脉血栓　　　　　　　　B. 感染　　　　　　　　C. 低血钾

    D. 低血钠　　　　　　　　　　E. 肾功能不全

2. 单纯型肾病综合征的临床特点不包括（　　）

    A. 高脂血症　　　　　　　　　B. 低蛋白血症　　　　　C. 全身性水肿

    D. 大量蛋白尿　　　　　　　　E. 肉眼血尿

3. 肾病综合征患儿大量蛋白尿期间的饮食不包括（　　）

    A. 高蛋白　　　　　　　　　　B. 少量脂肪　　　　　　C. 足量糖类

    D. 高维生素　　　　　　　　　E. 富含钾、钙

4. 肾病综合征最根本的病理生理特点是_____。

5. 单纯型肾病水肿最常见，主要表现为_____性水肿。

6. 患儿严重水肿和高血压时需卧床休息，一般不必严格限制活动，即使卧床也要经常_____，以防止_____等并发症的发生。

7. 激素疗效判断有：激素敏感、_____、_____、_____、复发或反复、频复发或频

反复。

8. 阴囊水肿可用棉垫或_____托起。

9. 肾病综合征有4大特点：大量蛋白尿、_____、_____和高度的水肿。

10. 简述急性肾小球肾炎与肾病综合征的水肿的异同点。

11. 讨论题：患儿，男，10岁，以"肾病综合征"收入院。查体：全身高度水肿，阴囊皮肤薄而透明，有液体渗出。尿常规：蛋白（++++）。该患儿目前的护理诊断有哪些？针对护理诊断，应该制定哪些护理计划？

第四节　小儿尿路感染的护理

同学们，请大家先来看一则病例：患儿妞妞，3岁，近2日频繁述说有尿，但坐上便盆却不排尿，医生体检发现妞妞的尿道口及周围充血，尿液有臭味。大家想一想，妞妞到底是怎么了？应该怎样加强她的生活护理，如何指导家长？让我们一起来学习吧！

📖 知识要点

1. 小儿尿路感染的症状与体征及治疗要点。
2. 小儿尿路感染的护理要点与措施。

尿路感染是指病原体直接侵入尿路，在尿液中生长繁殖并侵犯尿路黏膜或组织而引起损伤。临床上可分为上尿路感染（肾盂肾炎）和下尿路感染（膀胱炎或尿道炎）。因小儿时期的炎症很少局限于某一部位，所以统称为尿路感染。尿路感染是小儿泌尿系统常见的一种疾病，发病率占本系统疾病的8.5%，女孩多于男孩；新生儿及小婴儿中，男婴发病多于女婴。

【病因与发病机制】

本病多数由细菌引起，以革兰阴性细菌为主，最常见的为大肠埃希菌，其次为变形杆菌、克雷白杆菌等，革兰阳性细菌较为少见，金黄色葡萄球菌见于血源性感染。上行感染是小儿尿路感染最常见的感染途径；血行感染较少见，常继发于新生儿及婴幼儿败血症、菌血症等；淋巴感染更少见；偶有肾外伤及肾周围器官感染而引发的直接感染。

由于小儿尿路的解剖生理特点，其输尿管长而弯曲，管壁肌肉及弹力纤维发育不良，容易受压或扭曲，发生尿潴留而致细菌感染。女孩尿道短，尿道口接近肛门，易被粪便污染；男孩包皮过长，包茎积垢，也易引起上行感染。先天畸形、尿路梗阻均可增加尿路感染的危险性，也是尿路感染迁延不愈和重复感染的原因。另外，小儿尿路抵抗感染功能缺陷，如IgA抗体生成不足和局部黏膜缺血缺氧等，均可使细菌易于侵入。加之小儿不能控制大小便，更换尿布不及时或长期应用糖皮质激素及免疫抑制剂的患儿，均易导致感染的发生。

【症状与体征】

1. 急性尿路感染　指病程在6个月以内，不同年龄组的临床表现不同。新生儿期症状极不典型，多以全身症状为主，可为无症状性菌尿或呈严重的败血症表现，可有发热、体温不升、体重不增、拒乳、腹泻、嗜睡和惊厥，而局部的尿路刺激症状多不明显。急性肾盂肾炎患儿的体温可达 40℃，婴幼儿期仍以全身症状为主，以发热最为突出；可出现呕吐、腹痛、腹泻等症状；部分患儿可有膀胱刺激征，如排尿中断、排尿时哭闹、夜间遗尿等；由于尿频可致顽固性尿布皮炎。年长儿的症状与成人相似：下尿路感染以膀胱刺激征（如尿频、尿急、尿痛）为主，全身症状轻微；上尿路感染有发热、寒战、腰痛、肾区叩击痛等。

2. 慢性尿路感染 指病程在 6 个月以上，轻者可无明显症状，也可间断出现发热、脓尿、菌尿等，反复发作的患儿伴有乏力、贫血，重者出现肾功能衰竭及高血压。

【并发症】

小儿尿路感染可引发高热惊厥、败血症，反复感染可致高血压和肾功能衰竭等。

【辅助检查】

1. 尿常规 离心尿沉渣镜检，白细胞 > 5 个/HP，红细胞 > 3 个/HP，以白细胞增多为常见。尿蛋白少量，如出现白细胞或脓细胞管型，则有诊断价值。膀胱炎可出现血尿。

2. 血常规 急性期白细胞计数增高，中性粒细胞核左移；慢性期血红蛋白可降低。

3. 尿培养 清洁中段尿做细菌培养及菌落计数是诊断尿路感染的主要依据。通常认为，中段尿细菌培养结果中，尿中菌落计数 ≥ 10^5/ml 可确诊，10^4 ~ 10^5/ml 为可疑，< 10^4/ml 为污染。每小时尿液中的白细胞数达 40 万个有诊断价值。

4. 影像学检查 B 超、CT 扫描、静脉肾盂造影加断层摄片、排泄性膀胱造影等，可检查泌尿系统有无畸形或膀胱输尿管反流、肾脏有无瘢痕性损伤等。

【治疗要点】

治疗关键是控制感染，去除病因，缓解症状，防止复发和保护肾功能。多休息、多饮水。正确选用有效的抗生素，如上尿路感染常用的抗生素为氨苄西林、头孢噻肟钠、头孢曲松钠，疗程共 10 ~ 14 天。开始治疗后应连续 3 天进行尿细菌培养，若 24 小时后尿培养阴性，表示所用药物有效，否则应按尿培养药敏试验的结果调整用药，停药 1 周后再做一次细菌培养。下尿路感染首选复方磺胺甲恶唑，其对大多数大肠埃希菌有较强的抑菌作用。

【护理诊断】

1. 体温过高 与细菌感染有关。

2. 排尿异常 与膀胱、尿道炎症有关。

【护理目标】

患儿感染的症状减轻，体温恢复至正常范围；排尿异常症状减轻或消失。

【护理要点与措施】

1. 注意休息、饮食、饮水 急性期需卧床休息，鼓励患儿大量饮水，通过增加尿量起到冲刷尿路的作用，促进细菌和细菌毒素的排出，减少炎症对膀胱和尿道的刺激。每日饮水量在 2500ml 以上。给予清淡、易消化、富含蛋白质和维生素的流食或半流食，增强机体抵抗力。

2. 观察排尿情况，减轻疼痛，做好降温护理　观察患儿的排尿频率、尿量、排尿时的表情及尿液性状并做记录。保持会阴部清洁，便后冲洗外阴，小婴儿勤换尿布，尿布用开水烫洗晒干，或煮沸、高压消毒。尿路刺激症状明显的患儿，遵医嘱酌情应用碳酸氢钠碱化尿液。注意用药的时间、方法和观察药物的副作用，饭后服药可减轻胃肠道症状。服用磺胺类药物时应多饮水，并注意有无血尿、少尿、无尿等副作用。高热患儿给予物理降温或遵医嘱给予药物降温。肾区疼痛者卧床休息，尽量不站立或坐立，以免肾区牵拉而加重疼痛。

3. 清洁中段尿培养标本的采集　取尿培养标本时要严格进行无菌操作，先用肥皂清洗外阴，消毒尿道口，留取中段尿，置于无菌容器中。注意事项：应用抗生素前或停药后5 日收集标本，清晨第一次清洁中段尿液，留尿前数小时不宜多饮水。若 30 分钟未留到尿液，需再次消毒。标本要在 30 分钟内及时送检，否则应放入 4℃ 冰箱内冷藏保存。

【健康教育】

指导家长为婴儿勤换尿布，如幼儿不穿开裆裤或紧身裤，便后及时清洗会阴及臀部，保持外阴清洁。女孩清洗外阴或臀部时，从前向后擦洗，防止肠道细菌污染尿道，引起上行感染。及时处理男孩包茎、女孩处女膜伞及蛲虫病等。指导家长按时给患儿服药，完成疗程，定期复查，防止复发与再感染。强调出院后随访，治愈后不主张长期应用抗生素。

同步训练

1. 小儿尿路感染最常见的感染途径是（　　）

    A. 血行感染　　　　　　　　　B. 上行感染　　　　　　　　　C. 淋巴感染

    D. 邻近组织蔓延　　　　　　　E. 外伤

2. 患儿，女，5 岁，近 1 周来发热、寒战、尿频，有腰痛，医嘱留尿培养，下列关于尿培养的描述不正确的是（　　）

    A. 应先行外阴清洁消毒　　　　　B. 留取中段尿做培养

    C. 标本应在 30 分钟内送检　　　　D. 尿标本常温下保存

    E. 取尿液标本时做到无菌操作

3. 儿童期下尿路感染以膀胱刺激征为主，如_____、_____、_____。

4. 女孩清洗外阴或臀部时_____擦洗，防止肠道细菌污染尿道，引起上行性感染。

5. 尿细菌培养及菌落计数是诊断尿路感染的主要依据，通常认为中段尿细菌培养结果中，尿中菌落计数_____可确诊，_____为可疑，_____为污染。

6. 小儿尿路感染最常见的细菌是_____。

7. 简述尿路感染患儿留取尿标本时的注意事项。

第十三章 造血系统疾病患儿的护理

同学们都知道血细胞是维持生命活动必不可少的元素之一，那么，人类的胚胎是在什么时候开始出现造血活动的呢？我们机体的主要造血器官有哪些呢？生前与生后的造血场所有没有什么不同呢？小儿红细胞、白细胞与血小板的数量与成分和成人有没有区别呢？什么叫做"贫血"？临床上是如何诊断贫血的？其诊断标准有哪些？怎样区分小儿贫血的程度？这一章我们就要学习这些内容。要求同学们掌握营养不良性缺铁性贫血与巨幼红细胞性贫血的病因、症状与体征、治疗要点与护理措施；应用铁剂、维生素 B_{12} 和叶酸治疗贫血的注意事项。

第一节 小儿造血及血液特点

知识要点

1. 小儿造血特点、生理性贫血的原因及表现。
2. 小儿血液中的红细胞数、血红蛋白数、白细胞数及分类的特点。
3. 小儿贫血的诊断标准及其分度。

一、小儿造血特点

1. 胚胎期造血 约从胚胎第 3 周开始出现卵黄囊造血，在卵黄囊的中胚叶出现原始血细胞。肝造血约从胚胎第 8 周开始，第 5 个月达到高峰期，为胎儿中期的主要造血部位。6 个月后肝造血逐渐减退，于出生后 4~5 天完全停止。胎儿 4 个月时骨髓出现造血活动，直至出生 2~5 周后成为唯一的造血场所。

2. 生后造血

（1）**骨髓造血** 骨髓是生后主要的造血器官。婴儿期所有的骨髓均为红髓，全部参与造血。5~7 岁后，黄髓逐渐增多，红髓逐渐减少。到 18 岁左右时，红骨髓仅限于椎骨、肋骨、胸骨、肩胛骨、骨盆及长骨近端等处。骨髓中的黄髓具有潜在的造血能力，当机体需要增加造血量时，黄髓可转变为红髓而恢复造血功能。但小儿在出生后头几年缺少黄髓，造血代偿潜力小，如需增加造血，就会出现骨髓外造血。

（2）**骨髓外造血** 婴幼儿期，当发生各种感染或贫血等需要增加造血时，肝、脾和淋巴结可恢复其胎儿期的造血功能，出现肝、脾、淋巴结肿大，同时外周血中可出现有核红细胞和（或）幼稚中性粒细胞，当病因去除后即恢复正常。

二、小儿血液特点

1. 红细胞数和血红蛋白量 由于胎儿处于相对缺氧状态，故新生儿出生时红细胞计数和血红蛋白含量均较高，红细胞计数为 $(5\sim7)\times10^{12}/L$，血红蛋白量为 $150\sim220g/L$。生后随着自主呼吸的建立，血氧含量增高，红细胞破坏较多（生理性溶血），加上小儿生长发育迅速，循环血量迅速增加，红细胞生成不足，暂时性骨髓造血功能低下等，红细胞和血红蛋白量逐渐降低，至 $2\sim3$ 个月时红细胞数降至 $3.0\times10^{12}/L$ 左右，血红蛋白量降至 $110g/L$ 左右，这一轻度贫血称"生理性贫血"。3 个月后红细胞数和血红蛋白量缓慢增加，约 12 岁达成人水平。

2. 白细胞数及其分类 小儿出生时白细胞计数为 $(15\sim20)\times10^9/L$，生后 $6\sim12$ 小时可达 $(21\sim28)\times10^9/L$，然后逐渐下降，婴儿期白细胞计数维持在 $(10\sim12)\times10^9/L$，8 岁后接近成人水平。出生时中性粒细胞多于淋巴细胞，约占 65%，淋巴细胞约占 30%，之后随着白细胞总数的下降，中性粒细胞也下降，淋巴细胞比例上升；至生后 $4\sim6$ 天两者比例相等（第一次交叉），以后整个婴幼儿期均以淋巴细胞占优势，约占 60%，中性粒细胞降达 35%，以后中性粒细胞比例上升，淋巴细胞比例下降；至 $4\sim6$ 岁两者又相等（第二次交叉），7 岁以后白细胞分类与成人相似。

3. 血小板 小儿血小板计数与成人相似，约为 $(150\sim250)\times10^9/L$。

4. 血容量 小儿血容量相对成人较多，新生儿血容量约占小儿体重的 10%，平均为 300ml；儿童约占体重的 $8\%\sim10\%$。

三、小儿贫血及其分度与分类

贫血是指末梢血中单位容积内红细胞数和（或）血红蛋白量低于正常。

1. 贫血诊断标准 小儿红细胞数和血红蛋白量随年龄不同而有差异，世界卫生组织指出：6 个月~6 岁小儿血红蛋白（Hb）$<110g/L$，$6\sim14$ 岁小儿 Hb $<120g/L$ 为诊断小儿贫血的标准。我国小儿血液病学会对 6 个月以下婴儿暂定的贫血标准是：新生儿期血红蛋白 $<145g/L$，$1\sim4$ 个月婴儿血红蛋白 $<90g/L$，$4\sim6$ 个月婴儿血红蛋白 $<100g/L$ 者为贫血。

2. 贫血分度 根据末梢血中血红蛋白量可将贫血分为四度：Hb $120\sim90g/L$ 为轻度；$90\sim60g/L$ 为中度；$60\sim30g/L$ 为重度；$<30g/L$ 为极重度。

3. 贫血分类 根据贫血产生的原因及发病机制，可分为红细胞和血红蛋白生成不足所致的贫血（如营养性贫血、再生障碍性贫血、感染性急慢性病引起的贫血等），以及红细胞破坏或丢失过多所致的贫血（如溶血性贫血、遗传性球形红细胞增多症、红细胞葡萄糖-6-磷酸脱氢酶缺陷症、自身免疫性溶血性贫血等）。根据形态学分类，即依据红细胞平均容积（MCV）、红细胞平均血红蛋白量（MCH）、红细胞平均血红蛋白浓度（MCHC），将贫血分成大细胞性、正细胞性、单纯小细胞性和小细胞低色素性贫血四类。

同步训练

1. 胎儿在胚胎第 3 周开始出现（　　　）
   A. 肝脏造血　　　　　　　　B. 骨髓造血　　　　　　　　C. 卵黄囊造血
   D. 脾脏造血　　　　　　　　E. 淋巴系统参与造血

2. 骨髓造血开始于胚胎第几周（　　　）
   A. 3 周　　　　　　　　　　B. 6 周　　　　　　　　　　C. 4 个月
   D. 8 周　　　　　　　　　　E. 出生后

3. 婴幼儿白细胞分类的变化主要是（　　　）
   A. 中性粒细胞与大单核细胞的比例
   B. 单核细胞与淋巴细胞的比例
   C. 中性粒细胞与淋巴细胞的比例
   D. 中性粒细胞与嗜碱性粒细胞的比例
   E. 嗜酸性粒细胞与淋巴细胞的比例

4. 我国小儿血液病学会将新生儿贫血标准定为（　　　）
   A. Hb < 90g/L　　　　　　　B. Hb < 100g/L　　　　　　C. Hb < 110g/L
   D. Hb < 120g/L　　　　　　E. Hb < 145g/L

5. WHO 建议，6 ~ 14 岁儿童贫血的标准为（　　　）
   A. Hb < 90g/L　　　　　　　B. Hb < 100g/L　　　　　　C. Hb < 110g/L
   D. Hb < 120g/L　　　　　　E. Hb < 145g/L

6. _____造血约从胚胎第 8 周开始，第 5 个月达到高峰期，为胎儿中期的主要造血部位。

7. 婴幼儿期，当发生各种感染或贫血等需要增加造血时，肝、脾和淋巴结可恢复其胎儿期的造血功能，出现肝、脾、淋巴结肿大，这种现象叫做_____。

8. 请不看书说出小儿从出生至 14 周岁的贫血诊断标准与贫血分度。

第二节　营养性缺铁性贫血患儿的护理

 案例

　　1 周岁的宝宝一直活泼爱动，笑声不断。可是近日来，时而哭闹烦躁，不爱吃奶，面色也渐渐发白。妈妈带宝宝到医院检查。医生发现宝宝口唇、结膜苍白，心音有力，肝肋下 2.5cm，脾肋下 1cm，其余检查未见异常。血常规检查红细胞及血红蛋白的数量均低于正常。经询问得知：宝宝一直母乳喂养，未添加任何辅食。同学们，宝宝究竟怎么了？

知识要点

> 1. 营养性缺铁性贫血的主要病因。
> 2. 营养性缺铁性贫血的典型症状与体征。
> 3. 营养性缺铁性贫血的治疗要点。
> 4. 营养性缺铁性贫血的护理诊断、预防与护理措施。

营养性缺铁性贫血是由于体内铁缺乏导致血红蛋白合成减少而引起的，在小儿贫血中最为多见。临床上以小细胞低色素性贫血、血清铁蛋白减少和铁剂治疗有效为特点。任何年龄均可发病，以6个月~2岁婴幼儿的发病率最高，是我国儿童保健重点防治的"四病"之一。

【病因与发病机制】

铁是合成血红蛋白的原料之一，当其缺乏时可使血红蛋白合成减少，而铁对细胞分裂、增殖的影响较小，所以，营养性缺铁性贫血患儿的红细胞数减少不如血红蛋白量减少明显。

1. 铁的储存不足 胎儿期最后3个月从母体获得的铁最多，足月新生儿体内的铁储量足够其生后4~5个月所需。而早产、双胎、胎儿失血和孕母缺铁等均可使胎儿储铁减少。

2. 铁摄入不足 食物铁供应不足是导致小儿缺铁性贫血的主要原因。人乳、牛乳、谷类等含铁量均低，单纯乳类喂养，不及时添加含铁丰富的辅食，或偏食，均可造成铁摄入不足。

3. 生长发育快 婴儿期生长发育迅速，血容量增加较快，需铁量增加，如不相应添加含铁丰富的辅食就很容易造成缺铁。早产儿及低出生体重儿生长发育更快，更易发生缺铁。

4. 铁吸收、利用障碍 某些疾病如消化道畸形、慢性腹泻、反复感染等可致铁吸收障碍，不合理的食物搭配也可减少铁的吸收，影响铁的利用。如维生素C、果糖、氨基酸等还原物质可促进铁的吸收，植物纤维、茶、牛乳、咖啡、钙剂等可妨碍铁的吸收。

5. 铁丢失过多 肠息肉、膈疝、钩虫病等，可致慢性少量肠出血；服用未加热的鲜牛奶的婴儿，可因蛋白过敏而发生少量肠出血，致铁丢失过多。

【症状与体征】

婴幼儿表现为烦躁不安、易激惹或萎靡不振。年长儿可诉全身无力、头晕、眼前发黑、耳鸣，活动后出现气促、心悸、易疲乏，可出现注意力不集中，记忆力减退，理解力降低，学习成绩下降等情况。少数患儿可出现喜食泥土、墙皮、煤渣、纸屑等异食癖现象，亦可出现食欲减退、口腔炎、舌炎、舌乳头萎缩等消化系统症状。重者可出现呼吸加快、心率增快、心脏扩大，甚至发生心衰。抵抗力低下，易发生感染。皮肤黏膜苍白，以口唇、口腔黏膜、甲床最为明显。指甲薄脆、不光滑，甚至出现反甲。因骨髓外造血而出现肝、脾、淋巴结肿大，年龄小、病程长、贫血严重者，肿大明显。

【辅助检查】

1. **血象** 末梢血红细胞数、血红蛋白量均低于正常，血红蛋白降低比红细胞数减少明显。外周血涂片可见红细胞体积较小且大小不等，中央淡染区扩大，为小细胞、低色素性贫血。网织红细胞数正常或轻度减少。白细胞、血小板多正常。

2. **骨髓象** 可见红细胞增生活跃，以中、晚幼红细胞增生为主，各期红细胞体积均减小，胞质量少。粒细胞系及巨核细胞系一般无明显改变。

3. **铁代谢检查** 血清铁（SI）降低至 500μg/L 以下，总铁结合力（TIBC）增高至 4500μg/L 以上，血清铁蛋白降低至 14μg/L 以下。血清铁蛋白的检查可以准确反映体内储存铁的情况，可以作为判断缺铁的依据。

【治疗要点】

治疗原则：去除病因和补充铁剂。口服补铁经济安全、副作用小，多选用硫酸亚铁、富马酸亚铁、葡萄糖酸亚铁等。不能口服者，可用右旋糖酐铁肌内注射。重症贫血并发心力衰竭或明显感染者可输血，以输入新鲜浓缩红细胞为宜，贫血越重，每次输血量应越少。

【护理诊断】

1. **营养失调（低于机体需要量）** 与喂养不当、膳食不合理及胃肠疾病造成缺铁有关。

2. **活动无耐力** 与患儿活动时氧供需失调有关。

3. **有感染的危险** 与免疫功能下降有关。

【护理目标】

患儿食欲恢复正常，铁代谢检查指标恢复正常；红细胞计数和血红蛋白量恢复正常；患儿倦怠乏力感减轻，活动后无心慌、气短；患儿住院期间不发生感染。

【护理要点与措施】

1. **调整饮食，补充铁剂与富含铁的食物**

（1）应给予高蛋白、高维生素、高铁质食品，动物食品的铁更易吸收。食用富含维生素 C 的食品，有利于铁的吸收。提倡母乳喂养，及时添加含铁丰富的辅食，如动物的肝、肾、瘦肉、血、蛋黄、紫菜等。早产儿应于生后 2 个月开始补充铁剂预防。

（2）纠正不良的饮食习惯，避免挑食、偏食等。经常更换饮食品种，注意色、香、味的调配，增加患儿的食欲，鼓励患儿进食。创造良好的进食环境，进食前不要安排过于剧烈的活动，不做引起疼痛、不愉快或不舒适的检查、治疗及护理。

2. **遵医嘱应用铁剂，掌握用药的注意事项**

（1）*铁剂治疗* 口服铁剂应从小剂量开始，逐渐加至全量，于两餐之间服用，减少胃肠道反应；可与稀盐酸和（或）维生素 C（如各种果汁）、果糖等同服，促进铁的吸收，禁与影响铁吸收的食品（如牛乳、茶、咖啡、钙剂等）同服；口服液体铁剂时，病人要用吸管吸服，服后漱口，防止牙齿染黑；服用硫酸亚铁几乎都会出现黑便，向病人说明以消除顾虑。铁剂的服用时间为：至血红蛋白正常后 2 个月停药。不能口服者，可采用深层肌内注射，注射部位宜轮换，注射后 10 分钟至 6 小时要注意观察不良反应。注射铁剂可引起过敏，如面红、荨麻疹、发热、关节痛、头痛或局部淋巴结肿大，个别可发生过敏性休克。

（2）**判断疗效** 治疗有效者在用药 3 ~ 4 天后，网织红细胞开始上升，7 ~ 10 天达到高峰，2 ~ 3 周后下降至正常；1 ~ 2 周后血红蛋白逐渐上升，临床症状逐渐好转。如服药 3 周内血红蛋白上升不足 20g/L，应查找原因。

3. 注意休息，适量活动 根据小儿活动耐力的下降程度制定休息方式、活动强度及每次活动时间，随时调整活动强度。①轻、中度贫血患儿不必严格限制日常活动，可安排患儿做喜欢且力所能及的活动，但要保证患儿充分休息，做适合个体的运动。②中度贫血患儿应卧床休息，给予吸氧，以减轻心脏负担，协助患儿日常生活，定时测量心率。③对易烦躁、激动的患儿，护理人员应耐心细致地看护、抚慰，使其保持安静，各项护理操作应集中进行，避免因哭闹而加重缺氧。

4. 预防感染 ①施行保护性隔离，与感染患儿分室居住，以免交互感染，避免到人群集中的公共场所。②做好口腔护理，一般每日 2 次，鼓励患儿多饮水，可起到清洁口腔的作用。③保持皮肤清洁、勤洗澡、勤换内衣，对重症贫血卧床的患儿，要注意勤翻身，更换体位，按摩受压部位，防止发生压疮。

5. 密切观察病情，防止并发症 注意观察患儿的心率、呼吸、尿量等病情变化。若出现烦躁不安、呼吸急促、呼吸增快、面色发绀、肝肿大等心力衰竭的症状和体征时，及时通知医生，配合医生进行治疗。

【健康教育】

1. 预防宣教 小儿缺铁性贫血预防的关键在于指导合理喂养，提倡母乳喂养。及时添加含铁丰富的辅食，如肝、肾、瘦肉、血、鱼、蛋黄、紫菜、木耳等。合理搭配食物品种，纠正挑食、偏食的不良习惯。早产儿出生后 2 个月开始补充铁剂预防。

2. 健康指导 加强孕期保健，孕期及哺乳期妇女多食含铁丰富的食物。指导家长掌握铁剂治疗的用药方法、服药时间、疗程观察等注意事项。对有异食癖的患儿应细心看护和耐心引导，避免训斥。年长儿学习成绩差者要多给予关怀、理解和鼓励。

同步训练

1. 婴幼儿最常见的贫血是（ ）

  A. 再生障碍性贫血   B. 失血性贫血   C. 溶血性贫血

  D. 营养性缺铁性贫血   E. 营养性巨幼红细胞性贫血

2. 对诊断缺铁性贫血无意义的是（ ）

  A. 喂养史和临床表现   B. 血常规与骨髓检查   C. 铁代谢的生化检查

  D. 红细胞寿命测定   E. 用铁剂实验性治疗

3. 下列符合营养性缺铁性贫血的血象特征的是（　　　）

    A. 白细胞异常增多　　　　　　　　B. 红细胞大小不等，以大细胞为主

    C. 网织红细胞数增加　　　　　　　　D. 红细胞中央淡染区缩小

    E. 呈小细胞、低色素性贫血

4. 口服铁剂治疗营养性缺铁性贫血时，哪项不妥（　　　）

    A. 宜在两餐之间服用　　　　　　　　B. 同时给予含铁丰富的食物

    C. 用稀牛奶送服　　　　　　　　　　D. 饮食中可加蛋黄、瘦肉、紫菜、木耳等

    E. 贫血纠正需继续口服铁剂 2 个月

5. 口服铁剂治疗贫血时，大便的颜色可以是（　　　）

    A. 白色　　　　　　　　B. 黄色　　　　　　　　C. 绿色

    D. 黑色　　　　　　　　E. 咖啡色

6. 铁剂治疗缺铁性贫血应服药至（　　　）

    A. 血红蛋白正常　　　　　　B. 血红蛋白正常后 2 个月　　　　C. 总疗程达 1 个月

    D. 网织红细胞计数达到高峰即可　　　E. 网织红细胞计数和血红蛋白均达正常范围

7. 预防小儿缺铁性贫血的关键是（　　　）

    A. 母乳喂养　　　　　　　　B. 人工喂养　　　　　　　　C. 经常口服铁剂

    D. 及时添加蔬菜、果汁　　　　　　E. 及时添加蛋黄、肉类

8. 营养性缺铁性贫血患儿一般用药_____天后，网织红细胞开始上升，_____天达高峰，_____后血红蛋白逐渐上升，临床症状逐渐好转。

9. 小儿缺铁性贫血预防的关键在于指导_____，提倡_____，及时添加含铁丰富的辅食，如_____、_____、_____、_____等。

10. 病例讨论：1 岁的宝宝，近日来，时而哭闹、烦躁，甚至拒乳，面色也渐渐发白。妈妈带宝宝到医院检查。医生发现宝宝口唇、结膜苍白，心音有力，肝肋下 2.5cm，脾肋下 1cm，其余检查未见异常。血常规检查红细胞 3×10^{12}/L，血红蛋白75g/L，白细胞及血小板正常。红细胞体积小，中央淡染区扩大。经询问得知：宝宝一直母乳喂养，未添加其他辅食。你认为该小儿所患何病？出现这些症状的原因？本病的护理措施有哪些？应如何预防？

第三节　营养性巨幼红细胞性贫血患儿的护理

    我们在上一节学习了"营养性缺铁性贫血"，那么，同学们是否听说过"营养性巨幼红细胞性贫血"呢？这种贫血与营养性缺铁性贫血有什么共同点？它们的致病因素、临床表现、血象的变化以及护理措施又有哪些区别呢？就让我们从下面的内容中找到答案吧！

📋 知识要点

    1. 营养性巨幼红细胞性贫血的主要病因。

    2. 营养性巨幼红细胞性贫血的典型症状与体征。

    3. 营养性巨幼红细胞性贫血的治疗要点。

    4. 营养性巨幼红细胞性贫血的护理诊断、预防与护理措施。

营养性巨幼红细胞性贫血是由于缺乏维生素 B_{12} 和（或）叶酸引起的一种大细胞性贫血。除贫血的一般表现外，主要临床特点为神经精神症状。红细胞体积变大，骨髓中出现巨幼红细胞。用维生素 B_{12} 和（或）叶酸治疗有效。多见于 2 岁以下的婴幼儿。

【病因与发病机制】

维生素 B_{12} 和叶酸是核酸及核蛋白合成代谢所需的物质，缺乏时可致细胞体积变大，形成巨幼变，使机体患巨幼细胞性贫血。人体所需的维生素 B_{12} 主要来源于动物性食物，如鱼、蛋、奶及动物的肝脏、肾脏中，乳类制品在加工过程中叶酸被破坏，羊乳内叶酸明显不足。所以，严格素食的孕妇、乳母可造成胎儿、婴儿出现维生素 B_{12} 和（或）叶酸的不足；婴幼儿未及时添加辅食，年长儿偏食、素食，均可引起维生素 B_{12} 和叶酸的缺乏。

1. 摄入量不足　妊娠期缺乏维生素 B_{12} 和叶酸，可使胎儿获得维生素 B_{12} 和叶酸不足；生后单纯乳类（特别是羊乳）喂养，未及时添加辅食；年长儿挑食、偏食，均可致维生素 B_{12} 和叶酸缺乏。

2. 需要量增加　婴幼儿生长发育较快，尤其是早产儿、低出生体重儿生长发育迅速，对维生素 B_{12} 和叶酸的需要量增加。

3. 吸收障碍　胃壁细胞分泌的糖蛋白（内因子）缺乏可引起维生素 B_{12} 吸收减少；慢性腹泻、小肠病变等可致叶酸吸收减少。

4. 疾病或药物因素　维生素 C 缺乏可使叶酸消耗增加；严重感染可致维生素 B_{12} 消耗增加；长期服用广谱抗生素、抗叶酸药物、抗癫痫药物等，均可导致叶酸缺乏。

【症状与体征】

1. 一般表现　起病缓慢，大多呈轻度或中度贫血，皮肤、面色苍黄，虚胖，头发稀疏、细黄，口唇、睑结膜、指甲苍白，常有厌食、恶心、呕吐、腹泻等，易患口炎。肝、脾多轻度肿大，严重病例可有心脏扩大，甚至发生心力衰竭。

2. 神经精神症状　患儿可出现烦躁不安、易怒等症状。维生素 B_{12} 缺乏者表情淡漠，目光呆滞，反应迟钝，少哭不笑，智力低下，动作发育落后，甚至出现行为倒退；重者肢体、躯干、头部或全身震颤，甚至出现抽搐、感觉异常、共济失调。精神神经症状是本病患儿的特征性表现。叶酸缺乏不发生神经系统症状，但可导致精神神经异常。

【辅助检查】

1. 血常规检查　红细胞数和血红蛋白量均低于正常，但红细胞数减少比血红蛋白量降低更明显，血涂片可见红细胞大小不等，以大细胞多见，中央淡染区不明显。中性粒细胞呈分叶过多现象，网织红细胞、白细胞、血小板计数常减少。

2. 骨髓象　红细胞系统增生明显活跃，粒细胞、红细胞系统均出现巨幼变，表现为胞体变大，中性粒细胞呈分叶过多，巨核细胞的核有过度分叶现象。

3. 血清维生素 B_{12} 和叶酸测定　血清维生素 B_{12} <100μg/L（正常 200～800μg/L），叶酸 <3μg/L（正常 5～6μg/L）。

【治疗要点】

去除病因，改善喂养方法，及时添加富含维生素 B_{12} 和（或）叶酸的食物，遵医嘱补充维生素 B_{12} 和（或）叶酸是治疗本病的关键。同时加服维生素 C，恢复期加服铁剂。

【护理诊断】

1. 营养失调（低于机体需要量） 与膳食不合理、疾病和药物的影响有关。

2. 有受伤的危险 与维生素 B_{12} 缺乏性震颤引起损伤有关。

3. 活动无耐力 与贫血致组织、器官缺氧有关。

【护理目标】

患儿神经精神症状减轻，维生素 B_{12} 和叶酸检查指标恢复正常；红细胞计数和血红蛋白量恢复正常；患儿倦怠乏力感减轻，活动后无心慌、气短；患儿住院期间不发生感染。

【护理要点与措施】

1. 给予维生素 B_{12} 和（或）叶酸 添加富含维生素 B_{12} 的辅食，如动物肝、肾、瘦肉、蛋类及海产品等。给予富含叶酸的食物，如绿叶蔬菜、水果、酵母、谷类等。合理搭配患儿的食物，防止患儿偏食，养成良好的饮食习惯，注意食物色、香、味、形的调配，刺激患儿的食欲，鼓励患儿进食。

2. 遵医嘱用药 按医嘱使用维生素 B_{12} 和叶酸，连用数周至临床症状好转、血象恢复正常为止。重症贫血患儿合并心功能不全或明显感染者可输入红细胞。服用维生素 B_{12} 和叶酸的同时加服维生素 C，以促进叶酸的利用，提高疗效。恢复期加服铁剂，防止红细胞增加过快时出现缺铁。一般服用维生素 B_{12} 2～4 天后患儿精神好转，服用叶酸 1～2 天后症状改善。单纯维生素 B_{12} 缺乏时，不宜加用叶酸治疗，以免加重神经精神症状。

3. 防止患儿受伤 患儿震颤、共济失调表现明显时，要有专人护理，以防受伤、发生意外；烦躁、震颤严重甚至抽搐者，可按医嘱给予镇静剂。

【健康教育】

1. 预防宣教 本病预防的关键在于及时补充维生素 B_{12} 和叶酸。从孕期开始就应注意补充维生素 B_{12} 和叶酸，以增加胎儿体内的贮存量。无论是母乳喂养还是人工喂养，都应该按时添加富含维生素 B_{12} 和叶酸的辅食。合理搭配食物品种，纠正不良的饮食习惯，治疗慢性腹泻。不挑食、不偏食。避免应用能造成维生素 B_{12} 和叶酸缺乏的药物，并积极治疗相关疾病。

2. 健康指导 指导家长合理喂养患儿，婴儿应及时添加辅食，单纯羊乳喂养者加用叶酸。向家长指出：维生素 B_{12} 和叶酸缺乏不仅造成贫血，还会引起小儿智力与动作发育落后。同时要指导家长多给患儿以触摸、爱抚等，促进智能与体能的发育。

知识链接

为什么维生素 B₁₂ 缺乏会出现神经精神症状

维生素 B_{12} 是体内细胞核酸合成、蛋白质代谢不可缺少的催化剂，人体自己不能合成。当维生素 B_{12} 缺乏时，最先影响的是组织代谢比较旺盛的神经系统和更新比较旺盛的造血系统。维生素 B_{12} 参与神经髓鞘的形成，维生素 B_{12} 缺乏时，神经髓鞘受损伤，影响神经纤维的功能。因此，维生素 B_{12} 缺乏的患儿，由于神经髓鞘受到损伤而出现神经精神症状。机体缺乏维生素 B_{12} 时，神经系统的损伤主要表现在脊髓的侧索和后索，也常累及大脑和视神经。由于大脑受损害，患儿可出现情绪不稳等神经精神症状，如表情淡漠、目光呆滞、反应迟钝，还可出现智力下降、行为倒退的现象；成人维生素 B_{12} 缺乏时，表现为对人对事漠不关心，有失眠、多疑、抑郁、意识障碍，有时视力障碍是患者的首发症状。

同步训练

1. 羊乳中哪种营养素明显不足（　　）
   A. 蛋白质　　　　　　　　　　B. 脂肪　　　　　　　　　　C. 糖
   D. 叶酸　　　　　　　　　　　E. 铁

2. 下列有关营养性巨幼细胞性贫血的叙述，错误的是（　　）
   A. Hb 下降比红细胞计数下降更为明显
   B. 目光呆滞、反应迟钝
   C. 智能落后、行为倒退
   D. 面色苍白、头发稀疏
   E. 全身震颤

3. 一患儿确诊为巨幼细胞性贫血，正确的药物治疗是（　　）
   A. 铁剂治疗　　　　　　　　　B. 叶酸、维生素 B_{12}　　　　C. 输血
   D. 叶酸、维生素 B_{12}、铁剂　E. 激素

4. 患儿面色蜡黄，手有震颤，血红蛋白 80g/L，血液涂片中红细胞的形态大小不等，以大细胞为多。首先考虑（　　）
   A. 营养性缺铁性贫血　　　　　B. 营养性巨幼红细胞性贫血
   C. 营养性混合性贫血　　　　　D. 生理性贫血
   E. 溶血性贫血

5. 营养性巨幼红细胞性贫血是由于缺乏_____、_____而引起，贫血之外的特殊临床表现是_____。

6. 单纯维生素 B_{12} 缺乏时，不宜加用_____，以免加重_____。

7. 病例讨论：1 岁的男宝宝，早产，生后羊乳喂养，未添加辅食。近日来逐渐出现皮肤苍黄，

精神呆滞，反应迟钝，嗜睡，各项发育指标逐渐落后于同龄小孩，未引起家长重视，近 1 个月出现头和四肢抖动，妈妈急带宝宝到医院检查。医生发现宝宝口唇、结膜苍白，血常规检查红细胞 $1.9 \times 10^{12}/L$，血红蛋白 60g/L，白细胞 $8.0 \times 10^9/L$。红细胞大小不等，以大细胞为主，中央淡染区不明显。你认为该小儿所患何病？出现这些症状的原因是什么？本病的护理措施有哪些？应如何预防？

第十四章 结核病患儿的护理

基础计划免疫程序告诉我们，小儿须在生后的 1~2 天内接种卡介苗，接种卡介苗 3 个月后必须做结核菌素试验。接种卡介苗的目的是为了预防小儿被感染结核病。什么是结核菌素试验？怎样做结核菌素实验？如何判定其结果？结核菌素试验的结果都有哪些临床意义？我们这一章要学习的内容就是有关小儿结核病的护理及实验室检查的相关内容。要求同学们掌握结核菌素试验的方法、结果判定及临床意义；原发性肺结核（原发综合征、支气管淋巴结核）的症状与体征；结核性脑膜炎的特点、分期及其临床表现和脑脊液检查。

第一节 小儿结核病

 知识要点

1. 小儿结核病的主要病因。
2. 结核菌素试验方法。
3. 结核菌素试验的结果判定及临床意义。

一、小儿结核病概述

结核病是由结核杆菌感染引起的一种慢性、全身性传染病。儿童以原发型肺结核最为常见，严重者可发生血行播散而引起粟粒型结核或结核性脑膜炎，后者是结核病患儿的主要死因。

【病因与发病机制】

结核杆菌属分枝杆菌，又称抗酸杆菌，为革兰阳性菌。其中，牛型结核杆菌和人型结核杆菌为主要的致病菌。人型结核杆菌是引起我国小儿结核病的主要病菌。

结核杆菌对酸、碱和消毒剂有较强的耐受力。痰中的结核杆菌需要用 5% 石炭酸或 20% 漂白粉经过 24 小时的处理才能杀灭；冰冻 1 年半仍然保持活性；5%~12% 来苏水溶液接触 2~12 小时，70% 酒精接触 2 分钟，均可杀死结核杆菌。其对湿热的耐受力差，湿热对它的杀菌力较强，65℃30 分钟、70℃10 分钟、80℃5 分钟、煮沸 1 分钟，即可将其杀死。干热 100℃需 20 分钟以上才能将其杀死。阳光下暴晒 2 小时、紫外线照射

10~20 分钟，即可将结核杆菌杀死。

结核变态反应属Ⅳ型变态反应（为迟发型变态反应）。小儿感染结核菌 4~8 周后，做结核菌素实验可呈阳性反应。

【流行病学】

小儿结核病主要通过呼吸道传播，排菌的结核病人是重要传染源，也可通过消化道传染。结核病人是小儿结核病的主要传染源。其中，30%~50% 的患儿有与成人开放性肺结核病人的密切接触史。结核杆菌侵袭儿童后，会在肺部形成渗出性病灶，人体是否发病不单单取决于细菌数量、毒力，更主要的是与机体的免疫功能有关。若免疫力较强，感染的结核菌数量少、毒力弱，可不发病，形成"隐形感染"；若小儿免疫力低下或感染结核菌的量大、毒力强，则可发病。小儿吸入带菌的飞沫或尘埃可在肺部引起原发感染。随着卡介苗的广泛接种，小儿结核病的发病率和死亡率都会大幅下降。

二、结核菌素试验的方法、结果判定及临床意义

结核菌素实验可测定受试者是否感染过结核杆菌。小儿受结核杆菌感染 4~8 周后，其结核菌素试验呈阳性反应。这是由于致敏淋巴细胞和巨噬细胞积聚在真皮的血管周围，且血管通透性增高，在注射局部形成硬结。常用的结核菌素试验的试液有以下两种：

1. 旧结核菌素（Old Tuberculin，OT）　　OT 是以甘油蛋白胨肉汤为培养基培养的结核菌产生的特异产物，有杂质，但其重要成分为结合蛋白。

2. 结核菌纯蛋白衍生物（Protein Purified Derivative，PPD）　　PPD 不含任何非特异性物质，试验结果更准确，应用较多。

【试验方法】

一般用 OT 或者 PPD 制剂 1:2000 稀释液 0.1ml（含结核菌素 5 单位），在左前臂屈侧中、下 1/3 交界处皮内注射，使之形成 6~10mm 的皮丘。对有明显结核接触史或结核过敏现象（结节性红斑、疱疹性结膜炎）等，要用 1:10000（含 1 个结核菌素单位）的稀释液开始，以防止局部或病灶的强烈反应。若测试为阴性，可逐渐增加浓度复试，如果 1:100 仍阴性，可除外结核感染。

【结果判断】

48~72 小时（一般多在 72 小时）观察结果。以局部硬结的直径毫米数来表示，如硬结直径不超过 5mm 为阴性"–"；5~9mm 为阳性"+"；10~19mm 为中阳性"++"；20mm 以上为强阳性"+++"；局部除硬结外，还可见水泡、坏死等，为极强阳性反应"++++"。（表 14-1）

表 14-1　结核菌素试验结果判断

反　应	符　号	反应性质和强度
阴性	–	可无硬结，局部发红，或有硬结，其平均直径 <5mm
阳性（弱）	+	红硬，平均直径在 5~9mm

续表

反 应	符 号	反应性质和强度
阳性（中）	++	红硬，平均直径在 10 ~ 19mm
阳性（强）	+++	红硬，平均直径≥20mm
阳性（极强）	++++	除硬结外，还有水泡、坏死（无论硬结的直径大小）

【临床意义】

1. 阳性反应　①接种卡介苗后。②未接种卡介苗的年长儿无临床症状、仅呈一般阳性反应者，表示曾感染过结核杆菌。③强阳性反应者，表示体内有活动性结核病。④3岁以下尤其是1岁以内未接种过卡介苗者，中阳性反应表示体内有新的结核病灶，年龄越小，活动性结核的可能性越大。⑤由阴性反应转为阳性的，或反应强度由原来小于10mm 增至大于10mm，且增加幅度大于6mm，表示新近有感染。

2. 阴性反应　①未感染过结核。②结核菌素效价不足或错误的技术操作。③结核菌感染后的结核变态反应前期（初次感染4 ~ 8周内）。④假阴性反应见于应用糖皮质激素、机体免疫功能低下或受抑制、淋巴细胞免疫系统缺陷、患有麻疹、重度营养不良、百日咳、严重结核病或老年人等。

【预防】

1. 控制传染源　结核菌涂片阳性病人是主要的传染源，早发现、早隔离、早治疗。

2. 切断传播途径　结核病患者的痰液用漂白粉消毒，用物煮沸；注意卫生，不随地吐痰。

3. 保护易感人群　预防呼吸道感染，避免着凉。积极防治急性传染病，如麻疹、百日咳等。加强营养，增强体质，提高机体自身的抵抗力。按时接种卡介苗，定期复查结核菌素试验，出现阴性时，积极补种卡介苗。接种时需注意禁忌证。

4. 药物性预防　需要进行药物预防的有：①密切接触开放性肺结核病人的小儿。②3岁以下婴幼儿未接种过卡介苗并且结核菌素试验阳性者。③结核菌素试验新近由阴性转为阳性者。④结核菌素试验阳性伴有结核中毒症状者。⑤结核菌素试验阳性、新近患麻疹或者百日咳的小儿。⑥结核菌素试验阳性、需要长期使用糖皮质激素或者免疫抑制剂者。

【治疗】

1. 治疗原则　加强营养，适当休息；早期、适量、联合、全程、规律应用抗结核药物。

2. 抗结核药物　全杀菌药有异烟肼（INH）、利福平（RFP）；半杀菌药有链霉素（SM）和吡嗪酰胺（PZA）；抑菌药有乙胺丁醇（EMB）、乙硫异烟胺（ETH）。

3. 抗结核治疗方案

（1）普通疗法　用于无明显症状的原发型肺结核，服用异烟肼、利福平和（或）乙胺丁醇。疗程为9 ~ 12个月。

（2）**两阶段疗法** 用于活动性原发型肺结核、急性粟粒型肺结核、结核性脑膜炎。①强化治疗阶段：联用 3~4 种杀菌药（INH、RFP、PZA 及 SM），长程 3~4 个月，短程 2 个月。②巩固治疗阶段：联用两种抗结核药（连续应用 INH、RFP 或 EMB），长程 12~18 个月，短程 4 个月。总疗程大于 12 个月。

（3）**短程疗法** 选用 6 个月的短程化疗方案。

> **知识链接**
>
> ### 迟发型变态反应
>
> 迟发型变态反应又称"迟发型超敏反应"，属于四型分类法中的 Ⅳ 型变态反应，这种反应不是由抗体介导，而是由细胞介导的，属于细胞免疫，是由 T 淋巴细胞介导的一种超敏反应。它的发生无需抗体或补体参加，在变应原的作用下形成致敏淋巴细胞，当再次接触相同的变应原时，可表现出一种迟缓的反应，至少约 12 小时后才出现症状，48~72 小时达高峰，以单个核细胞浸润和细胞变性坏死为特征的局部变态反应性炎症，如接触性皮炎、移植排斥反应、结核分枝杆菌引起的组织损伤、卡介苗接种等。
>
> 迟发型超敏反应可分为感染性迟发型超敏反应和接触性迟发型超敏反应。感染性迟发型超敏反应多见于胞内寄生菌感染，如结核杆菌等分支杆菌和一些原虫感染，伴随感染存在。接触性迟发型超敏反应是通过机体接触而产生。致敏原进入人体后与体内蛋白质结合成完全抗原，通过一种抗原提呈细胞提呈给 T 细胞，将其激活为效应 T 细胞，引发免疫应答反应，再次接触即出现过敏现象。

同步训练

1. 下列有关结核菌素试验的概念，正确的是（ ）

　　A. 结核菌素试验阴性可排除结核病

　　B. 卡介苗接种成功，结核菌素反应呈阴性

　　C. 结核菌素试验阳性，可确诊有结核病

　　D. 结核菌素试验后 12 小时观察结果准确

　　E. 严重肺结核病时，结核菌素试验可能会有阴性反应

2. 婴儿，15 个月，生后未接种卡介苗，体质较弱。近 1 个月咳嗽，食欲不振，午后微热，体温 37.8℃，肺听诊呼吸音粗，无水泡音。为了确诊，应首选哪种检查（ ）

　　A. 全血常规　　　　　　　　B. 肺部 CT　　　　　　　C. 结核菌素试验

　　D. 血清病毒抗体测定　　　　E. 血沉

3. 小儿结核病的主要传染源是_____。

4. 小儿结核病主要通过_____传播，消化道及皮肤或胎盘传染者较少。

第二节　原发型肺结核患儿的护理

宝宝22个月了，近日出现高热、咳嗽，伴疱疹性结膜炎和结节性红斑。宝宝经常与奶奶在一起，其奶奶被检查出患有肺结核。所以给宝宝做了结核菌素试验，72小时后观察结果，局部硬结直径为16mm。查体：体温39.2℃；肝、脾轻度肿大；颈无抵抗，巴彬斯基征阳性。胸片可见大小一致、密度相同、分布均匀的粟粒状阴影。宝宝怎么了？应如何护理？

知识要点

  1. 原发型肺结核的主要病因。
  2. 原发型肺结核的症状和体征。
  3. 原发型肺结核的护理诊断、预防与护理措施。

结核菌初次侵入肺部引起原发感染而致原发型肺结核，多见于儿童。人体初次感染结核菌后在体内形成的病灶，是小儿肺结核的主要类型，一般预后良好。肺部的原发病灶、淋巴管炎及肺门淋巴结炎，合称原发综合征。若继续发展甚至恶化，出现干酪样性肺炎、结核性胸膜炎等，可以经血行播散引起粟粒型结核或结核性脑膜炎。

【病因与发病机制】

结核菌第一次经呼吸道入侵肺部，多位于胸膜下、肺上叶底部和下叶的上部，右侧较多见。基本病变为渗出、增殖、坏死。在原发病灶的形成过程中，结核菌沿局部淋巴管侵入肺门或纵隔淋巴结，引起淋巴管炎和淋巴结肿大。与结核病人密切接触，特别是与开放性肺结核病人接触的小儿容易被感染；近期患有急性传染病、应用免疫抑制剂、既往有疱疹性结膜炎、结节性红斑等结核过敏者，对结核菌敏感。

【症状与体征】

1. 结核中毒症状　少数患者症状不明显或全无症状，仅在胸部X线检查时发现。一般起病缓慢，常以全身结核中毒症状为主，长期不规则低热、食欲低下、盗汗、乏力等。

2. 咳嗽　是常见的症状之一，少痰，有时由于肿大的淋巴结压迫支气管分叉处，或肉芽组织侵入支气管壁而出现阵发性痉挛性咳嗽。

3. 婴幼儿症状　急性起病，突然高热，2～3周后转为低热，出现纳差、消瘦等结核中毒症状。婴儿可伴有肝、脾淋巴结肿大，而肺部体征不明显。

4. 其他　高度肿大的淋巴结可出现压迫和刺激症状，常见为干咳和刺激性咳嗽、喘鸣、声音嘶哑；全身浅表淋巴结可有不同程度的肿大，少数患儿可伴有结节性红斑、疱疹性结膜炎和结核风湿症等结核变态反应。

【辅助检查】

1. 胸部X线检查　这是诊断小儿肺结核的重要方法之一，原发综合征呈典型哑铃状双极影；支气管淋巴结结核为肺门淋巴结肿大，表现为炎症型和结节型。

2. 结核菌素试验　呈强阳性或由阴性转为阳性。

【治疗要点】

无明显症状的患儿可用普通疗法，活动性原发型肺结核采用直接督导下短程化疗。高热、结核中毒症状重者，在充分使用抗结核药物的基础上，可使用糖皮质激素减轻炎症和变态反应，促进炎症吸收。

【护理诊断】

1. **营养失调（低于机体需要量）**　与食欲差、疾病消耗过多有关。
2. **活动无耐力**　与结核杆菌感染至营养消耗过多、摄入不足有关。
3. **潜在并发症**　肝损害、末梢神经炎、耳聋等药物副作用所致。
4. **有传播感染的可能**　与排出结核菌有关。
5. **知识缺乏**　家长缺乏隔离、服药的知识。

【护理目标】

患儿食欲好转，体重增加；活动耐力增加；患儿能严格遵医嘱服药；用药期间不出现并发症，或者出现时能被及时发现并处理；未发生其他小儿被传染；家长了解相关知识并配合治疗。

【护理要点与措施】

1. **保证营养供给，注意休息**　给予高热量、高蛋白、高维生素饮食，如牛奶、鸡蛋、瘦肉、鱼、豆腐、新鲜水果、蔬菜等，以提高患儿的抵抗力，促进机体修复能力和病灶愈合。

2. **生活护理**　有发热、中毒症状的患儿应卧床休息。保持室内空气流通，阳光充足。保证患儿有充足的睡眠时间，避免患儿受凉而引起上呼吸道感染。

3. **观察病情，注意药物的不良反应**　链霉素可引起耳聋、耳鸣及肾功能损害；利福平可引起肝功能损害；异烟肼可引起皮疹、手足麻木及烧灼感；对氨基水杨酸可有胃肠道反应；乙胺丁醇可以出现球后视神经炎、视力减退及皮疹。发现患儿出现不良反应时须及时报告医生。

4. **做好隔离**　采取呼吸道隔离，定期空气消毒；患儿的痰液用漂白粉消毒，患儿的餐具、用物等按规定进行消毒；避免接触其他急性传染病患儿，避免交叉感染。

【健康教育】

向家长和患儿介绍肺结核的病因和传播途径，用浅显易懂的语言讲述疾病的一般知识，解除家长的顾虑，克服焦虑心理。告诉家长应用抗结核药物是治愈结核病的关键，密切观察抗结核药物的副作用。积极防治各种急性传染病、营养不良、佝偻病等的发生，以免加重病情。

知识链接

卡介苗与小儿结核病的预防

卡介苗（BCG）是1908年卡氏（Callmette）和介氏（Guérin）二人应用牛型结核杆菌在5%甘油胆汁马铃薯培养基上，经过13年230余代的反复培养，使病菌失去致病的性能，然后制成菌苗（卡介苗BCG）接种到人体，使受种者产生对结核病的免疫力。小儿结核病的发病与小儿的健康状况和生活环境有密切的关系。按时接种疫苗、良好的卫生习惯、不随地吐痰，可预防结核病的发生。

接种卡介苗是预防小儿结核病的最有效的措施，可降低小儿结核病的发病率和死亡率。我国卡介苗的接种对象为新生儿和结核菌素试验阴性的小儿。做好结核病人家庭的消毒隔离工作也是保护小儿不受结核病人传染的重要措施。托儿所、幼儿园及学校等集体机构的保育员与教师应定期检查有无结核病，一旦发现活动性病人，应离开工作岗位并彻底进行治疗。家庭内雇用保姆或聘请补习教师，应先进行胸部X线透视，保证无结核病。此外，还要注意其他预防措施，如乳牛的管理、乳品消毒、婚前和孕期的检查等。

同步训练

1. 小儿时期的结核病，以哪型多见（ ）

   A. 原发型肺结核   B. 粟粒性肺结核   C. 支气管淋巴结核

   D. 结核隐性感染   E. 结核性脑膜炎

2. 急性粟粒性肺结核患儿加用糖皮质激素治疗，须先采取的措施是应用（ ）

   A. 抗生素   B. 抗结核药   C. 利尿剂

   D. 20%甘露醇   E. 退热药

3. 结核病的原发综合征，其典型的X线胸片表现是（ ）

   A. 云雾状阴影   B. 团块状阴影   C. 哑铃状"双极影"

   D. 斑点状阴影   E. 粟粒状阴影

4. 小儿结核病的主要传染源是_____；小儿结核病主要通过_____传播。

5. 如何护理患有原发型肺结核的患儿？怎样预防易感儿被结核病人传染？

6. 病例讨论：患儿，22个月，高热、咳嗽，伴疱疹性结膜炎和结节性红斑。有结核病密切接触史。做结核菌素试验72小时观察结果，局部硬结直径为16mm。查体：体温39.2℃；肝、脾轻度肿大；颈无抵抗，巴彬斯基征阳性。胸片可见大小一致、密度相同、分布均匀的粟粒状阴影。经医生诊断后，该患儿是患了急性粟粒性肺结核，应该如何护理？

第三节 结核性脑膜炎患儿的护理

小明今年 6 岁了，因不规则发热、间断抽搐、呕吐 1 周入院。根据家长介绍，小明无结核病接触史，但是未接种卡介苗。入院诊断为结核性脑膜炎。同学们，你们知道如何收集患儿的资料吗？该患儿存在哪些护理诊断？目前可采取哪些护理措施？

■■■■ 知识要点

1. 结核性脑膜炎的主要病因。
2. 结核性脑膜炎的临床症状和体征。
3. 结核性脑膜炎的护理诊断、预防与护理措施。

结核性脑膜炎（简称"结脑"），是由结核菌侵犯脑膜而引起的中枢神经系统感染，是小儿结核病中最严重的一型。多见于 3 岁以内的婴幼儿，死亡率高，是小儿结核病致死的主要原因。

【病因与发病机制】

感染原发型肺结核或粟粒型肺结核后，因婴幼儿的免疫功能低下，血脑屏障不完善，结核杆菌侵入淋巴系统，经血行播散进入脑膜和脑实质；结核杆菌可侵入蛛网膜下腔，并随脑脊液播散，经数天至数周引起结核性脑膜炎。一般发生在原发感染后 12 个月内，尤其是初次感染结核杆菌后 3~6 个月最易发病。全年均可发生，尤以冬、春季节多见。

结核性脑膜炎的发生与机体的高度过敏性有关，亦可因脑实质或脑膜干酪灶破溃而引起。病理表现为脑部肿胀，脑膜呈弥漫性特异性改变，水肿、渗出并形成结核结节，蛛网膜下隙聚积大量炎性渗出物，尤以脑底部明显，可引起脑神经损害和脑脊液循环受阻。脑血管呈炎性改变，重者致脑组织缺血、软化，患儿可出现肢体瘫痪。

【症状与体征】

结核性脑膜炎的典型表现为：起病较缓慢，临床上大致可分为早、中、晚 3 期。

1. 早期（前驱期） 约 1~2 周。患儿早期的特殊表现为性情改变，双眼凝视，精神呆滞，表情淡漠，对周围的事物不感兴趣，易疲倦或烦躁不安，同时伴有低热、厌食、盗汗、消瘦、便秘及不明原因的呕吐等症状，年长儿可诉头痛。

2. 中期（脑膜刺激期） 约 1~2 周。随着颅内压逐步增高而致剧烈头痛、喷射性呕吐、嗜睡或惊厥等。脑膜刺激征（颈项强直、凯尔尼格征、布鲁津斯基征）阳性是本病重要的、常见的体征。婴幼儿多表现为前囟隆起等。此期可出现脑神经障碍，面神经瘫痪最为常见。

3. 晚期（昏迷期） 约 1~3 周。上述症状逐渐加重，出现意识障碍，由意识朦胧、半昏迷进入完全昏迷，惊厥频繁发作，甚至呈僵直状态。患儿极度消瘦，呈舟状腹。常伴有水、电解质代谢紊乱。婴儿可因颅内压急剧增高而出现前囟膨出、颅缝裂开，最终因脑疝而死亡。

【辅助检查】

1. 脑脊液　外观呈毛玻璃样或透明，静置 12 至 24 小时后可见蜘蛛网状薄膜形成，涂片后可查结核菌。压力增高，白细胞增多，以淋巴细胞为主，蛋白定量增加，糖和氯化物同时降低，成为结核性脑膜炎的典型改变。

2. 其他　85% 的患儿 X 线检查有结核病改变，有助于诊断；结核菌素试验可呈假阴性；眼底检查可见脉络膜粟粒状结节。

【治疗要点】

1. 抗结核治疗　采用两阶段治疗方案。①强化治疗阶段：联合使用 INH、RFP、PZA 及 SM。②巩固治疗阶段：连续应用 INH、RFP 或 EMB。RFP 或 EMB 的应用时间为 9~12 个月。待脑脊液恢复正常后应继续治疗 6 个月。

2. 降低颅内压　遵医嘱应用 20% 甘露醇，常量每次 0.5~1g/kg，于 30 分钟内快速静脉注入，4~6 小时一次。有脑疝形成时可加大剂量，可加用乙酰唑胺等利尿剂。

3. 应用糖皮质激素　初期可使用糖皮质激素，有利于减轻炎症反应，降低颅内压，并可减少粘连，预防或减轻脑积水的发生。

【护理诊断】

1. 潜在并发症　颅内高压症、压疮。

2. 营养失调（低于机体需要量）　与食欲下降、摄入不足及消耗增多有关。

3. 有感染的危险　与机体免疫力低下有关。

4. 焦虑（家长）　与疾病预后差、病情危重及缺乏结核性脑膜炎知识有关。

【护理目标】

患儿摄入的营养满足机体的需要，体重逐渐恢复到正常标准；患儿皮肤完整，未发生压疮；患儿未将疾病传染给他人或无新感染的表现；家长情绪稳定，焦虑程度减轻。

【护理要点与措施】

1. 降低颅内压，预防脑疝发生

（1）保持安静，注意体位　保持安静，避免刺激（包括声、光等）。护理和治疗操作应集中进行，动作轻、快，以免频繁惊扰患儿而加重颅内高压。使患儿侧卧位，头肩抬高 15°~30°，以利于头部血液回流而降低颅内压，并避免呕吐物误吸而造成窒息。腰椎穿刺后要去枕平卧 4~6 小时，以防头痛。

（2）防止缺氧　及时清除呼吸道分泌物，避免呕吐物误吸，保持呼吸道通畅。缺氧者及时吸氧，防止脑缺氧性损伤。小婴儿若有高热，需降温，以减少耗氧。

（3）用药的护理　遵医嘱应用抗结核药物、糖皮质激素、脱水剂、利尿剂。严格控制液体的输入量与输液速度，以免加重颅内压升高。注意抗结核药物及其他药物的不良反应。

（4）观察病情，防治并发症　监测生命体征、意识、瞳孔等，应经常巡视，密切观察，及时记录。若患儿出现呼吸节律不规则、瞳孔忽大忽小或两侧不对称、对光反射减弱或者消失、血压升高、四肢肌张力增高、呼吸不规则等，应警惕脑疝及呼吸衰竭的发生。若患儿出现意识障碍、前囟隆起、烦躁不安等，提示颅内压增高，应立即通知医生并做好抢救准备。做好氧气、吸引器、人工呼吸机、呼吸兴奋剂、穿刺包及侧脑室引流包等的准备。

2. 保证热量供给 保证足够的热量摄入，给予高热量、高蛋白、高维生素、清淡、易消化的流食或半流食，不能进食者可给予鼻饲或静脉补充营养。

3. 做好口腔、皮肤、黏膜护理，防止受伤 每日清洁口腔，保持口腔清洁；避免受伤或坠床，防舌咬伤；保持皮肤、臀部清洁干燥。昏迷及瘫痪患儿，每 2 小时给予翻身、局部按摩，预防压疮的发生。昏迷患儿防治角膜溃疡，可用盐水棉球擦洗眼睛，涂以鱼肝油眼膏。

4. 防止交叉感染 采取呼吸道隔离，接近病人时应戴口罩、穿隔离衣、戴手套。严格消毒痰液、呕吐物及各种用具。病室每日至少通风 3 次；紫外线空气消毒，每日 2 次；保持适宜的室温、湿度。严格执行有关结核病的隔离消毒措施。

【健康教育】

1. 加强与患儿家长的沟通，及时了解他们的心理状态，体会他们的感受，并给予耐心的解释和心理上的支持，使其克服焦虑心理，配合治疗护理。

2. 供给充足的营养；为患儿制定良好的生活制度，保证休息时间，适当进行户外活动。

3. 指导家长自觉执行治疗计划，坚持全程、合理用药，并做好病情及药物毒副作用的观察，定期门诊复查；避免继续与开放性结核病人接触，以防重复感染。

4. 积极预防和治疗各种急性传染病，防止疾病复发；出院时指导家长严格按医嘱用药。

5. 对留有后遗症的患儿，指导家长对瘫痪肢体进行被动活动等功能锻炼，帮助肢体功能恢复，防止肌挛缩。对失语和智力低下者，进行语言训练和适当教育。

同步训练

1. 下列哪一项不是结核性脑膜炎的并发症（　　　）

 A. 脑出血   B. 脑积水   C. 继发性癫痫

 D. 脑性瘫痪   E. 脑神经障碍

2. 10 个月的患儿，发热、轻度咳嗽 10 天，惊厥 2 次，1 个月前患麻疹，PPD（＋），脑脊液化验 WBC $880 \times 10^6/L$，蛋白质 1000mg/L，糖 1.52mmol/L，氯化物 99mmol/L，应诊断为（　　　）

 A. 病毒性脑膜炎   B. 化脓性脑膜炎   C. 结核性脑膜炎

 D. 真菌性脑膜炎   E. 中毒性脑病

3. 结核性脑膜炎是小儿结核病中最_____的一型，_____高，是_____的主要原因。

4. 结核性脑膜炎分为_____期、_____期、_____期；早期的特殊表是_____。

5. 结核性脑膜炎的治疗原则：①_____；②_____；③应用糖皮质激素。

6. 护理结核性脑膜炎患儿时，如何降低颅内压、预防脑疝的发生？

第十五章 神经系统疾病患儿的护理

婴儿出生后，各个系统的发育是不均衡的。其中，作为统帅一切生理活动的神经系统是最先迅速发育的，以协调身体各组织器官的功能，适应环境的变化。这一章我们要学习的就是有关神经系统的内容及神经系统疾病患儿的护理。同学们应熟悉小儿神经反射的特点；小儿腰椎穿刺的位置；掌握化脓性脑膜炎、病毒性脑膜炎与脑炎的症状与体征；掌握不同脑膜炎脑脊液检查的特点。那么，对患有脑膜炎的患儿，我们应该如何正确护理呢？

第一节 小儿神经系统解剖、生理特点

 知识要点

1. 小儿腰椎穿刺的位置、小儿神经反射的特点。
2. 正常脑脊液的外观及小儿脑脊液的正常值。

神经系统由脑和脊髓及遍布于全身的周围神经组成，在人体各器官系统中占有重要的地位。在小儿的生长发育过程中，神经系统发育最早。不同年龄阶段，其解剖、生理各具不同的特征。

一、脑

小儿的脑实质生长较快，出生时脑的平均重量约为 370 克，占其体重的 1/9~1/8。小儿出生时脑皮质细胞数已与成人相同。3 岁时，脑细胞的分化基本完成，8 岁时与成人的区别不大。神经纤维髓鞘化到 4 岁才完成，故在婴幼儿时期由于髓鞘形成不完善，刺激引起的神经冲动传导慢，易于泛化，不易形成明显的兴奋灶。

二、脊髓

出生时脊髓的结构已较完善，发育已较成熟，2 岁时已接近成人。年龄越小，脊髓相对越长，出生时脊髓的末端位于第 3~4 腰椎水平，生后脊柱发育较脊髓快，4 岁时脊髓末端位于第 1~2 腰椎水平。因此，婴幼儿做腰椎穿刺时位置要低，以第 4~5 腰椎间隙进针为宜，以免损伤脊髓。

三、脑脊液

正常脑脊液的外观清亮透明，新生儿脑脊液量少（约 50ml），压力低，抽取脑脊液较困难，以后逐渐增多，压力渐升高。小儿脑脊液的正常值见表 15 - 1。

表 15 - 1　小儿脑脊液的正常参考值

	婴儿和新生儿	儿童
压力（mmH$_2$O）	30～80（新生儿）	70～200
细胞数	（0～20）×10^6/L	（0～10）×10^6/L
蛋白总量（g/L）	0.2～1.2（新生儿）	0.2～0.4
糖（mmol/L）	3.9～5.0	2.8～4.5
氯化物（mmol/L）	110～122	117～127

四、神经反射

小儿的神经反射与神经系统的发育有密切的关系，不同的神经反射有不同的临床意义。

1. 出生时即存在，终身不消失的反射　角膜反射、结膜反射、瞳孔反射、吞咽反射等，这些反射减弱或消失，提示神经系统有病理改变。

2. 出生时存在，以后逐渐消失的反射　觅食反射、吸吮反射、拥抱反射、握持反射、颈肢反射、交叉腿反射等，出生时存在，生后 3～6 个月逐渐消失。这些反射在新生儿时期减弱或到该消失时仍存在则为病理状态。

3. 出生时不存在，以后逐渐出现并终身存在的反射　腹壁反射、提睾反射，在新生儿期不易引出，到 1 岁时才稳定。

4. 病理反射　2 岁以内可以引出踝阵挛、巴彬斯基征阳性为生理现象，若单侧出现或 2 岁后出现则为病理现象。

5. 脑膜刺激征　新生儿期凯尔尼格征、布鲁津斯基征可为弱阳性，因小婴儿的屈肌张力高，所以生后 3～4 个月阳性无病理意义。同时，由于婴儿颅缝和囟门可缓解颅内压力，脑膜刺激征可能不明显或出现较晚。

同步训练

1. 出生时存在而以后逐渐消失的反射是（　　）
A. 提睾反射　　　　　　　　B. 角膜反射　　　　　　　　C. 吞咽反射
D. 觅食反射　　　　　　　　E. 腹壁反射

2. 新生儿时期脊髓末端的位置是（　　）
A. 第 1 腰椎上缘　　　　　　B. 第 1 腰椎下缘　　　　　　C. 第 2 腰椎下缘
D. 第 2 腰椎上缘　　　　　　E. 第 3 腰椎下缘

3. 婴幼儿腰椎穿刺时在_____间隙进针为宜，以免损伤脊髓。4 岁时脊髓末端位于第_____

腰椎水平。

　　4. 周围神经髓鞘化到_____才完成。

　　5. 简述小儿神经反射的特点及其临床意义。

第二节　化脓性脑膜炎患儿的护理

　　案例：18 个月的患儿，发热、抽搐 2 天，神志不清 1 天入院。查体：体温 38.7℃，脉搏 132 次／分，呼吸 42 次／分，表情呆滞，两眼凝视，时有上翻，口角抽动，前囟隆起，颈抵抗不明显，布氏征可疑，心、肺未见异常。血常规检查：白细胞 13×10^9／L，中性粒细胞 0.61，淋巴细胞 0.39。脑脊液检查：外观混浊，白细胞数明显增加，分类以中性粒细胞为主，糖和氯化物下降，蛋白增高。医生初步诊断为化脓性脑膜炎。同学们，你们知道有关化脓性脑膜炎的一系列知识吗？对这样的患儿，我们在护理上应该注意哪些问题呢？

知识要点

　　1. 化脓性脑膜炎的常见致病菌。

　　2. 化脓性脑膜炎的主要症状与体征。

　　3. 化脓性脑膜炎的护理诊断、护理要点与措施。

　　4. 化脓性脑膜炎的脑脊液检查。

　　化脓性脑膜炎简称"化脑"，是由各种化脓性细菌感染引起的急性中枢神经系统感染性疾病，以发热、头痛、呕吐、惊厥、意识障碍、脑膜刺激征、脑脊液呈化脓性改变为特征。好发于冬、春季节，多见于婴幼儿，重症病例死亡率较高，神经系统后遗症较多。

　　【病因与发病机制】

　　许多化脓性细菌都能引起化脓性脑膜炎，常见的致病菌有脑膜炎双球菌、肺炎链球菌和流感嗜血杆菌等。不同年龄的小儿感染的致病菌也有很大的差异。新生儿化脓性脑膜炎的常见致病菌是大肠杆菌、溶血性链球菌和金黄色葡萄球菌。婴幼儿多为流感嗜血杆菌、肺炎链球菌感染所致。年长儿以脑膜炎双球菌和肺炎链球菌感染多见。

　　致病菌大多从呼吸道侵入，也可由皮肤、黏膜或新生儿脐部侵入，经血液循环到达脑膜。少数患儿也可由邻近组织感染扩散引起。主要病变为脑膜表面血管极度充血、蛛网膜及软脑膜发炎，出现大量脓性渗出物，并可发生脑室管膜炎（脑室炎）、硬脑膜下积液和（或）积脓、脑积水等。炎症还可损害脑实质、颅神经而产生相应的神经系统体征。

　　【症状与体征】

　　1. 一般症状　起病较急，多数化脓性脑膜炎患儿急性起病，全身感染中毒症状比较重。患儿突发高热、头痛、烦躁、精神萎靡或嗜睡等。但是，小婴儿的临床表现常不典型。

2. 神经系统症状 有颅内压增高的表现，头痛、意识障碍、惊厥、脑膜刺激征阳性。年长儿可自述头痛倦怠；小婴儿表现为易激惹；部分患儿表现为喷射性呕吐。意识障碍表现为嗜睡、意识模糊、昏迷等，并可出现烦躁不安、激惹、迟钝等精神症状。惊厥发作时意识丧失，全身可呈强直或阵挛发作，小婴儿可表现为双目凝视、屏气、呼吸不规则。脑膜刺激征表现为颈项强直、凯尔尼格征、布鲁津斯基征阳性。

3. 临床常见的化脓性细菌引起的化脓性脑膜炎的特点

（1）脑膜炎双球菌（脑膜炎奈瑟菌）脑膜炎 又称流行性脑脊髓膜炎，简称"流脑"。其主要临床表现为突发高热、剧烈头痛、频繁呕吐、皮肤黏膜瘀点、瘀斑及脑膜刺激征，严重者可有败血症休克和脑实质损害，常可危及生命。部分病人暴发起病，可迅速致死。菌血症时出现的皮疹，开始为弥散性红色斑丘疹，迅速转变成皮肤瘀点，主要见于躯干、下肢、黏膜以及结膜，偶见于手掌及足底。

（2）大肠杆菌脑膜炎 多见于出生3个月以内的婴儿，特别是新生儿和早产儿。病菌主要来自母亲产道和婴儿肠道、脐部。常出现拒乳、嗜睡、易激惹、惊厥、凝视等。

（3）流感嗜血杆菌脑膜炎 多见于3个月至3岁的小儿，秋季多发。多数起病急，突然高热，呕吐，惊厥。部分起病较缓，先有明显的呼吸道感染史，数日或1~2周后才出现脑膜炎症，偶可伴见皮疹。

（4）肺炎双球菌脑膜炎 发病率较高，仅次于流脑，多见于1岁以下的婴儿，冬、春季多见，继发于呼吸道炎症、败血症或颅脑外伤等。早期颈项强直不明显，病程可迁延或反复发作。可并发硬膜下积液或积脓、脑脓肿、脑积水等，一般病情较重。

（5）金黄色葡萄球菌脑膜炎 各年龄段均可发病，多发生于夏季。常有脐炎、脓疱疮、蜂窝组织炎等感染史，可同时伴有肺炎、肺脓肿、肝脓肿、骨髓炎等化脓性病灶。病程中可出现荨麻疹、猩红热样皮疹和皮肤脓疱疹。

【并发症】

较常见的并发症有硬脑膜下积液、脑室管膜炎。颅内压增高到一定程度可导致脑疝。其他并发症还有脑积水、颅神经受损、耳聋、失明、瘫痪、智力低下、癫痫等。

【辅助检查】

①外周血象检查：白细胞总数及中性粒细胞明显增高。②脑脊液检查：外观混浊，压力升高；白细胞总数明显增多，多在 $1000 \times 10^6/L$ 以上，以中性粒细胞为主；糖含量明显降低；蛋白含量增高。③脑脊液涂片或细菌培养可找到致病菌。

【治疗要点】

早期应用抗生素，要足量、足疗程、静脉给药，选用对病原菌敏感、易通过血脑屏障的抗生素，如果是由肺炎双球菌或者脑膜炎奈瑟菌引起的首选青霉素。在使用抗生素的同时，应用肾上腺皮质激素减轻脑水肿及颅内高压症状，并且采用对症支持疗法处理高热，控制惊厥，降低颅内压，保证热量供给，维持水、电解质平衡。

【护理诊断】

1. 潜在的并发症 颅内压增高，水、电解质紊乱，硬脑膜下积液。

2. 体温过高　与细菌感染有关。

3. 营养失调（低于机体需要量）　与呕吐、腹泻及意识障碍而不能进食有关。

4. 有受伤的危险　与昏迷、抽搐有关。

5. 恐惧（家长）　与预后不良有关。

【护理目标】

患儿头痛、呕吐、惊厥、前囟隆起等颅内高压的表现减轻、消失，体温维持正常。患儿能获得相应的营养，以满足其需要。惊厥得到控制，不发生受伤。患儿及家长的情绪得到控制。

【护理要点与措施】

1. 降低并维持颅内压的稳定

（1）保持安静，注意体位　保持安静，避免刺激（包括声、光等）。护理和治疗操作应集中进行，动作轻、快，以免频繁惊扰患儿而加重颅内高压。使患儿侧卧位，头肩抬高 15°~30°，以利于头部血液回流而降低颅内压，并避免呕吐物误吸而造成窒息。腰椎穿刺后要去枕平卧 4~6 小时，以防头痛。

（2）用药的护理　遵医嘱用药，熟悉各种药物的使用方法、不良反应及其处理方法。如甘露醇，注意不能与其他药液混合静脉滴注，以免产生结晶沉淀；250ml 的甘露醇要在 20 分钟内滴入体内；用药推注时不能漏到血管外，以免引起局部刺激和水肿。应用青霉素时，要在 1 小时内输完，以防影响疗效；高浓度的青霉素须避免外漏，以免引起局部组织损伤或坏死。

（3）防止缺氧　及时清除呼吸道分泌物，避免呕吐物误吸，保持呼吸道通畅。缺氧者及时吸氧，防止脑缺氧性损伤。

（4）观察病情，防治并发症　监测生命体征、意识、瞳孔等，应经常巡视，密切观察，及时记录。若患儿出现呼吸节律不规则、瞳孔忽大忽小或两侧不对称、对光反应迟钝、血压升高，应警惕脑疝及呼吸衰竭的发生；若患儿出现意识障碍、头囟隆起、瞳孔改变、烦躁不安、四肢肌张力增高等，提示有脑水肿。出现上述症状时应立即通知医生并做好抢救准备。

（5）做好抢救的准备　做好氧气、吸引器、人工呼吸机、脱水剂、呼吸兴奋剂、硬脑膜下穿刺包及侧脑室引流包的准备。

2. 一般护理

（1）维持正常体温　保持病室的空气新鲜，根据病情每 2~4 小时监测体温 1 次，并观察热型及伴随症状。鼓励并协助患儿多饮水，出汗后及时更衣，注意保暖。体温超过 38.5℃时，采取降温措施，以减少耗氧，预防惊厥，并记录降温效果。

（2）保证热量供应　保证足够的热量摄入，根据患儿的热量需要制定饮食计划，给予高热量、清淡、易消化的流质或半流质饮食，不能进食者可给予鼻饲或静脉营养。

（3）防止受伤及压疮　注意安全，拉好床栏，避免患儿躁动不安或惊厥时受伤或坠床，防舌咬伤。协助患儿洗漱、进食、大小便及个人卫生等生活护理。

（4）口腔、皮肤的护理　保持口腔清洁，及时清除呕吐物与分泌物，保持呼吸道通畅，防止造成误吸。做好皮肤护理，及时清除大小便，保持臀部清洁干燥，预防压疮的发生。

课堂互动：化脓性脑膜炎患儿应采取怎样的体位？做腰椎穿刺术后的患儿应采取怎样的体位？为什么？一旦发生脑疝，患儿会出现哪些症状？

【预防】

积极预防上呼吸道感染，加强社区卫生宣教，预防化脑的发生。预防新生儿化脑要强调做好围生期保健，积极治疗，并且尽量避免孕、产妇感染。

【健康教育】

1. 指导生活护理　向患儿及家长介绍病情，讲解治疗及护理方法，指导家长观察患儿的呼吸、脉搏、神志等情况，讲解并示范帮助患儿翻身、清洁、干燥皮肤、预防褥疮、清理口和鼻腔分泌物等方法。

2. 指导观察　指导家长观察患儿是否发生并发症及后遗症，如观察头围大小、前囟紧张度、患儿的反应及肢体活动，及早发现有无脑积水、智能障碍、肢体瘫痪等，以便及时处理。

3. 指导功能训练，做好心理护理　指导并协助患儿进行肢体功能锻炼，如每 2～3 小时翻身 1 次、做肢体按摩和被动运动等，并指导进一步治疗，促使病情尽可能康复。对恢复期和有神经系统后遗症的患儿家长，给予安慰、关心、鼓励，使其接受疾病的事实，树立战胜疾病的信心。

同步训练

1. 患儿，2 岁，化脓性脑膜炎。体温 39.5℃，给予药物降温处理后，复测体温的时间是（　　）

   A. 降温后 30 分钟　　　　　　B. 降温后 45 分钟　　　　　　C. 降温后 60 分钟

   D. 降温后 75 分钟　　　　　　E. 降温后 90 分钟

2. 患儿，女，2 岁，医生为确定诊断，为患儿进行了腰椎穿刺，护理中首先应该注意的是（　　）

   A. 勤翻身　　　　　　　　　　B. 半卧位 4～6 小时　　　　　C. 吸氧

   D. 平卧位 4～6 小时　　　　　E. 去枕平卧 4～6 小时

3. 对化脓性脑膜炎患儿的处理措施中，正确的是（　　）

   A. 保持安静，头侧位以防窒息

   B. 硬脑膜下穿刺时应侧卧位，固定头部

   C. 重症患儿输液速度宜快，防止休克

   D. 颅压高时应适量放出脑脊液

   E. 硬脑膜下积液者可穿刺放液，每次不少于 30ml

4. 导致年长儿化脓性脑膜炎最常见的病原菌是_____，导致新生儿化脓性脑膜炎的常见病原菌是_____。

5. 化脓性脑膜炎常见的并发症是_____、_____、_____、_____、_____等。

6. 案例分析：患儿，16个月，因化脓性脑膜炎入院，该患儿烦躁不安，喷射性呕吐，前囟隆起，高热不退。请问：该患儿当前最主要的护理诊断是什么？应采取哪些护理措施？应用药物治疗时应注意哪些问题？应对家长进行哪些康复指导？

第三节 病毒性脑膜炎、脑炎患儿的护理

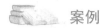 案例

一名3岁的男孩，1周前曾患"上感"，近3天发热、头痛、呕吐，频发惊厥来诊。查体：体温39.8℃，呼吸32次/分，颈部有抵抗感，心、肺、腹无异常。脑膜刺激征（＋）。脑脊液检查：外观清亮，白细胞轻度增加，白细胞分类以淋巴细胞为主，蛋白含量轻度增高，糖和氯化物均正常。同学们，我们已经学习了化脓性脑膜炎的有关知识及护理，那么，你认为这位小朋友的症状和体征与化脓性脑膜炎有何异同点？

知识要点

1. 病毒性脑膜炎、脑炎的常见病毒。
2. 病毒性脑膜炎、脑炎的主要症状与体征。
3. 病毒性脑膜炎、脑炎的护理诊断、护理要点与措施。
4. 病毒性脑膜炎、脑炎的脑脊液检查。

病毒性脑膜炎、脑炎是由各种病毒引起的一组以精神和意识障碍为突出表现的中枢神经系统感染性疾病，以发热、头痛、呕吐、嗜睡或精神异常、意识障碍为主要表现。本病是小儿最常见的神经系统感染性疾病之一，夏、秋季发病率较高，病情轻重差异很大，轻者能自行缓解，预后良好，重者可留有后遗症，甚至导致死亡。

如果病毒主要侵袭脑膜而出现脑膜刺激征，临床上重点表现为病毒性脑膜炎，脑脊液中以淋巴细胞为主的白细胞增多。病程呈良性，多在2周以内，一般不超过3周，有自限性。

若炎症主要累及大脑实质时，则以病毒性脑炎为临床特征。病毒侵入中枢神经系统后，往往脑膜和脑实质均有不同程度的受累，则称为病毒性脑膜脑炎。

【病因与发病机制】

许多病毒都可引起脑炎，其中80%为肠道病毒（如柯萨奇病毒、埃可病毒），其次为虫媒病毒（如乙脑病毒）、单纯疱疹病毒和腮腺炎病毒等。病毒自呼吸道、胃肠道或经昆虫叮咬侵入人体后，在淋巴系统繁殖后经血液循环感染各脏器，在入侵中枢神经系统前即可有发热等全身症状，在脏器中繁殖的大量病毒则可进一步随血液进入中枢神经系统。进入脑内的病毒迅速增殖，直接破坏神经组织，导致神经脱髓鞘病变、血管及血管周围的损伤和供血不足。

【症状与体征】

起病前 1~3 周有上呼吸道及胃肠道感染史、接触动物或昆虫叮咬史。

1. 病毒性脑膜炎 主要表现为发热、头痛、恶心、呕吐、嗜睡。年长儿会自诉头痛；婴儿则烦躁不安，易激惹。一般很少出现严重的意识障碍和惊厥，可有颈项强直等脑膜刺激征，但无局限性神经系统体征。病程大多在 1~2 周。

2. 病毒性脑炎 其临床表现因病变部位、范围和轻重程度而有不同，一般病程为 2~3 周。①大多数患儿呈弥漫性大脑病变，其表现为发热、反复惊厥发作、不同程度的意识障碍和颅内压增高症状。轻者嗜睡、昏睡，重者神志不清、昏迷甚至深度昏迷。患儿出现头痛、呕吐、心动过缓、前囟饱满等，甚至有脑疝的表现。部分患儿伴偏瘫或肢体瘫痪表现。②若病变主要累及额叶皮质运动区，则主要表现为惊厥反复发作。③若病变主要累及额叶底部、颞叶边缘系统，则主要表现为精神异常、躁狂、幻觉、失语、定向力与记忆力障碍等。

大部分脑炎可完全康复，少数遗留肢体瘫痪、癫痫、智力发育迟缓等后遗症。

【辅助检查】

1. 脑脊液检查 脑脊液压力增高，外观清亮，白细胞总数增加，分类以淋巴细胞为主，蛋白含量正常或轻度增高，糖和氯化物一般在正常范围。涂片和培养无细菌发现。

2. 脑电图 以弥漫性或局限性高幅慢波为特征，对诊断有参考价值。

3. 病毒学检查 部分患儿的脑脊液病毒分离及特异性抗体测试阳性。血清抗体效价升高。

【治疗要点】

中枢神经系统病毒感染多无特效治疗，以对症处理和支持疗法为主。如降温、止惊、降低颅内压；保证营养供给，保持水和电解质的平衡。疱疹病毒脑炎可给予阿昔洛韦，其他病毒感染可酌情选用干扰素、更昔洛韦、病毒唑等。

【护理诊断】

1. 体温过高 与病毒血症有关。

2. 急性意识障碍 与脑实质炎症有关。

3. 营养失调（低于机体需要量） 与颅神经受损引起的吞咽或咀嚼困难、摄入不足有关。

4. 潜在并发症 颅内压增高。

【护理目标】

患儿的体温维持正常；意识状态尽快得到改善或恢复；营养状况得到改善或恢复正常；患儿不发生颅内压增高，或发生后能得到及时处理。

【护理要点与措施】

1. 降低并维持颅内压稳定 保持安静，注意体位，避免刺激。使患儿侧卧位，头肩抬高 15°~30°，以利于头部血液回流，降低颅内压。及时清理呼吸道分泌物、呕吐物，保持气道通畅，避免误吸。降低体温，必要时吸氧，遵医嘱使用降低颅内压的药物。腰椎穿刺后去枕平卧4～6小时，以防头痛。

2. 做好昏迷患儿的护理　使患儿侧卧位，保持口腔清洁，及时清除呼吸道分泌物，保持呼吸道通畅，防止造成误吸。做好皮肤清洁护理，保持臀部清洁。每2小时翻身一次，以减少坠积性肺炎和褥疮的发生。

3. 维持正常体温　监测体温，并观察热型及伴随症状。若体温超过38.5℃，及时给予物理降温或药物降温。做好降温及降温后的护理。

4. 饮食护理　保证热量供应，可给予富含维生素的高热量饮食。对昏迷或吞咽困难的患儿，可给予鼻饲或静脉高营养，并做好口腔护理。

5. 用药护理　甘露醇不能与其他药物配伍，以免产生结晶沉淀；推注时不能漏到血管外，以免引起局部刺激和水肿；为达到最好的疗效，250ml的甘露醇要在20～25分钟内滴入体内。

6. 密切观察病情变化　密切观察瞳孔及呼吸变化，保持呼吸道通畅，及时吸出呼吸道内的痰液，如出现呼吸节律不规则、双侧瞳孔不等大、对光反应迟钝，多提示脑疝与呼吸衰竭的发生。观察意识变化，若患儿出现烦躁不安、意识障碍，则应警惕脑水肿的发生。

【预防】

小儿注射各种抗病毒疫苗是预防病毒性脑炎的主要途径（如由麻疹、风疹、脊髓灰质炎等病毒引起）；教育儿童加强体格锻炼，增强机体免疫力；积极消灭蚊虫，保证饮食清洁。

【健康教育】

向患儿及家长介绍病情，做好心理护理，增强战胜疾病的信心。向家长讲解保护性看护和日常生活护理的相关知识。指导家长做好智能训练和瘫痪肢体的功能恢复锻炼。

> **知识链接**
>
> ### 如何预防流脑
>
> 在疾病的流行前期，搞好周围环境和室内卫生，注意通风换气，勤晒衣被和儿童玩具，这些都是预防此病传播的重要措施。疾病预防控制机构要坚持做好流脑的流行病学监测工作，并根据流行病学监测的结果，分析发病趋势，合理地制订预防工作计划，落实菌苗预防及患者抢救治疗的有关措施。个人要加强体育锻炼，增强体质；同时注意饮食，保证营养的供给。要重点做好2岁以下儿童的疫苗接种工作，接种率应达到90%以上。流脑的初期症状与感冒很像，主要表现为发热、头痛、咽痛、上呼吸道分泌物增多、流涕、咳嗽等等，因此，流脑往往被视为感冒而不被重视，以致延误病情。如患儿表现为突然高热、剧烈头痛、喷射性呕吐、头颈强直、皮肤有出血点、大小便失禁、昏迷、抽搐等，一定要到医院检查是否患上了脑炎。

同步训练

1. 下列哪一项不是病毒性脑炎脑脊液变化的特点（　　）

    A. 压力增高，外观清亮　　　　　　B. 白细胞总数增加，分类以淋巴细胞为主

    C. 糖和氯化物正常　　　　　　　　D. 压力增高，外观混浊

    E. 蛋白质正常或轻度增高

2. 病毒性脑膜炎的病原体是_____，其次是_____、_____、_____。

3. 病毒性脑膜炎患儿的脑脊液检查有何特点？

4. 遵医嘱应用甘露醇时应该注意哪些问题？

5. 病例讨论：患儿，男，3岁，1周前曾患"上感"，近3天发热、头痛、呕吐，频发惊厥来诊。查体：体温39.8℃，呼吸32次/分，颈部有抵抗感，心、肺、腹无异常。脑膜刺激征（＋）。脑脊液检查：外观无色透明，白细胞轻度增加，分类以淋巴细胞为主，蛋白质轻度增高，糖和氯化物均正常。请你根据这个患儿的症状、体征和脑脊液检查，试说该患儿可能患了哪种疾病？治疗原则有哪些？在护理中应该注意哪些问题？

第四节　惊厥患儿的护理

案例

    女孩红红，2岁，发热、鼻塞、轻咳1天，夜间突然抽搐1次，表现为头向后仰，双眼上翻，四肢呈强直性抽搐，持续2～3分钟后缓解，无呕吐。查体：体温39.6℃，颈软无抵抗，心、肺、腹无异常。脑膜刺激征（－）。血常规检查：白细胞8×10^9/L，中性粒细胞0.41，淋巴细胞0.59。想一想：红红为何出现抽搐？如何采取有效的护理措施？

知识要点

1. 小儿惊厥的不同原因与分类。

2. 不同原因引起小儿惊厥的临床表现及其特点。

3. 惊厥发作时的急救处理。

    惊厥是指全身或局部骨骼肌群突然发生不自主收缩，常伴意识障碍，是儿科常见的急症，发生率约为成人的10～15倍，多见于婴幼儿。引起惊厥的病因很多，大致可分为感染性及非感染性两大类。

    1. 感染性　①颅内感染：常由细菌、病毒、原虫、寄生虫、真菌等引起的脑膜炎、脑炎和脑脓肿等。②颅外感染：多见于感染性疾病引起的高热惊厥、中毒性脑病（多由重症肺炎、中毒性痢疾、败血症等原发病引起）、破伤风等。

    2. 非感染性　①颅内疾病：颅脑损伤；颅内占位性病变，如肿瘤、囊肿、血肿等；

颅脑畸形，如脑积水、脑血管畸形等；各型癫痫等。②颅外疾病：电解质紊乱，如低血钙、低血糖、低血镁、低血钠、高血钠等；遗传代谢性疾病，如苯丙酮尿症、半乳糖血症等；全身性疾病，如急性心源性脑缺氧综合征、高血压脑病、尿毒症；药物及农药中毒等。

【症状与体征】

1. 典型表现　常突然发作，患儿意识丧失，双眼上翻、凝视或斜视，头向后仰、口吐白沫，牙关紧闭，面部及四肢肌肉呈阵挛性或强直性抽搐，二便失禁等。重者可因呼吸道狭窄而出现缺氧发绀，甚至窒息死亡。惊厥的发作时间可由数秒至数分钟或更长时间，抽搐后多入睡。

2. 不典型表现　新生儿惊厥常表现为无定性多变的各种各样的异常动作，如呼吸暂停、不规则、两眼凝视、阵发性发绀或苍白。小婴儿惊厥有时仅表现为口角、眼角抽动，一侧肢体抽动或双侧肢体交替抽动。

3. 惊厥持续状态　指惊厥发作持续 30 分钟以上，或两次发作的间歇期意识不能完全恢复者，为惊厥的危重型。由于惊厥持续的时间过长，可引起高热、缺氧性脑损害、脑水肿，甚至脑疝而危及生命。

4. 热性惊厥　由于发热而引起惊厥，是小儿惊厥中最常见的情况。惊厥多在发热早期发生，持续时间短暂，在一次发热疾病中很少连续发作多次，常在发热 12 小时内发生，发作后意识恢复快，无神经系统阳性体征，热退 1 周后脑电图恢复正常，预后良好。

【辅助检查】

要检查血、尿、粪常规，病情需要时可测定血液生化和脑脊液，特殊情况还需做脑部超声、CT、MRI 及脑电图等检查，可以反映出惊厥的原因。

【治疗要点】

1. 一般治疗　减少不必要的刺激，保持呼吸道通畅，必要时吸氧。

2. 控制惊厥　用地西泮、苯巴比妥钠、水合氯醛等止惊药物，针刺人中、合谷等穴位。

3. 病因及对症治疗　查找病因，治疗原发病；对症治疗，控制体温，防治脑水肿。

【护理诊断】

1. 有窒息的危险　与惊厥时发生喉痉挛、意识障碍或者误吸入呼吸道分泌物有关。

2. 有受伤的危险　与意识障碍、抽搐及惊厥发作时碰伤、坠床、舌咬伤等有关。

3. 体温过高　与感染或惊厥持续状态有关。

4. 潜在并发症　脑水肿、缺氧性脑损伤。

5. 恐惧　与惊厥反复发作、家长担心预后有关。

【护理目标】

患儿惊厥被控制，呼吸道通畅。抽搐发作时，不发生损伤。患儿体温逐渐降低并保持正常。无脑损伤、脑水肿发生，或发生时能被及时发现并处理。患儿家长的情绪稳定。

【护理要点及措施】

1. 控制惊厥，保持呼吸道通畅

（1）惊厥发作时应就地抢救，不要搬运，立即让患儿平卧，头偏向一侧，松解衣服和领口，及时清除口鼻部的分泌物及口腔呕吐物，保持呼吸道通畅。

（2）遵医嘱迅速应用止惊药物，观察患儿用药后的反应并记录。

（3）保持安静，注意遮光，禁止不必要的刺激。

（4）备好气管插管用具及吸氧器、开口器等急救物品。

2. 注意安全，预防损伤 惊厥发作时，要有专人守护，拉上床栏，并在床栏杆处放置棉垫，以防坠床或碰伤。勿强行牵拉或按压患儿的肢体，以免骨折或脱臼。对已经出牙的患儿，用纱布包裹压舌板置于患儿的上、下磨牙之间，防止舌咬伤。

3. 预防并监测并发症 及时给予氧气吸入，以减轻缺氧性脑损伤。密切观察病情变化，注意患儿的体温、脉搏、呼吸、血压、瞳孔及神志改变，如发现患儿呼吸节律不整、脉率减慢、瞳孔大小不等、对光反应减弱或消失，应及时报告医生，以便采取紧急抢救措施。

4. 采取降温措施 热性惊厥可给予物理降温或者遵医嘱给予药物降温。

5. 缓解家长的紧张情绪 关心、体贴患儿，抢救时操作要轻快、熟练，以取得家长的信任。对家长予以安慰，并解释病情，以消除其恐惧心理，从而更好地配合护理工作。

【健康教育】

1. 康复指导 ①向家长介绍惊厥的有关知识、发生的病因、诱因。②教会家长观察惊厥发作的方法，告诫家长患儿在发热时，可能还会发生惊厥，指导家长在患儿发热时，及时用物理降温的方法控制体温，以防再发作。③指导家长掌握惊厥的急救方法，如发作时就地抢救，针刺或指压人中穴，保持安静，不能摇晃着、大声喊叫着或抱着患儿往医院跑，以免加重惊厥或造成机体损伤。发作缓解时应迅速将患儿送往医院查明原因，防止再发作。

2. 预防宣教 指导小儿加强体格锻炼，多做户外运动，增强体质，根据天气变化适时增减衣服，防止受凉，积极防治上呼吸道感染等疾病。

同步训练

1. 小儿高热惊厥多见于（   ）
   A. 化脓性脑膜炎   B. 低血钙   C. 中毒性菌痢
   D. 上呼吸道感染   E. 颅内出血
2. 小儿因发热引起的惊厥，首选的止惊药物为（   ）
   A. 苯妥英钠   B. 苯巴比妥   C. 水合氯醛
   D. 硫酸镁   E. 地西泮

3. 患儿，男，10 个月。因发热、咳嗽、惊厥来院就诊。体检：体温 39.8℃，咽充血，前囟平，神经系统检查无异常。请问该患儿惊厥的原因可能是（　　　）

A. 癫痫发作　　　　　　　　B. 热性惊厥　　　　　　　　C. 低钙惊厥

D. 中毒性脑病　　　　　　　E. 化脓性脑膜炎

4. 惊厥是指_____或_____骨骼肌群突然发生不自主收缩，常伴有_____，是儿科常见的_____。小儿惊厥中，最常见的是_____性惊厥。

5. 什么叫惊厥持续状态？

6. 讨论：小儿热性惊厥有哪些特点？护理中应该特别注意哪些问题？

附录1 护士执业资格考试儿科 模拟试题与答案

【第一篇】

第一章 儿科护理任务与儿科特点

第一节

1. 儿科护理学研究的范围是（　　）

    A. 健康、亚健康和患病儿童的护理

    B. 儿童家庭保健与健康指导

    C. 小儿喂养与保健

    D. 临床疾病护理

    E. 以上都是

2. 儿科护理学所涉及的范围包括（　　）

    A. 儿科专科护理　　　B. 社会学

    C. 心理学　　　　　　D. 教育学

    E. 以上都是

3. 我国儿科护理学研究的年龄范围是（　　）

    A. 从小儿出生到上学前

    B. 从小儿出生到青春期

    C. 从小儿出生到14岁

    D. 从精卵细胞结合至青春期结束

    E. 从妊娠28周至青少年时期

4. 我国儿科护理临床服务的对象是（　　）

    A. 从小儿出生到上学前

    B. 从小儿出生到青春期

    C. 从小儿出生至14周岁

    D. 从精卵细胞结合至青春期结束

    E. 从妊娠28周至青少年时期

5. 关于儿科护理的特点，正确的是（　　）

    A. 健康史可靠　　　　B. 护理操作容易

    C. 护理项目繁多　　　D. 心理护理简单

    E. 采集标本容易

参考答案：1. E　2. E　3. D　4. C　5. C

第二节

1. 小儿各年龄分期，以下正确的应该是（　　）

    A. 青春期指11～12岁至17～18岁

    B. 新生儿期指生后脐带结扎至生后30天

    C. 婴儿期指生后满月至1周岁之前

    D. 幼儿期指生后满1周岁至满3周岁之前

    E. 学龄前期指生后5周岁至满7周岁之前

2. 小儿IgG达成人水平的年龄是（　　）

    A. 2～3岁　　　　　　B. 3～5岁

    C. 5～6岁　　　　　　D. 6～7岁

    E. 7～9岁

3. 婴幼儿能从母亲乳汁中获得的免疫球蛋白是（　　）

    A. 免疫细胞　　　　　B. SIgA

    C. IgG　　　　　　　D. IgM

    E. IgE

4. 新生儿期是指（　　）

    A. 受孕至生后脐带结扎

    B. 出生第一声啼哭至生后满28天

    C. 脐带结扎至生后满28天

    D. 脐带结扎至生后满1个月

    E. 脐带结扎至生后满1周岁

5. 6个月内的婴儿不易患麻疹的主要原因是体内有来自母体的抗体（　　）

    A. IgA　　　　　　　B. SIgA

    C. IgG　　　　　　　D. IgM

    E. IgE

6. 小儿唯一能通过母体胎盘获得的抗体是（　　）

    A. IgA　　　　　　　　　B. SIgA

    C. IgG　　　　　　　　　D. IgM

    E. 各种免疫球蛋白

7. 关于儿童疾病的特点，正确的是（　　）

    A. 起病较慢　　　　　　B. 预后较差

    C. 表现较典型　　　　　D. 预防效果差

    E. 感染性疾病较多

8. 婴儿期小儿护理最重要的是（　　）

    A. 预防窒息　　　　　　B. 合理喂养

    C. 防止摔伤　　　　　　D. 早期教育

    E. 体格锻炼

参考答案：1. D　2. D　3. B　4. C　5. C　6. C
7. E　8. B

第二章　生长发育

第一节

1. 小儿先能抬头、后能坐，之后能走，这是遵循了下列哪项发育顺序（　　）

    A. 由上到下　　　　　　B. 由近到远

    C. 由粗到细　　　　　　D. 由低级到高级

    E. 由简单到复杂

2. 下列有关器官系统发育不平衡性的描述中，正确的是（　　）

    A. 生殖系统发育较早

    B. 神经系统发育领先

    C. 淋巴系统到青春期开始发育

    D. 皮下脂肪年长时发育较发达

    E. 肌肉组织的发育到青春期才加速

3. 青春期生长发育最大的特点是（　　）

    A. 内分泌调节稳定

    B. 神经系统发育成熟

    C. 体格生长

    D. 生殖系统迅速发育并趋见成熟

    E. 以上都不是

4. 下列哪项叙述不符合儿童生长发育规律（　　）

    A. 生长发育是一个连续过程

    B. 生长发育遵循一定的规律

    C. 各系统有一定的个体差异

    D. 器官发育的速度是一致的

    E. 受遗传和环境因素的影响

参考答案：1. A　2. B　3. D　4. D

第二节

1. 某小儿体重12kg，身长84cm，头围48cm，其年龄约为（　　）

    A. 10 个月　　　　　　　B. 12 个月

    C. 18 个月　　　　　　　D. 20 个月

    E. 24 个月

2. 正常1.5 岁的小儿，乳牙数应为多少颗（　　）

    A. 10 ~ 12　　　　　　　B. 14 ~ 16

    C. 12 ~ 14　　　　　　　D. 16 ~ 18

    E. 18 ~ 20

3. 2 岁小儿头围测量为 52cm，应考虑下述哪种疾病（　　）

    A. 营养不良　　　　　　B. 脑积水

    C. 脑发育不全　　　　　D. 佝偻病

    E. 呆小病

4. 有关小儿前囟的描述，正确的是（　　）

    A. 出生时 2.0 ~ 2.5cm

    B. 生后数月随头围增大而略增大

    C. 至 2 ~ 2.5 岁时闭合

    D. 前囟闭合过迟见于头小畸形

    E. 前囟饱满、膨隆表示脑发育不全

5. 正常 4 岁小儿，其平均身高约为（　　）

    A. 78cm　　　　　　　　B. 82cm

    C. 88cm　　　　　　　　D. 92cm

    E. 103cm

6. 正常小儿，身长 65.5cm、体重 7.25kg，其最可能的年龄是（　　）

    A. 4 个月岁　　　　　　B. 5 个月

    C. 6 个月　　　　　　　D. 10 个月

    E. 12 个月

7. 对婴儿进行体检时，前囟门的测量应以（　　）

    A. 对角连接线长度表示

    B. 相邻两边长度表示

    C. 对边中点的连线长度表示

    D. 对边中点连线的 1/2 长度表示

    E. 囟门骨缘间最大和最小距离长度表示

8. 体重是衡量小儿生长发育的重要指标之一，下列说法错误的是（　　）

    A. 新生儿出生体重平均为 3kg

B. 生后前半年每月增长 0.7kg

C. 1 周岁约为出生体重的 3 倍

D. 2 周岁约为出生体重的 4 倍

E. 2 周岁后每年平均生长 1.5kg

9. 下列哪一条符合牙齿的一般正常发育（　　）

    A. 乳牙共 24 只

    B. 最晚于 8 个月开始萌出乳牙

    C. 乳牙最晚于 1.5 岁出齐

    D. 乳牙数 = 月龄 –（4 ~ 6）

    E. 8 岁开始换牙

10. 正常 10 个月的小儿，下列哪项属于不正常（　　）

    A. 体重 8kg   B. 身长 73cm

    C. 乳牙 4g   D. 头围 48cm

    E. 能扶车走几步

参考答案：1. E　2. C　3. B　4. B　5. E　6. C

7. C　8. E　9. D　10. D

第三节

1. 正常小儿能有意识地叫"爸爸"、"妈妈"的月龄是（　　）

    A. 4 个月   B. 6 个月

    C. 8 个月   D. 10 个月

    E. 12 个月

2. 按运动功能的发育规律，小儿起坐的年龄一般为（　　）

    A. 3 ~ 4 个月   B. 5 ~ 7 个月

    C. 8 ~ 9 个月   D. 9 ~ 10 个月

    E. 10 ~ 12 个月

3. 下列叙述小儿动作发育，哪项是正常的（　　）

    A. 8 个月会爬   B. 4 个月开始抬头

    C. 8 个月开始能坐   D. 12 个月会独站

    E. 18 个月开始独走

4. 下列哪项符合 3 个月小儿的动作行为发育（　　）

    A. 会坐   B. 会爬

    C. 用双手握持玩具   D. 腋下能站起

    E. 直位时能抬头

5. 母亲带着 4 个月的小儿来院进行检查，结果正常。母亲询问何时开始会爬，正确的回答是（　　）

A. 3 个月   B. 5 个月

C. 6 个月   D. 8 个月

E. 10 个月

6. 下列哪项心理沟通方式适用于婴儿（　　）

    A. 因势利导   B. 搂抱与抚摸

    C. 多做游戏   D. 适时鼓励

    E. 社会交流

7. 属于 5 个月小儿动作行为发育的是（　　）

    A. 会坐   B. 会爬

    C. 扶腋下能站   D. 扶腋下能走

    E. 会翻身

8. 属于 2 岁小儿动作行为发育的是（　　）

    A. 单腿跳跃   B. 用积木搭桥

    C. 双腿分开跳跃   D. 双腿并拢跳跃

    E. 画直线

参考答案：1. D　2. B　3. A　4. E　5. D　6. B

7. C　8. D

第三章　家庭及社区护理与预防保健

第一节

1. 母乳中的乙型乳糖可抑制肠道中（　　）

    A. 乳酸杆菌的生长

    B. 变形杆菌的生长

    C. 大肠杆菌的生长

    D. 白色念珠菌的生长

    E. 葡萄球菌的生长

2. 母乳中可对抗肠道病原体感染的物质主要是（　　）

    A. SIgA   B. IgG

    C. IgM   D. 乳铁蛋白

    E. 双歧因子

3. 与牛乳相比，下列哪项不是母乳的优点（　　）

    A. 含 SIgA   B. 含白蛋白较多

    C. 含乳糖较多   D. 含钙较多

    E. 含有必需的不饱和脂肪酸较多

4. 关于小儿营养需要，下列正确的是哪一项（　　）

    A. 婴儿期每日约需热量 110kJ/kg

    B. 牛乳喂养每日需要蛋白质 2g/kg

C. 婴儿需水每日 100ml/kg

D. 生长需要为特有的能量需求

E. 以上均错

5. 婴儿饮食中，蛋白质、脂肪、糖类所供热量的百分比正确的是（　　）

  A. 15∶50∶35　　　　B. 15∶35∶50

  C. 25∶40∶35　　　　D. 25∶35∶40

  E. 25∶25∶50

6. 下列哪项辅食可用于 7 个月的小儿（　　）

  A. 碎肉与菜汤　　　　B. 面条和青菜汤

  C. 碎肉和饼干　　　　D. 烂面条和鸡蛋

  E. 带馅的食品

7. 婴儿到了断奶期，遇上夏季或患病可暂时推迟断奶时间，但最迟不超过（　　）

  A. 11 个月　　　　B. 12 个月

  C. 18 个月　　　　D. 20 个月

  E. 24 个月

（8～12题共用题干） 4 个月男婴，人工喂养，体重 7kg。母亲来咨询，请给出正确的回答。

8. 每天应给予8%糖牛奶多少毫升（　　）

  A. 450ml　　　　B. 500ml

  C. 550ml　　　　D. 600ml

  E. 770ml

9. 现有100g全脂奶粉，欲配成鲜奶的浓度，应加水多少毫升（　　）

  A. 500ml　　　　B. 400ml

  C. 600ml　　　　D. 800ml

  E. 700ml

10. 婴儿每日每千克体重所需水量是（　　）；因此，除给该婴儿喂配置的鲜牛乳后，每天还应额外再给该婴儿（　　）水

  A. 100ml；200ml　　B. 140ml；280ml

  C. 150ml；280ml　　D. 175ml；250ml

  E. 180 ml；260ml

11. 应该给该婴儿添加的辅食是（　　）

  A. 鱼肝油　　　　B. 豆浆

  C. 蛋黄　　　　D. 菜泥

  E. 米糊

12. 如果该婴儿是单纯羊乳喂养，有可能会发生下列哪种情况（　　）

  A. 患佝偻病　　　　B. 患夜盲症

  C. 患末梢神经炎　　D. 患缺铁性贫血

  E. 患巨幼细胞性贫血

参考答案：1. C　2. A　3. D　4. D　5. B　6. D　7. C　8. E　9. D　10. C　11. C　12. E

第二节

1. 接受大小便训练的最佳时期是（　　）

  A. 1～2 岁　　　　B. 2～3 岁

  C. 1.5～2 岁　　　D. 2～2.5 岁

  E. 2.5～3 岁

2. 3 个月婴儿水浴锻炼的方式应选择（　　）

  A. 擦浴　　　　B. 淋浴

  C. 游泳　　　　D. 温水浴

  E. 冷水浴

3. 新生儿期的日常护理重点为（　　）

  A. 保暖

  B. 合理喂养

  C. 注意皮肤清洁护理

  D. 预防交叉感染

  E. 以上都是

参考答案：1. A　2. D　3. E

第三节

1. 小儿，8 个月，应为其注射麻疹减毒活疫苗，以下操作不正确的是（　　）

  A. 了解小儿的身体健康状况，进行必要的体检

  B. 查对疫苗名称、有效期、有无变质

  C. 准备好急救药品

  D. 无菌操作，注射前用碘酊和乙醇消毒皮肤

  E. 向家长说明疫苗的不良反应和注射后反应

2. 卫生部规定儿童应该接种的基础疫苗是（　　）

  A. 卡介苗；脊髓灰质炎疫苗；麻疹疫苗；腮腺炎疫苗；百白破疫苗

  B. 卡介苗；脊髓灰质炎疫苗；麻疹疫苗；腮腺炎疫苗；破伤风

  C. 卡介苗；脊髓灰质炎疫苗；乙肝疫苗；麻疹疫苗；流脑疫苗

  D. 卡介苗；脊髓灰质炎疫苗；麻疹疫苗；乙

肝疫苗；破伤风

E. 卡介苗；脊髓灰质炎疫苗；麻疹疫苗；流感疫苗；乙肝疫苗

3. 婴儿 8 个月，母亲询问应该进行以下哪项计划免疫（　　）

　　A. 卡介苗　　　　　　B. 百白破混合疫苗

　　C. 乙型肝炎疫苗　　　D. 麻疹减毒活疫苗

　　E. 脊髓灰质炎减毒活疫苗

4. 以下哪种免疫制剂是减毒活疫苗（　　）

　　A. 卡介苗　　　　　　B. 脊髓灰质炎

　　C. 伤寒　　　　　　　D. 白喉

　　E. 乙型脑炎

5. 属于被动免疫的措施是（　　）

　　A. 口服脊髓灰质炎疫苗

　　B. 注射卡介苗

　　C. 注射丙种球蛋白

　　D. 注射麻疹疫苗

　　E. 注射流脑疫苗

6. 接种脊髓灰质炎疫苗时，正确的是（　　）

　　A. 接种对象是新生儿

　　B. 初种次数为 1 次

　　C. 用冷开水送服

　　D. 2 岁时需要复种

　　E. 接种方法为肌内注射

7. 关于卡介苗的接种，错误的是（　　）

　　A. 卡介苗为减毒活结核菌混悬液

　　B. 每次接种剂量为 0.1ml

　　C. 个别小儿接种后腋下或锁骨上淋巴结肿大

　　D. 接种后 4～6 周局部有小溃疡

　　E. 接种后于 8 岁、13 岁时进行复查，结核菌素阴性时不必复种

（8～9 题共用题干） 母亲带 8 个月的婴儿来预防保健中心进行接种，护士为其接种了麻疹疫苗。母亲对护士的操作提出了疑问：前几次的接种都是用碘酊和酒精消毒皮肤，而这次为什么只用了酒精消毒皮肤？如果再接种其他的疫苗，需要与这次的接种间隔多长时间？

8. 有关接种活疫苗时使用的消毒剂及疫苗接种的间隔时间，以下正确的回答是（　　）

　　A. 0.5% 碘伏，需间隔 4 周方可再接种其他疫苗

　　B. 2% 碘酊及 75% 酒精，需间隔 2 周方可再接

种其他疫苗

　　C. 0.5% 碘伏，需间隔 2 周方可再接种其他疫苗

　　D. 2% 碘酊及 75% 酒精，需间隔 2 周方可再接种其他疫苗

　　E. 75% 酒精，需间隔 4 周方可再接种其他疫苗

9. 母亲还想知道，8 个月大的婴儿，正常情况下一般应该出多少颗乳牙（　　）

　　A. 1　　　　　　　　　B. 2

　　C. 4　　　　　　　　　D. 5

　　E. B 和 C

参考答案：1. D　2. D　3. D　4. B　5. C　6. C　7. E　8. E　9. E

第四章　住院儿童的护理

第一节

（1～3 题共用题干） 9 个月的漂亮宝宝，因患肺炎而入院，入院当天患儿哭闹不停，不愿离开母亲。

1. 此时该患儿主要的心理压力来源是（　　）

　　A. 身体形象改变

　　B. 缺乏对疾病的认识

　　C. 中断学习

　　D. 离开亲人和接触陌生人

　　E. 失眠，做噩梦

2. 该患儿主要的身心反应是（　　）

　　A. 分离性焦虑　　　　B. 谵妄

　　C. 痴呆　　　　　　　D. 担心

　　E. 攻击别人

3. 对该患儿进行心理护理时，错误的是（　　）

　　A. 首次接触患儿时和母亲谈话

　　B. 突然从父母的怀抱中将患儿抱过来

　　C. 尽量固定护士以便连续护理

　　D. 了解患儿住院前的生活习惯

　　E. 保持与患儿父母密切联系

参考答案：1. D　2. A　3. B

第二节

（1～3 题共用题干） 男患儿，2 岁，肺炎入院，与父母分开后脚踢医护人员，要逃跑回家。

1. 该患儿体温超过多少时给予物理降温（　　）

A. 37. 5℃　　　　　　　B. 38. 0℃

C. 38. 5℃　　　　　　　D. 39. 0℃

E. 39. 5℃

2. 下列物理降温的方法错误的是（　　　）

　　A. 放置冰袋　　　　　B. 冷湿敷

　　C. 75% 乙醇擦浴　　　D. 温水浴

　　E. 冰盐水灌肠

3. 该患儿的身心反应是（　　　）

　　A. 恐惧　　　　　　　B. 苦恼

　　C. 分离性焦虑　　　　D. 情绪改变

　　E. 心理压抑

参考答案：1. C　2. C　3. C

第三节

1. 婴儿神经系统和呼吸中枢发育尚不成熟，选
择镇静止惊药时不宜选择（　　　）

　　A. 地西泮　　　　　　B. 吗啡

　　C. 异丙嗪　　　　　　D. 苯巴比妥

　　E. 氯丙嗪

2. 婴幼儿发热时，以下护理错误的是（　　　）

　　A. 加大退热药物的剂量，以免惊厥发生

　　B. 小剂量使用退热剂

　　C. 水痘患儿禁止使用阿司匹林

　　D. 采取降温措施 30 分钟后测体温

　　E. 首选饮水或物理降温

参考答案：1. B　2. A

第四节

1. 护理臀红患儿时，利用红外线灯照射臀部，
灯泡距患处的距离为（　　　）

　　A. 10 ~ 15cm　　　　　B. 15 ~ 20cm

　　C. 20 ~ 30cm　　　　　D. 30 ~ 40cm

　　E. 40 ~ 50cm

2. 患儿，男，7 个月，因腹泻入院。近 3 日臀部
皮肤潮红，无皮疹及溃疡出现。臀部清洗后
涂药宜选择（　　　）

　　A. 红霉素软膏　　　　B. 皮炎平软膏

　　C. 硝酸咪康唑霜　　　D. 鞣酸软膏

　　E. 1% 甲紫

3. 妮妮，5 个月，重度臀红继发感染，应涂
（　　　）

　　A. 紫草油　　　　　　B. 皮炎平软膏

　　C. 硝酸咪康唑霜　　　D. 鞣酸软膏

　　E. 1% 甲紫

4. 东东，20 天，肺炎入院，需行颈外静脉穿刺
取血，错误的操作是（　　　）

　　A. 全身约束法固定患儿

　　B. 患儿仰卧位，头偏向一侧

　　C. 穿刺点在下颌角和锁骨中点连线的 1/2 处

　　D. 注射器沿血液向心方向穿刺

　　E. 穿刺针头与皮肤呈 30°角

5. 患儿，女，1 岁，肺炎入院，需行股静脉垂直
穿刺抽血，应在股动脉搏动点（　　　）

　　A. 外侧 0.3 ~ 0.5cm 处垂直刺入

　　B. 内侧 0.3 ~ 0.5cm 处垂直刺入

　　C. 外侧 0.5 ~ 1.0cm 处垂直刺入

　　D. 内侧 0.5 ~ 1.0cm 处垂直刺入

　　E. 外侧 1.0 ~ 1.5cm 处垂直刺入

6. 轻度臀红（表现为皮肤潮红），下列护理不妥
的是（　　　）

　　A. 勤换尿布，保持臀部皮肤清洁干燥

　　B. 排便后，可用温水洗净，吸干后涂拭植
物油

　　C. 可用肥皂洗臀及用小毛巾直接擦洗

　　D. 室温及气温允许时，可直接暴露臀部于阳
光下

　　E. 可用红外线照射臀部，以加速炎症的吸收

参考答案：1. D　2. D　3. C　4. C　5. B　6. C

【第二篇】

第五章　新生儿与早产儿的特点及其护理

第一节

1. 胎龄超过 42 周以上的新生儿是（　　　）

　　A. 足月儿　　　　　　B. 早产儿

　　C. 过期产儿　　　　　D. 适于胎龄儿

　　E. 大于胎龄儿

2. 低出生体重儿是指出生时体重低于（　　　）

　　A. 1. 0kg　　　　　　B. 1. 5kg

C. 2.0kg   D. 2.5kg

E. 3.0kg

参考答案：1. C   2. D

第二节

1. 新生儿生理性体重下降发生在出生后（   ）

    A. 第1周   B. 第2周

    C. 第3周   D. 第4周

    E. 第5周

2. 新生儿生理性体重下降一般不超过（   ）

    A. 5%   B. 10%

    C. 15%   D. 20%

    E. 30%

3. 新生儿体温调节的特点不包括（   ）

    A. 皮下脂肪少，易散热

    B. 体温调节功能差

    C. 体表面积小，散热少

    D. 棕色脂肪产热

    E. 能通过出汗散热

4. 新生儿的特殊生理现象不包括哪项（   ）

    A. 生理性贫血   B. 乳房肿块

    C. 生理性黄疸   D. 生理性体重下降

    E. 假月经

5. 为预防新生儿感染，下列护理措施哪项不妥（   ）

    A. 入室前要穿清洁的工作衣，戴帽子

    B. 每护理一个新生儿前后均应洗手

    C. 脐带未脱落者不得沐浴

    D. 带菌者或患感染性疾病者应戴口罩

    E. 工作时勿用手接触自己的鼻孔、面部及口腔

6. 新生儿，女，日龄5天，食欲及精神较好，母亲在给其换尿布时发现其会阴部有血性分泌物，你认为是（   ）

    A. 生理现象   B. 肉眼血尿

    C. 尿道出血   D. 回肠出血

    E. 直肠出血

7. 足月女婴，母乳喂养，吸吮好，哺后安睡，生后4天体重下降7%，查体反应好，面色红润，心肺无异常，此婴体重下降可能的原因是（   ）

    A. 进乳量多，进水少

    B. 进水多，进乳量少

    C. 败血症

    D. 呆小病

    E. 生理性体重下降

参考答案：1. A   2. B   3. C   4. A   5. C   6. A

7. E

第三节

1. 早产儿适宜的温、湿度是（   ）

    A. 18℃~20℃；55%~65%

    B. 20℃~22℃；55%~65%

    C. 22℃~24℃；55%~65%

    D. 24℃~26℃；55%~65%

    E. 27℃~28℃；55%~65%

2. 为维持早产儿体温恒定，需根据早产儿的情况采取不同的保暖措施，可先在婴儿暖箱外保暖的小儿是（   ）

    A. 体重>1000g者   B. 体重>1200g者

    C. 体重>1800g者   D. 体重>1500g者

    E. 体重>2000g者

3. 早产儿护理应特别强调（   ）

    A. 加强喂养   B. 注意保暖

    C. 预防感染   D. 强调脐部护理

    E. 加强臀部护理

4. 男婴，胎龄30周，宫内妊娠，顺产，体重2.2kg，唇周发绀，呼吸急促，此时应给予（   ）

    A. 纯氧吸入   B. 间断高流量给氧

    C. 持续高流量给氧   D. 持续高浓度给氧

    E. 间断低流量给氧

参考答案：1. D   2. E   3. B   4. E

第四节

1. 以下哪项不是病理性黄疸的特点（   ）

    A. 早产儿>3周未消退

    B. 足月儿>2周未消退

    C. 黄疸程度重

    D. 黄疸在24小时内出现

    E. 黄疸消退后再现

2. 生理性黄疸应除外（   ）

A. 生后 24 小时内出现黄疸

B. 血清胆红素 <12mg/dl

C. 黄疸持续 10 天消退

D. 一般情况好

E. 血清结合胆红素 < 1.5mg/dl

3. 早产儿生理性黄疸血胆红素最高不超过（　　）

A. 342μmol/L　　　　B. 257μmol/L

C. 205.2μmol/L　　　D. 171μmol/L

E. 117μmol/L

4. 关于新生儿溶血性黄疸，下列首先应该做的是（　　）

A. 立即输入白蛋白　　B. 可放入保温箱

C. 可采用蓝光疗法　　D. 不需要处理

E. 可以输入与母亲相同血型的血液

5. 新生儿出生体重 3.2kg。生后 48 小时血清总胆红素 257μmol/L（15mg/dl），结合胆红素 34.2μmol/L（2mg/dl）。首选的治疗方案是（　　）

A. 光照治疗　　　　　B. 抗生素疗法

C. 肌注苯巴比妥钠　　D. 换血疗法

E. 应用利尿剂

6. 患儿，男，3 天，第一胎足月顺产，出生 18 小时发现皮肤黄染，吃奶好。体检：反应好，皮肤巩膜中度黄染，肝肋下 2cm，子血型 "B"，母血型 "O"，血清胆红素 257μmol/L（15mg/dl）。最可能的诊断为（　　）

A. 新生儿肝炎

B. 败血症

C. 新生儿 ABO 溶血症

D. 新生儿 Rh 溶血症

E. 胆道闭锁

7. 患儿 20 天，足月顺产，2 周末黄疸加深；大便呈灰白色；反应好，吃奶尚可。体格检查：皮肤巩膜黄染，心肺无异常，肝右下肋 3.5cm，质中，脾左肋下 1cm；血白细胞 10 × 10⁹/L，中性 45%，血清总胆红素 265μmol/L。此患儿最可能是（　　）

A. 生理性黄疸　　　　B. 新生儿胆道闭锁

C. 母乳性黄疸　　　　D. 新生儿败血症

E. 新生儿溶血症

（8 ~ 10 题共用题干）一患儿，出生体重 3.2kg，生后不久即出现皮肤、黏膜、巩膜黄染。生后 24 小时血清总胆红素 257μmol/L（15mg/dl），结合胆红素 34.2μmol/L（2mg/dl）。

8. 该患儿可能是（　　）

A. 生理性黄疸　　　　B. 生理性贫血

C. 新生儿颅内出血　　D. 新生儿溶血症

E. 消化道出血

9. 应采用的治疗方案应该是（　　）

A. 立即放入保温箱并准备采用换血疗法

B. 用抗生素治疗并准备采用换血疗法

C. 肌注苯巴比妥钠并准备采用换血疗法

D. 立即放入蓝光箱并准备采用换血疗法

E. 应用利尿剂并准备采用换血疗法

10. 若患儿出现嗜睡、尖声哭叫、肌张力下降，胆红素上升至 386μmol/L，该患儿可能发生了（　　）

A. 颅内出血

B. 胆红素脑病

C. 呼吸衰竭

D. 新生儿化脓性脑膜炎

E. 低血糖

参考答案：1. A　2. A　3. B　4. C　5. A　6. C

7. B　8. D　9. D　10. B

第五节

1. 关于新生儿窒息护理措施的叙述，正确的是（　　）

A. 应在 26℃ ~28℃ 的环境中进行抢救

B. 吸氧流量每分钟不超过 2L

C. 体外心脏按压 160 次/分左右

D. 抢救成功后立即哺乳

E. 以上都不正确

（2 ~ 4 题共用题干）某早产儿，出生 1 分钟，心率 90 次/分，呼吸浅快，全身皮肤青紫，四肢稍屈，喉反射存在。

2. 根据病情，评估该患儿为（　　）

A. 正常新生儿　　　　B. 青紫窒息

C. 重度窒息　　　　　D. 苍白窒息

E. 急性窒息

3. 首要的抢救措施是（　　）

A. 给氧　　　　　　　　B. 保暖

C. 清理呼吸道　　　　　D. 人工呼吸

E. 胸外心脏按压

4. 在抢救过程中注意保暖，肛温应维持在（　　）

A. 30℃～32℃　　　　　B. 32℃～34℃

C. 35℃～36.5℃　　　　D. 36.5℃～37℃

E. 37℃～38℃

参考答案：1. B　2. B　3. C　4. D

第六章　新生儿常见疾病及其护理

第一节

1. 新生儿呼吸窘迫综合征（新生儿肺透明膜病）的主要表现，以下除外的是（　　）

A. 呼气性呻吟

B. 吸气性三凹征

C. 呼吸困难，进行性加重

D. 心率先慢后快

E. 呼吸衰竭

2. 新生儿呼吸窘迫综合征的重要体征是（　　）

A. 抽搐　　　　　　　　B. 持续低体温

C. 肝、脾肿大　　　　　D. 反应低下

E. 出生后进行性呼吸困难、发绀

（3～5题共用题干） 足月新生儿，日龄2天。出生时脐带绕颈致窒息，现主要表现为烦躁，易激惹，拥抱反射活跃，无惊厥，前囟略隆起。初步诊断为新生儿缺氧缺血性脑病。

3. 可能出现脑损伤的部位是（　　）

A. 大脑皮质　　　　　　B. 脑室周围白质

C. 大脑基底节　　　　　D. 内囊区域

E. 大脑皮质矢状窦区

4. 为明确诊断需做CT检查，最适合的检查时间为（　　）

A. 生后1～3天　　　　　B. 生后2～5天

C. 生后1周　　　　　　D. 生后2周

E. 生后3周

5. 该患儿病情稳定后，促进脑功能恢复的护理是（　　）

A. 用约束带约束肢体

B. 长期吸氧增加氧供

C. 保证能量供应

D. 动作训练和感知刺激

E. 多拥抱抚摸

参考答案：1. D　2. E　3. E　4. B　5. D

第二节

1. 对新生儿颅内出血的护理，下列哪项是错误的（　　）

A. 保持安静，避免各种惊扰

B. 头肩部抬高15°～30°，以减轻脑水肿

C. 注意保暖，必要时给氧

D. 经常翻身，防止肺部淤血

E. 喂乳时应卧在床上，不要抱起患儿

2. 新生儿颅内出血的典型症状是（　　）

A. 呼吸困难，不能吸吮

B. 先表现兴奋，后出现抑制

C. 全身硬肿，皮肤发凉

D. 体温不升

E. 拒乳、黄疸

3. 预防新生儿颅内出血的关键措施为（　　）

A. 生后及时吸氧

B. 及时注射维生素K

C. 生后积极建立呼吸

D. 加强孕产期保健

E. 保持安静，少搬动

4. 足月儿，臀位产，生后1天，突然惊厥，烦躁不安。查体：体温37.2℃，前囟饱满，肌张力增强，尖叫，双眼凝视，肢体抽动，口唇微绀，心率132次/分，肺未闻及啰音。血常规检查：白细胞 10×10^9/L。此患儿最可能为（　　）

A. 新生儿低钙血症　　　B. 新生儿硬肿症

C. 新生儿破伤风　　　　D. 新生儿败血症

E. 新生儿颅内出血

5. 早产儿，日龄2天，出生1分钟Apgar评分4分，今晨抽搐2次，哭声尖，阵发青紫，拒乳，前囟饱满，脑脊液化验呈血性，蛋白含量明显增高，查血钙2.2mmol/L，血糖2.2mmol/L，血白细胞 1.3×10^9/L，中性粒细胞60%，最可能的诊断是（　　）

A. 新生儿低钙血症

B. 新生儿低血糖症

C. 新生儿颅内出血

D. 新生儿缺血缺氧性脑病

E. 新生儿化脓性脑膜炎

参考答案：1. D 2. B 3. D 4. E 5. C

第三节

1. 重度新生儿寒冷损伤综合征复温的要求是
（   ）

    A. 2~4 小时内体温恢复正常

    B. 4~8 小时内体温恢复正常

    C. 6~12 小时内体温恢复正常

    D. 12~24 小时内体温恢复正常

    E. 24~48 小时内体温恢复正常

2. 护理中暖箱起关键作用的疾病是（   ）

    A. 新生儿黄疸   B. 新生儿败血症

    C. 新生儿破伤风   D. 新生儿颅内出血

    E. 新生儿寒冷损伤综合征

3. 新生儿寒冷损伤综合征主要的致病因素是
（   ）

    A. 肺炎   B. 黄疸

    C. 寒冷   D. 腹泻

    E. 早产

4. 重症新生儿寒冷损伤综合征的常见死亡原因
是（   ）

    A. 肾出血   B. 肺出血

    C. 硬肿部位出血   D. 颅内出血

    E. 消化道出血

5. 暖箱温度的调节主要是根据早产儿（   ）

    A. 体温和呼吸   B. 体重和心率

    C. 日龄和血压   D. 日龄和体重

    E. 呼吸和心率

6. 对新生儿寒冷损伤综合征患儿的处理，哪项
不妥（   ）

    A. 立即置入 30℃ 暖箱内保暖

    B. 监测体温

    C. 预防感染

    D. 逐渐复温，6~12 小时使体温恢复正常

    E. 多喂奶，保证足够的能量摄入

7. 关于新生儿寒冷损伤综合征，下列哪项不正
确（   ）

    A. 多发生在冬季   B. 应立即快速复温

    C. 伴有低体温   D. 可有多系统损伤

E. 多发生在早产儿

    （8~9题共用题干）女婴，生后 4 天，于 12
月 20 日入院，入院时拒乳，反应差，哭声低。
查体：心音低钝，双下肢、臀部、下腹部红肿如
橡皮，测肛温 29.8℃。

8. 患儿可能的诊断为（   ）

    A. 新生儿败血症

    B. 新生儿黄疸

    C. 新生儿颅内出血

    D. 新生儿寒冷损伤综合征

    E. 肢体坏疽

9. 下列护理措施正确的是（   ）

    A. 将患儿放入 34℃ 暖箱复温

    B. 每小时箱温调高 2℃

    C. 60℃ 热水袋保暖

    D. 先放入比肛温高 1~2℃ 的温箱中复温

    E. 6 小时内将患儿体温恢复至正常

参考答案：1. D 2. E 3. C 4. B 5. D 6. D

7. B 8. D 9. D

第四节

1. 新生儿脐带脱落后，脐窝有分泌物时的处置
方法为（   ）

    A. 先用过氧化氢，再用硝酸银

    B. 先用过氧化氢，再用碘伏

    C. 先用碘酒，再用硝酸银

    D. 先用乙醇，再用碘酒

    E. 先用乙醇，再用碘伏

    （2~4题共用题干）患儿，男，足月顺产，
生后 5 天。出生第 4 天出现烦躁、食欲下降，入
院查体：体温 37.8℃，脐部周围皮肤红肿，诊
断为新生儿脐炎。

2. 该病最可能的致病菌是（   ）

    A. 金黄色葡萄球菌

    B. 大肠埃希菌

    C. 破伤风梭状杆菌

    D. 溶血性链球菌

    E. 肺炎链球菌

3. 应该选用何种消毒液清洁脐部（   ）

    A. 0.1% 新洁尔灭   B. 0.1% 依沙吖啶

    C. 95% 酒精   D. 3% 过氧化氢

E. 0.5% 碘伏

4. 清洁脐部后，应该涂何种消毒液 （　　）

　A. 0.1% 新洁尔灭　　　B. 0.1% 依沙吖啶

　C. 95% 酒精　　　　　 D. 3% 过氧化氢

　E. 0.5% 碘伏

参考答案：1. B　2. A　3. D　4. E

第五节

1. 早产儿，胎龄 31 周，生后 12 小时出现发绀、震颤。实验室检查：血糖 1.8mmol/L，诊断为新生儿低血糖。立即遵医嘱静脉输入葡萄糖溶液，在输入葡萄糖时应注意的是 （　　）

　A. 给予高糖饮食　　　B. 监测血糖变化

　C. 给予高蛋白饮食　　D. 防止外伤

　E. 同时用胰高血糖素

　　（2～4 题共用题干） 小宝宝胎龄 32 周时出生。生后出现哭声异常，阵发性青紫，肢体抖动，实验室检查：血糖 1.7mmol/L，诊断为新生儿低血糖。

2. 常见的病因是 （　　）

　A. 足月儿　　　　　B. 巨大儿

　C. 早产儿　　　　　D. 大于胎龄儿

　E. 适于胎龄儿

3. 如果患儿不能经口进食，需要静脉补充葡萄糖，其速度是每分钟 （　　）

　A. 1～2mg/kg　　　B. 3～4mg/kg

　C. 4～5mg/kg　　　D. 6～8mg/kg

　E. 9～10mg/kg

4. 输入葡萄糖时，主要的护理措施是 （　　）

　A. 给予高糖饮食　　B. 多饮糖水

　C. 监测血糖变化　　D. 防止外伤

　E. 注意保暖

参考答案：1. B　2. C　3. D　4. C

第六节

1. 新生儿低钙血症时，静脉推注葡萄糖酸钙的护理措施中，哪项不妥 （　　）

　A. 选择粗直的静脉推注

　B. 剂量为 2ml/kg

　C. 经稀释后静脉推注

D. 推注时监测心率

E. 快速推注，在短时间内升高血钙浓度

2. 为患有低钙血症的新生儿静脉推注葡萄糖酸钙时必须监测心率，当心率低于 （　　）应停用。

　A. 60 次/分　　　　　B. 70 次/分

　C. 80 次/分　　　　　D. 90 次/分

　E. 100 次/分

参考答案：1. E　2. C

【第三篇】

第七章　营养性疾病患儿的护理

第一节

1. 根据婴幼儿营养不良的分度标准，Ⅰ度营养不良是体重低于正常体重的 （　　）

　A. 8%～10%　　　　　B. 10%～15%

　C. 15%～25%　　　　 D. 25%～40%

　E. 40% 以上

2. 治疗营养不良患儿时，食物的选择原则为 （　　）

　A. 轻、中度营养不良，不必补充各种维生素

　B. 选用高糖、高蛋白、高热量的食物

　C. 食物量应根据食欲来增加

　D. 营养不良的程度越重，食物添加的速度越快

　E. 选择合适患儿消化能力、符合营养需要的食物

3. 营养不良患儿化验室检查的特征性改变为 （　　）

　A. 血糖偏低

　B. 血清胆固醇降低

　C. 血清清蛋白浓度降低

　D. 血钠、血钾偏低

　E. 血清白蛋白浓度升高

4. 营养不良患儿皮下脂肪最先减少的部位是 （　　）

　A. 面部　　　　　　　B. 腹部

　C. 躯干　　　　　　　D. 四肢

　E. 臀部

5. 婴儿营养不良最常见的病因是（　　）
　　A. 先天不足　　　　B. 喂养不当
　　C. 缺乏锻炼　　　　D. 疾病影响
　　E. 免疫缺陷

6. 护理重度营养不良的患儿，应特别注意观察，其可能发生下列哪种可致命的并发症（　　）
　　A. 重度贫血　　　　B. 低血钠
　　C. 低血钾　　　　　D. 低血糖
　　E. 继发感染

7. 护理重度营养不良的患儿时应注意（　　）
　　A. 加快补液速度
　　B. 体重接近正常时快速增加热量的供给
　　C. 补液量不宜过多
　　D. 尽快输入10%葡萄糖以保证热量的供给
　　E. 消化吸收能力好可快速增加到生理需要量

8. 营养不良的患儿最易缺乏的维生素是（　　）
　　A. 维生素D　　　　B. 维生素B_1
　　C. 维生素C　　　　D. 维生素A
　　E. 维生素B

（9～10题共用题干）患儿，女，重度营养不良，因迁延性腹泻入院。凌晨护士巡视时发现患儿面色苍白、四肢厥冷、神志不清、脉搏减慢。

9. 应首先考虑（　　）
　　A. 呼吸衰竭　　　　B. 心力衰竭
　　C. 感染性休克　　　D. 低血糖症
　　E. 低钙血症

10. 应首先采取的措施为（　　）
　　A. 静脉注射毛花苷C
　　B. 静脉注射洛贝林
　　C. 静脉注射葡萄糖酸钙
　　D. 静脉注射甘露醇
　　E. 静脉注射高渗葡萄糖

参考答案：1. C　2. E　3. C　4. B　5. B　6. D
7. C　8. D　9. D　10. E

第二节

1. 佝偻病发病的主要原因是（　　）
　　A. 缺乏维生素A
　　B. 甲状腺素缺乏
　　C. 食物中缺钙

　　D. 缺乏维生素D
　　E. 食物中钙磷比例不当

2. 小儿易患佝偻病的最常见的原因为（　　）
　　A. 生长发育快，需维生素D多
　　B. 消化酶分泌不足
　　C. 胃肠发育不成熟
　　D. 辅食添加不及时
　　E. 肝肾功能发育不良

3. 注射维生素D_3 20万～30万单位治疗佝偻病，一般多久后口服预防量（　　）
　　A. 3～4周　　　　　B. 5～6周
　　C. 1周左右　　　　D. 2～3个月
　　E. 到骨骼症状消失

4. 开始给小儿添加鱼肝油的时间应为（　　）
　　A. 出生后24小时　　B. 出生后2～4周
　　C. 出生后2～4天　　D. 出生后5个月
　　E. 出生后4个月

5. 幼儿1岁半，佝偻病激期。为避免其"O"形腿加重，主要采取下列哪项措施（　　）
　　A. 补充维生素D　　B. 补充钙剂
　　C. 多晒太阳　　　　D. 减少行走
　　E. 外科矫形术

（6～8题共用题干）13个月的小儿，人工喂养，易激惹、多汗；有方颅、枕秃、鸡胸。X线检查：长骨钙化带消失。血生化检查：血磷明显降低，血钙磷乘积 <30，碱性磷酸酶增高。

6. 考虑该患儿为（　　）
　　A. 佝偻病初期　　　B. 佝偻病激期
　　C. 手足搐搦症　　　D. 佝偻病恢复期
　　E. 低钙血症

7. 对该患儿的护理措施，以下哪项不妥（　　）
　　A. 多晒太阳
　　B. 按医嘱肌内注射维生素D 30万单位
　　C. 添加含维生素D丰富的食物
　　D. 护理动作要轻柔
　　E. 为促进运动发育，应尽快加强站、立、行训练

8. 对患儿家长进行的健康指导，哪项不妥（　　）
　　A. 增加户外活动，多晒太阳
　　B. 多让患儿做俯卧位抬头、展胸运动
　　C. 按医嘱补充维生素D，增加含钙丰富的

饮食

D. 介绍佝偻病的预防方法

E. 肌内注射维生素 D 后立即口服预防量的维生素 D

参考答案：1. D 2. A 3. D 4. B 5. D 6. B

7. E 8. E

第三节

1. 维生素 D 缺乏性手足搐搦症发生惊厥时，错误的是（   ）

　A. 立即转入抢救室

　B. 将患儿的头转向一侧

　C. 松开患儿的衣领

　D. 就地抢救

　E. 将患儿的舌体轻轻拉出口

2. 有手足搐搦症病史的患儿，注射维生素 D 前（   ）至注射后（   ）口服钙剂，防止低钙抽搐

　A. 1～2 周；3～4 周

　B. 2～3 周；2～3 天

　C. 1 周左右；2～3 周

　D. 2～3 天；2～3 周

　E. 1～2 天；3～4 周

（3～4 题共用题干）患儿 5 个月，睡眠时常烦躁哭闹，难以入睡，诊断为佝偻病。给予维生素 D 30 万单位肌注后，突然发生全身抽搐 3 次，每次 20～60 秒，发作停止时精神如常，体重 6kg，体温 37.9℃，有枕秃和颅骨软化，血清钙 1.65mmol/L。

3. 该患儿抽搐的主要原因是（   ）

　A. 缺乏维生素　　　B. 血清钙降低

　C. 热性惊厥　　　　D. 癫痫发作

　E. 碱中毒

4. 对该患儿的护理应采取（   ）

　A. 肌注地西泮后继续补充维生素 D

　B. 降低患儿的体温

　C. 在病床两侧加床栏

　D. 快速给予水合氯醛保留灌肠并给予葡萄糖酸钙

　E. 及时纠正碱中毒

（5～6 题共用题干）患儿 6 个月，人工喂养，很少有户外活动，近两个月睡眠不安，多汗。今日突然出现惊厥，持续 10 余秒，抽搐停止后一切正常，无不良症状。

5. 应首先考虑（   ）

　A. 癫痫　　　　　　B. 低血糖

　C. 高热惊厥　　　　D. 营养不良

　E. 手足搐搦症

6. 当发生手足搐搦症时，说明血钙已低于（   ）

　A. 1. 25～1. 38mmol/L　　B. 1. 5～1. 63mmol/L

　C. 1. 88mmol/L　　　　　　D. 2. 0mmol/L

　E. 2. 13mmol/L

（7～8 题共用题干）3 个月婴儿，人工喂养，未添加辅食。平时多汗，睡眠不安，今突发惊厥，查血钙 1. 3mmol/L。

7. 该患儿考虑的临床诊断可能是（   ）

　A. 新生儿颅内出血

　B. 新生儿破伤风

　C. 低血糖

　D. 热性惊厥

　E. 维生素 D 缺乏而导致血钙降低引起的惊厥

8. 对该患儿应首先采取的紧急处理是（   ）

　A. 立即现场抢救，做人工呼吸

　B. 立即送入急救室抢救

　C. 肌注维生素 D

　D. 静脉注射 10% 葡萄糖酸钙

　E. 肌注地西泮

9. 维生素 D 缺乏性手足搐搦症的惊厥有以下特点，但除外（   ）

　A. 突然发作，持续数秒钟到数分钟

　B. 同时伴发热

　C. 发作时意识丧失

　D. 醒后活泼如常

　E. 1 天发作数次或数天发作 1 次

10. 维生素 D 缺乏性手足搐搦症的表现，除外（   ）

　A. 惊厥

　B. 手足抽搐

　C. 数日发作 1 次或者 1 日发作数次

　D. 发作停止后仍有意识不清

　E. 发作时可持续时间为数秒钟到数分钟

参考答案：1. A 2. D 3. B 4. D 5. E 6. C

7. E 8. E 9. B 10. D

第八章　急性传染病患儿的护理

第一节

1. 熟悉各种传染病的潜伏期，最重要的意义是（　　）
   A. 有助诊断
   B. 预测疫情
   C. 确定检疫期
   D. 估计病情的严重程度
   E. 推测预后

2. 人感染高致病性禽流感是我国《传染病防治法》规定管理的（　　）传染病之一；发生流行时，应按照（　　）传染病的预防控制措施要求严格管理
   A. 甲类；甲类　　　　B. 乙类；甲类
   C. 乙类；乙类　　　　D. 丙类；乙类
   E. 丙类；丙类

参考答案：1. C　2. B

第二节

1. 患儿，女，6 岁，现处在麻疹恢复期，今日护士发现患儿的体温突然再次升高，且伴有嗜睡、惊厥等症状。该护士判断患儿可能出现的并发症是（　　）
   A. 支气管炎　　　　　B. 支气管肺炎
   C. 喉炎　　　　　　　D. 心肌炎
   E. 脑炎

2. 护士门诊分诊、早期发现麻疹的最有价值的依据是（　　）
   A. 发热及结膜充血
   B. 口腔黏膜柯氏斑
   C. 颈部淋巴结肿大
   D. 1 周前有麻疹接触史
   E. 耳后有不规则的红色斑丘皮疹

3. 降低麻疹发病率的关键措施是（　　）
   A. 早发现、早治疗、早隔离
   B. 易感儿按时接种麻疹疫苗
   C. 患儿停留过的病室要彻底通风
   D. 易感儿接触患儿后注射免疫球蛋白
   E. 流行期间易感儿不要到人群密集的公共场所

4. 儿科普通病房中发现了麻疹患儿时，下列护理措施哪项不妥（　　）
   A. 对易感儿应检疫 3 周
   B. 给患儿注射麻疹疫苗
   C. 打开病室门窗通风半小时
   D. 给易感患儿注射丙种球蛋白
   E. 按急性呼吸道传染病隔离患儿

5. 一麻疹患儿，持续发热 5 天，对其实施护理，以下不正确的措施是（　　）
   A. 做好口腔、眼部的护理
   B. 给予清淡、易消化的饮食
   C. 保持皮肤清洁
   D. 用退热药物降温
   E. 观察有无并发症出现

6. 患儿，3 岁，患麻疹后第 7 日。高热不退，咳嗽加剧，气急发绀，肺部闻及细湿啰音。可能的并发症是（　　）
   A. 支气管炎　　　　　B. 喉炎
   C. 支气管肺炎　　　　D. 脑炎
   E. 心肌炎

   （7～10 题共用题干） 女，2 岁，发热、咳嗽、畏光 4 天就诊。体检：体温 39.2℃，呼吸每分钟 38 次，球结膜充血，耳后发际见红色斑丘疹，疹与疹之间皮肤正常。

7. 该患儿的临床诊断可能是（　　）
   A. 猩红热　　　　　　B. 麻疹
   C. 风疹　　　　　　　D. 幼儿急疹
   E. 肠道病毒感染

8. 为了确诊，应做的首选检查是（　　）
   A. 血常规　　　　　　B. 血培养
   C. 咽拭子培养　　　　D. 皮疹涂片找抗原
   E. 血清特异性 IgM 抗体检测

9. 入院后咳嗽加重，声音嘶哑，犬吠样咳伴吸气性呼吸困难，口周发绀，可能的并发症是（　　）
   A. 肺炎　　　　　　　B. 脑炎
   C. 急性喉炎　　　　　D. 心力衰竭
   E. 呼吸衰竭

10. 不恰当的护理措施是（　　）
    A. 多饮水　　　　　　B. 做好眼部护理

C. 保持皮肤清洁　　　D. 乙醇擦浴

E. 避免强光刺激

参考答案：1. E　2. B　3. B　4. B　5. D　6. C

7. B　8. E　9. C　10. D

第三节

1. 水痘患儿重返托幼机构的要求是（　　）

  A. 体温正常　　　　　　B. 食欲好转

  C. 皮疹消退　　　　　　D. 全部皮疹结痂

  E. 全部皮疹干燥结痂后痂盖脱尽

2. 患儿，男，5 岁。经临床确诊为水痘，治疗时首选的药物是（　　）

  A. 阿司匹林　　　　　　B. 糖皮质激素

  C. 阿昔洛韦　　　　　　D. 利巴韦林

  E. 阿米卡星

3. 小儿，3 岁，入院前曾与水痘患儿接触，应采取的措施是（　　）

  A. 多饮水　　　　　　　B. 进行观察

  C. 晒太阳　　　　　　　D. 检疫 21 天

  E. 隔离

4. 患儿，6 岁。高热 1 天后全身出现红色斑丘疹，躯干分布较多，随后相继出现疱疹，疱疹破溃后形成结痂。患儿已经采取了呼吸道隔离，还需要采取哪种措施（　　）

  A. 消化道隔离　　　　　B. 病室隔离

  C. 接触隔离　　　　　　D. 床边隔离

  E. 严密隔离

（5~6 题共用题干）某儿童，10 岁，患急性白血病近 1 年，用激素和抗白血病药物治疗。最近 2 天感染水痘，伴发热，在家休息。今晨发现皮疹越来越密集，有些已融合成大疱，家长来院咨询。

5. 对该患儿首先应采用的措施是（　　）

  A. 减少激素的用量

  B. 取疱疹液培养

  C. 接种水痘疫苗

  D. 加强白血病治疗

  E. 局部湿敷

6. 对该患儿应隔离至（　　）

  A. 体温正常后　　　　　B. 出疹后 1 天

  C. 出疹后 3 天　　　　　D. 出疹后 5 天

E. 疱疹全部结痂

（7~10 题共用题干）患儿，男性，7 岁，发热 1 天，皮疹半日。查体：体温 38.9℃，脉搏 99 次/分，呼吸 25 次/分；精神、面色尚可，头面部及躯干有散在的红色斑丘疹和疱疹，咽部轻度充血。

7. 患儿最有可能的诊断是（　　）

  A. 流行性脑脊髓膜炎

  B. 斑疹伤寒

  C. 幼儿急疹

  D. 伤寒

  E. 水痘

8. 向患儿家长解释该小儿的隔离期为（　　）

  A. 至出疹后 1 周

  B. 至出疹后 2 周

  C. 至出疹开始结痂

  D. 至皮疹全部结痂

  E. 至皮疹全部消退

9. 护士为该患儿提供的护理措施，应除外（　　）

  A. 剪短患儿的指甲，避免抓破皮疹

  B. 遵医嘱使用药物，观察疗效及不良反应

  C. 做好隔离，防止扩散

  D. 用乙醇擦浴，及时降温

  E. 适宜的温、湿度

10. 对该患儿宜采取的主要隔离措施是（　　）

  A. 呼吸道隔离　　　　　B. 消化道隔离

  C. 床边隔离　　　　　　D. 严密隔离

  E. 家庭隔离

参考答案：1. D　2. C　3. D　4. C　5. A　6. E

7. E　8. D　9. D　10. A

第四节

1. 对出疹性疾病患儿的皮肤护理中，以下哪项是错误的（　　）

  A. 观察皮疹的特点，如形态、大小、分布等

  B. 瘙痒重者可用炉甘石洗剂涂擦局部

  C. 将患儿的指甲剪短，以防抓破皮疹

  D. 出疹期可以用肥皂水擦洗皮肤

  E. 保持皮肤清洁，衣服要柔软，被褥要整洁

2. 治疗猩红热首选的抗生素是（　　）

  A. 头孢曲松　　　　　　B. 青霉素 G

C. 阿米卡星　　　　　D. 万古霉素

E. 庆大霉素

（3～4题共用题干） 女孩，5岁，2周前发热，第2天后出皮疹，皮疹2～3天出齐后体温渐退，1周来全身皮肤呈糠麸样脱屑，手脚有大片脱皮。

3. 该患儿最可能的诊断是（　　）

A. 麻疹　　　　　　　B. 风疹

C. 药疹　　　　　　　D. 猩红热

E. 幼儿急疹

4. 该患儿有可能会有的并发症，以下除外的是（　　）

A. 肾炎　　　　　　　B. 风湿热

C. 胰腺炎　　　　　　D. 中耳炎

E. 肺炎

（5～6题共用题干） 患儿，8岁，以猩红热收入院。查体：躯干呈糠皮样脱屑，手足有大片状脱皮。患儿因皮肤呈脱屑状而心情烦躁。

5. 护士给予心理疏导，下列不恰当的内容是（　　）

A. 介绍预后，增强战胜疾病的信心

B. 与患儿建立良好的护患关系

C. 介绍恢复期病情

D. 鼓励患儿尽可能与小朋友交往

E. 正确对待自我形象改变

6. 恢复期或者皮肤脱屑时，在护理上不正确的是（　　）

A. 每周检查尿常规两次

B. 观察有无肺炎的症状出现

C. 观察有无关节红肿的表现

D. 注意观察心率是否有异常的变化

E. 家长可以协助患儿将手足部位的脱皮撕掉

参考答案：1. D　2. B　3. D　4. C　5. D　6. E

第五节

1. 与流行性腮腺炎急性护理不相符的措施是（　　）

A. 卧床休息

B. 避免酸性食物

C. 用朵贝液漱口

D. 腮腺局部热敷

E. 高热时可给予物理降温

2. 对腮腺炎患儿主要是对症护理，以下护理措施不正确的是（　　）

A. 发热可采取降温措施

B. 保证足够的水分和热量

C. 用醋调外敷如意金黄散

D. 严密观察有无并发症发生

E. 鼓励患儿保持良好的心态，请同学和自己一同复习功课

3. 患儿，男，7岁，诊断为流行性腮腺炎，护士进行健康指导，以下不正确的是（　　）

A. 鼓励患儿多饮水

B. 睾丸肿痛时可用丁字带

C. 忌酸、辣、硬而干燥的食物

D. 此为自限性疾病，无特殊疗法

E. 如合并脑膜脑炎，应长期口服激素

（4～5题共用题干） 患儿，男，6岁，发热伴右耳下疼痛3天，腹痛半天入院。查体：体温40℃，右腮腺肿胀，压痛明显，右上腹压痛，无反跳痛。

4. 护士考虑该患儿可能是腮腺炎并发（　　）

A. 脑膜炎　　　　　　B. 胰腺炎

C. 睾丸炎　　　　　　D. 食管炎

E. 胃肠炎

5. 为进一步诊断，应立即协助医生做的检查是（　　）

A. 尿常规　　　　　　B. 血常规

C. 血、尿淀粉酶　　　D. 大便常规

E. 脑脊液

（6～8题共用题干） 患儿，女，9岁，小学生，因发热伴有右耳前痛2天来医院就诊。诊断为"流行性腮腺炎"。

6. 该患儿的隔离期应当是（　　）

A. 腮腺肿大消退后7天

B. 腮腺肿大消退后5天

C. 腮腺肿大消退后3天

D. 腮腺肿大前5天至肿大后3天

E. 腮腺肿大开始至腮腺完全消肿

7. 患儿进行家庭隔离治疗1周后，家长述患儿头痛加剧，时有呕吐、烦躁，曾发生抽搐1次。再次就诊，考虑该患儿可能是合并了

( )

A. 中毒性脑病　　　　B. 化脓性脑膜炎

C. 高热惊厥　　　　　D. 脑膜脑炎

E. 神经系统后遗症

8. 腮腺炎常见的并发症，以下除外的是（　　）

A. 胰腺炎

B. 睾丸炎

C. 脑膜炎或者脑膜脑炎

D. 肾炎

E. 胸膜炎

参考答案：1. D　2. E　3. E　4. B　5. C　6. C

7. D　8. E

第六节

1. 不符合中毒型细菌性痢疾的临床特点的是

（　　）

A. 起病急　　　　　　B. 腹痛伴里急后重

C. 呼吸衰竭　　　　　D. 高热、惊厥

E. 周围循环衰竭

2. 中毒型细菌性痢疾患儿的粪便呈（　　）

A. 米汤水样便　　　　B. 柏油样黑便

C. 少量黏液脓血便　　D. 果酱样腥臭便

E. 灰陶土样便

3. 确诊小儿中毒型痢疾最直接的依据为（　　）

A. 有相关的接触史

B. 血常规化验白细胞升高

C. 黏液脓血便

D. 粪便标本培养出痢疾杆菌

E. 大便镜检见大量脓细胞

4. 患儿，9 岁，高热、惊厥，有里急后重感 2
天，有不洁饮食史，最可能的诊断是（　　）

A. 败血症

B. 急性肺炎

C. 急性细菌性痢疾

D. 急性上呼吸道感染

E. 急性泌尿道感染

5. 患者，女性，6 岁，高热 5 小时，反复抽搐，
意识不清，急查白细胞 $14 \times 10^9/L$，肛拭子取
粪便见脓细胞 8 个/HP，红细胞 12 个/HP，
最可能的诊断是（　　）

A. 脑脓肿

B. 高热惊厥

C. 重症肺炎

D. 中毒型细菌性痢疾

E. 电解质紊乱

6. 男孩，5 岁，高热 3 小时，反复抽搐，意识不
清，急查白细胞 $15 \times 10^9/L$，肛拭子取粪便见
脓细胞 7 个/HP，红细胞 15 个/HP，最可能
的诊断是（　　）

A. 流行性乙型脑炎

B. 高热惊厥

C. 流行性脑脊髓膜炎

D. 中毒型细菌性痢疾

E. 败血症

7. 男孩，5 岁，高热 2 小时，抽搐 3 次，意识不
清，初步诊断为"中毒型细菌性痢疾"。首先
应该做的检查是（　　）

A. 腰椎穿刺　　　　　B. 血常规

C. 头颅 CT　　　　　D. 肛门拭子检查

E. 脑电图

参考答案：1. B　2. C　3. D　4. C　5. D　6. D

7. D

第七节

1. 引起乙脑死亡的主要原因是（　　）

A. 高热　　　　　　　B. 昏迷

C. 中枢性呼吸衰竭　　D. 持续抽搐

E. 周围性呼吸衰竭

2. 预防乙脑的关键措施是（　　）

A. 管理好动物传染源

B. 及早发现病人，及时隔离治疗

C. 抓好预防接种

D. 抓好灭蚊防蚊工作

E. 防蚊灭蚊与疫苗接种并重

3. 乙脑的主要传染源是（　　）

A. 病人　　　　　　　B. 隐性感染者

C. 幼猪　　　　　　　D. 牛

E. 家禽

4. 下列哪项不是乙脑的常见后遗症（　　）

A. 失语　　　　　　　B. 瘫痪

C. 精神障碍　　　　　D. 癫痫

E. 尿崩症

5. 乙脑病毒感染，以下实验室检查，错误的是
   （　　）

   A. WBC 在 10×10^9/L 以上

   B. 糖与氯化物正常

   C. 病毒主要存在于脑组织中

   D. 血常规白细胞分类以淋巴细胞增多为主

   E. 血常规白细胞分类以中性粒细胞增多为主

6. 关于乙型脑炎的临床表现，哪一项是错误的
   （　　）

   A. 意识障碍时间越长，病情则越重

   B. 常有颅内压升高的现象，有脑膜刺激征表现

   C. 部分病人出现抽搐、意识障碍

   D. 病程早期皮肤可见瘀点

   E. 重者可有脑疝表现

7. 对于流脑和乙脑的鉴别，最有意义的是（　　）

   A. 发病季节

   B. 明显的脑膜刺激征

   C. 高热、头痛、呕吐、昏迷

   D. 皮肤瘀点、瘀斑

   E. 外周白细胞显著增高，中性粒细胞比例增高

8. 乙型脑炎最常见的症状，以下正确的是（　　）

   A. 发热、头痛、嗜睡、皮肤出血点

   B. 发热、抽搐、昏迷、休克

   C. 发热、头痛、腓肠肌压痛、表浅淋巴结肿大

   D. 发热、昏迷、惊厥

   E. 缓慢起病、发热、头痛、脑膜刺激征

9. 下列哪一项脑脊液检查结果不符合乙型脑炎
   （　　）

   A. 压力增高

   B. 氯化物正常

   C. 糖明显降低

   D. 外观无色透明或微混浊

   E. 白细胞计数 20×10^9/L

10. 男性，10岁，高热伴头痛，神志不清入院。体检：体温 40.5℃，脉搏 110 次/分，呼吸 28 次/分，昏迷状态，心、肺未见异常，肝肋下仅及，脾未扪及，凯尔尼格征阴性，巴彬斯基征阳性，外周血象 WBC 20×10^9/L。临床诊断最可能的是（　　）

A. 败血症

B. 结核性脑炎

C. 流行性脑脊髓膜炎

D. 流行性乙型脑炎

E. 疟疾

参考答案：1. C　2. E　3. C　4. E　5. D　6. D　7. D　8. D　9. C　10. D

第九章　消化系统疾病患儿的护理

第一节

1. 小儿唾液分泌在 3～4 个月开始增加，唾液分泌增多的年龄一般为（　　）

   A. 1～2 个月　　　　　B. 3～4 个月

   C. 5～6 个月　　　　　D. 7～8 个月

   E. 9～10 个月

2. 小儿开始添加淀粉类食物的年龄是（　　）

   A. 1～3 个月　　　　　B. 4～6 个月

   C. 6～8 个月　　　　　D. 7～9 个月

   E. 9～10 个月

3. 婴儿生理性胃 - 食管反流症状消失的时间一般在（　　）

   A. 3～4 个月　　　　　B. 5～6 个月

   C. 7～8 个月　　　　　D. 8～10 个月

   E. 1 岁左右

参考答案：1. C　2. B　3. D

第二节

1. 下列哪种口腔炎具有较强的传染性（　　）

   A. 疱疹性口腔炎

   B. 溃疡性口腔炎

   C. 鹅口疮

   D. 口角炎

   E. 细菌性口腔炎

2. 患儿，6 个月，患鹅口疮 5 天，首选的护理诊断是（　　）

   A. 疼痛，与口腔黏膜炎症有关

   B. 营养失调，与拒食有关

   C. 体温过高，与感染有关

   D. 口腔黏膜改变，与感染有关

   E. 皮肤完整性受损，与感染有关

3. 关于口腔炎的护理措施，错误的是（　　）

　　A. 鼓励患儿多饮水以清洁口腔

　　B. 清洁口腔应在饭后立即进行

　　C. 局部涂药后勿立即饮水或进食

　　D. 饮食以微温或凉的流质为宜

　　E. 清洁口腔时，动作应轻、快、准

　　（4～5 题共用题干） 男患儿 1 岁半，患口腔炎，食欲差，口腔黏膜有乳状物。

4. 患儿进食时口痛，护士应指导家长进食前为患儿涂（　　）

　　A. 0.1% 依沙吖啶　　　　B. 2% 利多卡因

　　C. 3% 过氧化氢　　　　　D. 5% 金霉素鱼肝油

　　E. 10 万 U/ml 制霉菌素鱼肝油

5. 护士给家长做健康指导，不恰当的是（　　）

　　A. 勤喂水

　　B. 进普食

　　C. 避免擦拭口腔

　　D. 注意保持口周皮肤干燥

　　E. 涂药时用棉签在溃疡面上滚动涂药

参考答案：1. A　2. D　3. B　4. B　5. B

第三节

1. 腹泻患儿"有皮肤完整性受损的危险"，下列护理哪项不妥（　　）

　　A. 会阴皱褶处不能经常清洗

　　B. 便后用温水清洗臀部并拭干

　　C. 选用柔软、清洁的尿布

　　D. 更换尿布不湿时动作轻柔

　　E. 避免使用塑料布包裹

2. 患儿因腹泻就诊，体检发现肛周皮肤涨红、皮疹，除保持臀部清洁外，局部可涂（　　）

　　A. 植物油

　　B. 鱼肝油

　　C. 5% 的氧化锌软膏

　　D. 克霉唑

　　E. 5% 的鞣酸软膏

3. 引起夏季腹泻的常见病原体是（　　）

　　A. 致病性大肠埃希菌

　　B. 金黄色葡萄球菌

　　C. 轮状病毒

　　D. 艾柯病毒

　　E. 阿米巴原虫

4. 关于轮状病毒肠炎腹泻的特点，不包括（　　）

　　A. 常伴腹痛、里急后重

　　B. 可伴上呼吸道感染症状

　　C. 多发生在秋、冬季

　　D. 常伴脱水、酸中毒

　　E. 大便无腥臭味

5. 小儿腹泻时常见的电解质紊乱为（　　）

　　A. 代谢性酸中毒　　　　B. 呼吸性酸中毒

　　C. 代谢性碱中毒　　　　D. 呼吸性碱中毒

　　E. 混合型酸中毒

6. 护士为腹泻的小儿采用的饮食疗法中，不包括（　　）

　　A. 脱水患儿需禁食 2 天

　　B. 严重呕吐者暂禁食 4～6 小时，不禁水

　　C. 母乳喂养者继续母乳喂养

　　D. 人工喂养者可喂米汤、酸奶等

　　E. 病毒性肠炎者以豆制品代乳

7. 患儿，5 岁，呕吐、腹泻 4 天，在门诊行补液治疗。因近日腹胀、夜尿增多就诊。查体：心音低钝，腹膨隆，肠鸣音减弱，膝腱反射减弱。该患儿可能的问题是（　　）

　　A. 高钾血症　　　　　　B. 尿毒症

　　C. 低钾血症　　　　　　D. 低钙血症

　　E. 高碳酸血症

8. 患儿，8 个月，呕吐、腹泻 4 天。查体：口腔黏膜干燥，皮肤弹性差，前囟明显凹陷，尿量明显减少，四肢稍凉，血清钠 128mmol/L。考虑该患儿为（　　）

　　A. 重度低渗性脱水

　　B. 轻度等渗性脱水

　　C. 中度高渗性脱水

　　D. 中度等渗性脱水

　　E. 中度低渗性脱水

　　（9～10 题共用题干） 患儿，女，10 个月，因腹泻 4 天入院，患病期间进食少，呕吐频繁，精神萎靡，前囟凹陷，尿量、眼泪明显减少，皮肤弹性差，腹胀，肠鸣音减弱，心率快，心音低钝，血清钠 140mmol/L。

9. 考虑该患儿可能为（　　）

　　A. 脱水伴低钙血症

B. 脱水伴高钾血症

C. 脱水伴低钙血症

D. 脱水伴低钾血症

E. 脱水伴低钠血症

10. 该患儿脱水的程度及性质为（　　）

A. 中度低渗性脱水

B. 轻度等渗性脱水

C. 中度高渗性脱水

D. 中度等渗性脱水

E. 轻度高渗性脱水

参考答案：1. A　2. E　3. A　4. A　5. A　6. A

7. C　8. E　9. D　10. D

第四节

1. 患儿，男，2.5岁，因腹泻、脱水、电解质紊乱入院治疗，已补液6小时，护士巡视时发现患儿出现眼睑睑水肿，最可能的原因是（　　）

A. 补液量不足

B. 血容量未恢复

C. 酸中毒未纠正

D. 输入葡萄糖液过多

E. 输入电解质溶液过多

2. 患儿，6个月，腹泻3天。粪便稀薄，内有奶瓣和泡沫，每次量少。为防止患儿发生脱水，应采取的措施是（　　）

A. 禁食

B. 服用双歧杆菌

C. 静脉应用抗生素

D. 少量多次喂服ORS液

E. 静脉补充5%葡萄糖氯化钠注射液

3. 患儿，2岁，腹泻5天，每日排便10余次。查体：意识障碍，血压下降，无尿，血清钠115mmol/L。诊断为重度低渗性脱水。护士制定的补液计划中，应首先给予（　　）

A. 2:1液　　　　B. 1:2液

C. 10%葡萄糖注射液　D. 5%葡萄糖氯化钠注射液

E. 1:1液

4. 患儿1岁，因腹泻、脱水入院。经补液脱水基本纠正，但患儿精神萎靡、四肢无力、心音低钝、腹胀、腱反射减弱。应考虑为（　　）

A. 低血糖　　　　B. 低钙血症

C. 低镁血症　　　D. 低钾血症

E. 酸中毒

（5～7题共用题干）患儿，女，6个月，人工喂养。因腹泻、呕吐2天，伴口渴、少尿半天，以腹泻伴脱水入院。查体：枕秃，脱水体征明显，精神萎靡，呼吸深快，口唇樱红。

5. 该患儿呼吸深快最可能是哪种因素引起（　　）

A. 休克　　　　B. 代谢性酸中毒

C. 中毒性脑病　D. 低钾血症

E. 败血症

6. 经补液该患儿脱水体征基本消失，但突然出现惊厥，应首先考虑为（　　）

A. 化脓性脑膜炎　B. 中毒性脑病

C. 低钙血症　　　D. 低镁血症

E. 高钠血症

7. 若需给该患儿补钾，以下哪项不正确（　　）

A. 必要时可静脉缓慢推注0.3%氯化钾

B. 见尿补钾

C. 尽量口服

D. 补钾一般要持续4～6天

E. 静脉补钾的浓度不超过0.3%

（8～12题共用题干）1岁患儿，呕吐、腹泻（稀水便）5天，1天来尿量极少，精神萎靡，前囟及眼窝极度凹陷，皮肤弹性极差，四肢发凉，脉搏细弱，血清钠125mmol/L。

8. 请判断该患儿的脱水程度与性质（　　）

A. 中度低渗性脱水

B. 重度低渗性脱水

C. 中度等渗性脱水

D. 重度等渗性脱水

E. 中度高渗性脱水

9. 根据患儿脱水的性质，应首先给予下列哪一种液体（　　）

A. 2:1液　　　　B. 1/2张液

C. 1/3张液　　　D. 1/4张液

E. 1/5张液

10. 患儿经输液6天后，脱水情况好转，开始排尿。但又出现精神萎靡，心音低钝，腹胀，肠鸣音减弱，这时应首先考虑为（　　）

A. 酸中毒未纠正　B. 中毒性肠麻痹

C. 低钾血症　　　　D. 低钙血症

E. 败血症

11. 该患儿此时应做的主要辅助检查是（　　）

　　A. 尿常规　　　　　B. 血常规

　　C. 血生化　　　　　D. 粪便常规

　　E. 粪便细菌培养

12. 如患儿需要补钾，按医嘱继续输液 400ml，加入 10% 氯化钾最多不应超过（　　）

　　A. 6ml　　　　　　　B. 8ml

　　C. 10ml　　　　　　D. 12ml

　　E. 14ml

参考答案：1. E　2. D　3. A　4. B　5. D　6. C

7. A　8. B　9. A　10. C　11. C　12. D

第十章　呼吸系统疾病患儿的护理

第一节

1. 新生儿的呼吸频率为每分钟（　　）次

　　A. 15～20　　　　　B. 25～30

　　C. 35～40　　　　　D. 40～45

　　E. 50～60

2. 关于小儿下呼吸道的解剖特点，下列哪项是错误的（　　）

　　A. 肺含气量多

　　B. 喉腔狭窄，黏膜柔嫩，易肿胀

　　C. 肺血管丰富

　　D. 支气管腔纤毛运动差

　　E. 肺泡数量少

3. 小儿右支气管的特点是（　　）

　　A. 较长、狭窄，呈漏斗形

　　B. 粗、短、直

　　C. 宽、短、直，呈水平位

　　D. 黏膜柔嫩，纤毛运动好

　　E. 纤毛较多

4. 小儿肺部易发生感染的主要原因是（　　）

　　A. 呼吸中枢不完善

　　B. 纤毛运动差

　　C. 肋骨呈水平位，呼吸运动小

　　D. 肺含血量多而含气量少

　　E. 胸腔小而肺相对较大

参考答案：1. D　2. A　3. B　4. D

第二节

1. 婴儿，发热、鼻塞 3 天，体温 39.8℃，咽充血，诊断为"上感"。对该患儿的降温措施应首选（　　）

　　A. 温水浴

　　B. 退热栓

　　C. 解开过厚的衣被

　　D. 0.5% 麻黄素滴鼻

　　E. 口服退热药

2. 急性呼吸道感染，最常见的病原体是（　　）

　　A. 肺炎链球菌　　　　B. 葡萄球菌

　　C. 革兰阴性杆菌　　　D. 病毒

　　E. 溶血性链球菌

3. 预防患儿呼吸道感染并发惊厥的主要措施是（　　）

　　A. 按医嘱应用镇静药

　　B. 积极控制体温

　　C. 保持安静，减少刺激

　　D. 按医嘱应用抗生素

　　E. 保证足够的营养摄入

4. 婴儿"上感"早期突发高热最易引起（　　）

　　A. 惊厥　　　　　　　B. 癫痫

　　C. 肺炎　　　　　　　D. 扁桃体炎

　　E. 病毒性脑炎

5. 小儿上呼吸道感染最常见的病原体是（　　）

　　A. 链球菌　　　　　　B. 支原体

　　C. 病毒　　　　　　　D. 流感嗜血杆菌

　　E. 金黄色葡萄球菌

6. 小儿，15 个月，因发热、咳嗽、食欲降低、呕吐 2 天后出现惊厥入院。体检：体温 39.8℃，咽部充血明显，前囟平坦。分诊护士考虑该患儿惊厥的原因可能是（　　）

　　A. 低血钙　　　　　　B. 低血糖

　　C. 癫痫发作　　　　　D. 缺血缺氧性脑病

　　E. 高热惊厥

7. 患儿，3 岁，咳嗽、流涕 1 天。今晨发热，来院途中出现全身性抽搐约 30 秒。既往有类似发作史。查体：体温 39.8℃，脉搏 135 次/分，呼吸 30 次/分，烦躁，易激惹，咽部充血，余无异常。分诊护士应首先考虑（　　）

A. 颅内出血　　　　B. 高热惊厥

C. 病毒性脑膜炎　　D. 结核性脑炎

E. 化脓性脑膜炎

8. 患儿，女性，11 个月，急性上呼吸道感染、发热。服用阿司匹林后大汗淋漓，体温降至 37.4℃。该患儿的首要护理问题是（　　　）

A. 活动无耐力

B. 睡眠形态紊乱

C. 有感染的危险

D. 有体液不足的危险

E. 营养失调

参考答案：1. C　2. D　3. B　4. A　5. C　6. E

7. B　8. D

第三节

1. 急性感染性喉炎不宜使用的药物是（　　　）

A. 青霉素　　　　　B. 氯霉素

C. 异丙嗪　　　　　D. 氯丙嗪

E. 地塞米松

2. 男婴，8 个月，1 天前出现发热，体温为 38.6℃，患儿呈犬吠样咳嗽，声音嘶哑，烦躁不安，安静时有吸气样喉鸣和三凹征，听诊双肺可闻及支气管呼吸音，心率加快，入院后被诊断为急性感染性喉炎，其喉梗阻的程度为（　　　）

A. Ⅰ度　　　　　　B. Ⅱ度

C. Ⅲ度　　　　　　D. Ⅳ度

E. 没有喉梗阻

3. 给急性感染性喉炎患儿进行雾化吸入时，可加入（　　　）

A. 0.1% 麻黄碱　　B. 0.2% 麻黄碱

C. 0.5% 麻黄碱　　D. 1% 麻黄碱

E. 5% 麻黄碱

（4～5 题共用题干）1 岁患儿，突发声音嘶哑，犬吠样咳嗽，吸气性喉鸣，三凹征，烦躁，口周发绀。查体：体温 38.4℃，咽部充血，肺部未闻及湿啰音。间接喉镜检查可见声带肿胀，声门下黏膜呈梭形肿胀。

4. 该患儿最主要的护理问题是（　　　）

A. 体温升高　　　　B. 营养失调

C. 活动无耐力　　　D. 低效性呼吸形态

E. 焦虑

5. 对该患儿的护理措施，下列哪项不妥（　　　）

A. 卧床休息，减少活动，避免哭闹

B. 保持室内空气新鲜

C. 抬高床头，以保持体位舒适

D. 判断缺氧的程度，做好气管切开的准备

E. 立即进行气管切开，以防窒息死亡

6. 4 岁女孩，因呼吸困难就诊。体温 38.2℃，烦躁不安，呼吸急促，三凹征（＋），犬吠样咳嗽，双肺呼吸音粗，可闻及吸气性喘鸣音，心率 124 次/分。最可能的诊断为（　　　）

A. 急性喉炎　　　　B. 气管异物

C. 白喉　　　　　　D. 慢性支气管炎

E. 支气管哮喘

参考答案：1. D　2. B　3. D　4. D　5. E　6. A

第四节

1. 关于急性支气管炎的治疗原则，错误的是（　　　）

A. 控制感染

B. 止咳、化痰、平喘

C. 常口服祛痰剂以止咳化痰

D. 可行超声雾化吸入

E. 可反复使用镇咳剂

2. 1 岁小儿，低热、咳嗽 4 天，呼吸 38 次/分，双肺可闻及少量中、粗湿啰音，咳嗽、咳痰后啰音减少。该患儿最可能患（　　　）

A. 支气管炎　　　　B. 支气管肺炎

C. 上呼吸道感染　　D. 毛细支气管炎

E. 支气管哮喘

3. 患儿，男，发热，有刺激性咳嗽；喘息伴呼气性呼吸困难，夜间重；端坐呼吸，大汗淋漓，发作时面色苍白，口唇发绀，鼻翼煽动；肺部可闻及哮鸣音，吸气时可闻及中、细湿啰音。该患儿最可能患（　　　）

A. 急性喉炎　　　　B. 喘息性支气管炎

C. 支气管肺炎　　　D. 上呼吸道感染

E. 毛细支气管炎

参考答案：1. E　2. A　3. B

第五节

1. 小儿患支气管炎、肺炎时，室内湿度应维持在（　　）
   - A. 20%～30%
   - B. 30%～40%
   - C. 40%～50%
   - D. 55%～65%
   - E. 60%～70%

2. 患儿 7 岁，发热、咳嗽 6 天，体温 38℃，呼吸 24 次/分。肺部可闻及少量细湿啰音。痰液黏稠，不易咳出。该患儿的主要护理措施是（　　）
   - A. 立即物理降温
   - B. 给予适量止咳药
   - C. 室内湿度应保持 40%
   - D. 嘱患儿勿进食过饱
   - E. 定时雾化吸入、排痰

3. 小儿肺炎时输液速度应控制在每小时（　　）
   - A. 5ml/kg
   - B. 10ml/kg
   - C. 15ml/kg
   - D. 20ml/kg
   - E. 30ml/kg

4. 支气管肺炎的患儿宜采取的体位是（　　）
   - A. 头高位或半卧位
   - B. 头侧平卧位
   - C. 去枕平卧位
   - D. 右侧卧位
   - E. 左侧卧位

5. 1 岁的肺炎患儿，喘憋明显，发绀，持续高热，经多种抗生素治疗无好转，该患儿感染的病原体可能是（　　）
   - A. 金黄色葡萄球菌
   - B. 肺炎链球菌
   - C. 腺病毒
   - D. 大肠埃希菌
   - E. 流感嗜血杆菌

6. 女婴，2 岁，发热、咳嗽 3 天，加重伴气促 1 天来诊。体检：体温 38℃，呼吸稍急促，精神稍差，两肺有散在中、细湿啰音，心音有力，肝肋下未触及，应考虑为（　　）
   - A. 轻症支气管肺炎
   - B. 重症支气管肺炎
   - C. 慢性肺炎
   - D. 大叶性肺炎
   - E. 迁延性肺炎

7. 患儿，女性，8 个月，因烦躁、呼吸困难入院。查体：体温 39.7℃，心率 190 次/分，呼吸 67 次/分，烦躁不安，面色发绀，呼吸困难，心音低钝，肝在肋下 5cm。胸部 X 线片显示双肺大小不等的片状阴影。最可能的诊断是（　　）
   - A. 肺大泡
   - B. 轻症肺炎
   - C. 重症肺炎
   - D. 脓胸
   - E. 血气胸

8. 6 个月男婴，3 天来高热，咳嗽，精神萎靡，纳差，时有呕吐，大便稀，每日 3～4 次，周围血 WBC 26×10^9/L。查体：烦躁不安，气促，面色苍白，皮肤可见猩红热样皮疹，两肺可闻及中、细湿啰音，诊断为（　　）
   - A. 腺病毒肺炎
   - B. 肺炎支原体肺炎
   - C. 金黄色葡萄球菌肺炎
   - D. 肺炎链球菌肺炎
   - E. 呼吸道合胞病毒肺炎

9. 患儿，5 个月，患急性支气管肺炎。10 天来高热持续不退，咳嗽加重，呼吸困难伴口唇青紫。护士查体发现其右侧肋间隙饱满，呼吸运动减弱，叩诊呈浊音，听诊呼吸音减弱。该护士考虑患儿可能并发了（　　）
   - A. 重症肺炎
   - B. 呼吸衰竭
   - C. 脓胸
   - D. 中毒性心肌炎
   - E. 膈下脓肿

（10～11 题共用题干） 患儿，10 个月，支气管肺炎。晚上突然烦躁不安，呼吸困难。查体：呼吸 80 次/分，心率 192 次/分，心音低钝，奔马律。两肺细水泡音多，肝大。

10. 考虑该患儿最可能出现的情况是（　　）
    - A. 急性心力衰竭
    - B. 脓胸
    - C. 肺气肿
    - D. 支气管肺炎
    - E. 毛细支气管炎

11. 根据病情变化，应采取的最主要的护理措施是（　　）
    - A. 半卧位
    - B. 平卧位
    - C. 控制感染加剧
    - D. 补充足够的液体
    - E. 供给充足的蛋白质

（12～14题共用题干）1岁女孩，因发热、咳嗽4天，伴气促2天来诊。体检：体温38.5℃，呼吸急促，鼻翼煽动，口周发绀，双肺可闻及少量中、细湿啰音。血象：WBC 18 × 10^9/L。X线检查：两肺可见散在的斑片状阴影。

12. 该患儿最可能患（   ）

    A. 大叶性肺炎   B. 支气管肺炎

    C. 迁延性肺炎   D. 吸入性肺炎

    E. 过敏性肺炎

13. 患儿的护理措施，以下哪项不妥（   ）

    A. 置患儿于半卧位

    B. 室内保持合适的温、湿度

    C. 面罩给氧

    D. 必要时吸痰

    E. 快速补充液体

14. 该患儿全身中毒症状加重，体温退后再次升高，烦躁不安，剧烈咳嗽，呼吸困难，发绀加重，脉率加快，右侧呼吸运动减弱，呼吸音减低，气管向左侧移位，提示合并（   ）

    A. 心力衰竭   B. 中毒性心肌炎

    C. 脓胸、脓气胸   D. 肺大泡

    E. 肺脓肿

（15～16题共用题干）患儿5个月，因发热、咳嗽2天，喘1天入院。体检：体温39.5℃，脉搏150次/分，呼吸50次/分，烦躁不安，面色灰白，两肺有细湿啰音，诊断为肺炎。

15. 该患儿的喂养，下列哪项不妥（   ）

    A. 少量多次喂养

    B. 喂养中可间断休息

    C. 给予高营养的软食

    D. 喂奶时可持续高浓度吸氧

    E. 喂奶后右侧半卧位

16. 该患儿入院时，护士对家长进行健康指导，其中最重要的是（   ）

    A. 介绍预防肺炎的知识

    B. 纠正不良的饮食习惯

    C. 讲解各种肺炎的病因

    D. 按时进行预防接种

    E. 保持患儿安静，避免呛咳

参考答案：1. D　2. E　3. A　4. A　5. C　6. A

7. C　8. C　9. C　10. A　11. A　12. B　13. E　14. C　15. D　16. E

第六节

1. Ⅰ型呼吸衰竭可出现（   ）

    A. 低氧血症，不伴有二氧化碳潴留

    B. 低氧血症伴有二氧化碳潴留

    C. 仅有二氧化碳潴留

    D. 血气分析提示 $PaO_2 < 50mmHg$

    E. 以上都不是

2. 纠正呼吸性酸中毒的主要措施是（   ）

    A. 增加通气   B. 静滴碱性药物

    C. 控制感染   D. 使用激素

    E. 提高吸氧浓度

3. 急性呼吸衰竭的患儿，发绀是由于（   ）

    A. 毛细血管扩张充血

    B. 红细胞量增多

    C. 红细胞量减少

    D. 血液中还原血红蛋白增多

    E. 毛细血管血流加速

4. 男，2岁，发热、咳嗽2天，体温37.9℃，呼吸困难，口周发绀，听诊右肺底闻及细湿啰音，诊断为肺炎，该患儿最主要的护理诊断是（   ）

    A. 体温过高

    B. 气体交换受损

    C. 清理呼吸道无效

    D. 营养失调(低于机体需要量)

    E. 潜在并发症：呼吸衰竭

5. 患儿，男，2.5岁，咳嗽、发热两天，体温37.8℃，呼吸困难，口唇发绀，听诊右肺下部有细湿啰音，痰液黏稠，不易咳出。医生诊断为支气管肺炎，首选的护理诊断是（   ）

    A. 体温过高

    B. 潜在并发症：呼吸衰竭

    C. 营养失调

    D. 清理呼吸道无效

    E. 潜在并发症：心力衰竭

参考答案：1. A　2. A　3. D　4. B　5. D

第十一章　循环系统疾病患儿的护理

第一节

1. 3 岁小儿的收缩压应该是（　　）

　　A. 88mmHg　　　　　　　B. 86mmHg

　　C. 90mmHg　　　　　　　D. 92mmHg

　　E. 96mmHg

2. 心脏胚胎发育的关键时期是（　　）

　　A. 妊娠 1 周　　　　　B. 妊娠 2 周

　　C. 妊娠 2 ~ 6 周　　　　D. 妊娠 2 ~ 8 周

　　E. 妊娠 8 ~ 12 周

3. 1 岁小儿的正常脉率范围是（　　）

　　A. 110 ~ 130　　　　　B. 100 ~ 120

　　C. 80 ~ 100　　　　　　D. 90 ~ 110

　　E. 70 ~ 90

4. 4 ~ 7 岁小儿的正常脉率范围是（　　）

　　A. 110 ~ 130　　　　　B. 110 ~ 120

　　C. 80 ~ 100　　　　　　D. 70 ~ 90

　　E. 90 ~ 110

参考答案：1. B　2. D　3. A　4. C

第二节

1. 男，11 个月，出生后反复呼吸道感染，3 天前发热、咳嗽、气促、烦躁不安。体检：呼吸 60 次／分，口唇青紫，两肺可闻及细湿啰音；胸骨左缘第 3、4 肋间听到Ⅲ ~ Ⅳ级收缩期杂音，并有震颤，P₂亢进；肝右肋下 3.5cm，双足背轻度浮肿。可能的诊断为（　　）

　　A. 室间隔缺损

　　B. 室间隔缺损合并肺炎

　　C. 室间隔缺损合并心力衰竭

　　D. 室间隔缺损合并肺炎和心力衰竭

　　E. 室间隔缺损合并感染性心内膜炎

2. 患儿，2 岁，室间隔缺损，发热、咳嗽、呼吸困难 1 天，以"肺炎"收入院。查体：患儿全身发绀，精神差。其发绀的主要原因是（　　）

　　A. 肺炎致气体交换受损

　　B. 体循环血流量减少

　　C. 肺炎致肺循环血流量增多

　　D. 肺动脉高压致血液右向左分流

　　E. 室间隔缺损致血液左向右分流

3. 患儿，3 岁，室间隔缺损，突然烦躁不安、发绀。查体：意识清楚，两肺底有少许湿啰音，呼吸 40 次／分，心率 190 次／分，肝肋下 4cm。考虑该患儿可能出现的情况是（　　）

　　A. 支气管肺炎

　　B. 心力衰竭

　　C. 呼吸衰竭

　　D. 亚急性细菌性心内膜炎

　　E. 中毒性脑病

4. 关于先心病患儿的护理，哪项错误（　　）

　　A. 维持营养，宜少食多餐

　　B. 避免环境温度的过度变化

　　C. 适当参加能胜任的体育活动

　　D. 青紫型患儿血液黏稠，应多饮水

　　E. 避免接受任何预防接种

5. 法洛四联症患儿突然脑缺氧发作，应立即给予（　　）

　　A. 地西泮

　　B. 20% 甘露醇

　　C. 抱起并置卧位休息

　　D. 强心剂

　　E. 置于膝胸卧位

6. 法洛四联症患儿，其青紫程度取决于（　　）

　　A. 室间隔缺损程度　　　B. 卵圆孔是否关闭

　　C. 肺动脉狭窄程度　　　D. 右心室增大程度

　　E. 主动脉骑跨程度

7. 法洛四联症患儿喜蹲踞是因为（　　）

　　A. 缓解漏斗部痉挛

　　B. 使心脑供血增加

　　C. 使腔静脉回心血量增加

　　D. 增加体循环阻力，减少右向左分流量

　　E. 使劳累、气急缓解

8. 青紫型先天性心脏病预防脑血栓形成的措施是（　　）

　　A. 防止患儿昏厥　　　　B. 防止患儿着凉

　　C. 防止患儿发绀　　　　D. 防止患儿脱水

　　E. 防止患儿缺氧

9. 患儿 2 岁，体重 10kg，既往健康，近期发现活动后有气促、易疲劳。查体：消瘦，声音略嘶哑，胸骨左缘 2~3 肋间收缩期杂音，超声心动图示"房间隔缺损"，以下错误的是（　　）

A. 动静适度

B. 必要时吸氧

C. 必要时取半卧位

D. 喂哺时宜少量多餐

E. 输液速度为每小时 8ml/kg

（10~12 题共用题干）患儿，男，两岁。生后有青紫，逐渐加重。能独立行走后，患儿经常下蹲，有杵状指。查体：胸骨左缘第 2~4 肋间闻及收缩期杂音，肺动脉第二音减弱。血红蛋白 210g/L，心电图提示右心室肥厚，X 线呈靴形心。

10. 最可能的诊断是（　　）

A. 室间隔缺损　　　　B. 房间隔缺损

C. 大动脉错位　　　　D. 法洛四联症

E. 动脉导管未闭

11. 患儿术前需要进行的检查是（　　）

A. 放射性核素　　　　B. CT

C. 心肌酶谱测定　　　D. 染色体检查

E. 心血管检查

12. 护理患儿时应保证液体的入量，主要是为了避免发生（　　）

A. 心力衰竭　　　　　B. 脑血栓

C. 便秘　　　　　　　D. 休克

E. 感染性细菌性心内膜炎

参考答案：1. D　2. D　3. B　4. E　5. E　6. C

7. D　8. D　9. E　10. D　11. E　12. B

第三节

1. 病毒性心肌炎急性期至少卧床休息至热退后（　　）

A. 1~2 周　　　　　　B. 2~3 周

C. 1~3 周　　　　　　D. 3~4 周

E. 5~6 周

2. 对病毒性心肌炎患儿的健康教育中，哪项是错误的（　　）

A. 加强休息，避免劳累

B. 预防呼吸道感染

C. 保持大便通畅

D. 多补充富含维生素 C 的食物

E. 加强锻炼，增强体质

3. 给患儿用强心苷时，为预防中毒反应，以下错误的是（　　）

A. 注射前先测心率

B. 幼儿心率 <80 次/分，应报告医生

C. 及时补充含钙食品

D. 婴儿心率 <60 次/分，应停药并报告医生

E. 及时补充含钾食品

（4~6 题共用题干）患儿 4 岁，患有病毒性心肌炎，正在休息治疗中。1 日前因上呼吸道感染诱发急性心力衰竭，按医嘱用西地兰，患儿出现恶心、呕吐、视力模糊。

4. 该临床表现出现的原因是（　　）

A. "上感"加重　　　B. 心力衰竭加重

C. 休克的表现　　　　D. 消化道感染

E. 强心苷中毒

5. 此时应立即采取的措施是（　　）

A. 调慢输液速度

B. 禁食，以减轻胃肠道的负担

C. 密切观察患儿的心率

D. 给患儿吸入乙醇湿化的氧

E. 暂停使用强心苷并通知医生

6. 要确定上述判断，还应做的检查是（　　）

A. 粪便检查　　　　　B. 心脏超声检查

C. 心电图检查　　　　D. X 线检查

E. 心导管检查

参考答案：1. D　2. E　3. C　4. E　5. E　6. C

第四节

1. 某婴儿，患充血性心力衰竭，使用洋地黄之前，测得的心率低于多少应考虑停药（　　）

A. 80 次/分　　　　　B. 100 次/分

C. 70 次/分　　　　　D. 60 次/分

E. 50 次/分

2. 患儿 6 个月，急性心力衰竭，现用强心苷药物治疗，当出现下列哪种情况时，应及时停用强心苷药物（　　）

A. 尿量增多　　　　　B. 心动过缓

C. 肝脏回缩　　　　D. 水肿消退

E. 呼吸困难

3. 患儿，1岁半，因室间隔缺损入院，突然出现烦躁不安，青紫。体检：神智清，两肺底有少许湿啰音，心率180次/分，肝脏在肋下3.5cm，该患儿可能合并了（　　）

A. 肺水肿　　　　　B. 心力衰竭

C. 肾功能衰竭　　　D. 循环衰竭

E. 脑病

4. 护理服用洋地黄药物的患儿，下列哪些措施不正确（　　）

A. 婴儿脉率120次/分钟应停药，报告医生

B. 幼儿呼吸42次/分停药，报告医生

C. 用药前、后测脉搏

D. 进食含钾食物

E. 进食含钙食物

5. 患儿发生心力衰竭时，应给予的饮食是（　　）

A. 低蛋白饮食　　　B. 低盐饮食

C. 低脂饮食　　　　D. 高糖饮食

E. 无渣饮食

（6～8题共用题干）患儿，男，2岁，有"先天性心脏病"史。因"支气管肺炎"入院，今晨起突然烦躁不安，呼吸困难加重，唇周明显发绀。查体：呼吸浅快，约60次/分，心率166次/分，心音低钝，双下肢浮肿。诊断为心力衰竭。

6. 该患儿最适宜的体位是（　　）

A. 半卧位　　　　　B. 右侧卧位

C. 左侧卧位　　　　D. 平卧位

E. 膝胸卧位

7. 该患儿用洋地黄治疗中，下列为预防中毒的饮食护理中，最正确的是（　　）

A. 低钾高钙　　　　B. 低钙高钾

C. 低钙高钠　　　　D. 低钾高钠

E. 高钾低钠

8. 若该患儿需静脉输液，输液速度不超过每小时（　　）

A. 3ml/kg　　　　 B. 4ml/kg

C. 5ml/kg　　　　 D. 6ml/kg

E. 7ml/kg

参考答案：1. A　2. B　3. B　4. E　5. B　6. A

7. B　8. C

第五节

1. 早期判断小儿心跳、呼吸骤停的主要依据是（　　）

A. 血压测不到

B. 瞳孔散大

C. 意识丧失

D. 瞳孔反射消失

E. 呼吸停止

2. 患儿，女，8个月，哭闹时突然意识不清，出现短暂抽搐，判断其心跳停止的主要方法是（　　）

A. 听心音　　　　　B. 触摸颈动脉

C. 观察瞳孔　　　　D. 测量血压

E. 做心电图

（3～4题共用题干）患儿，男，3岁，溺水后意识不清，呼吸、心跳停止，医护人员赶到后进行心肺复苏。

3. 胸外心脏按压的频率是（　　）

A. 60次/分　　　　 B. 80次/分

C. 90次/分　　　　 D. 100次/分

E. 120次/分

4. 心肺复苏有效的指征中，不包括（　　）

A. 自主呼吸建立

B. 心音强有力

C. 触及颈动脉

D. 瞳孔回缩

E. 四肢温暖

参考答案：1. C　2. B　3. D　4. B

第十二章　泌尿系统疾病患儿的护理

第一节

婴幼儿少尿的概念是昼夜尿量（　　）

A. ＜200ml　　　　B. ＜300ml

C. ＜400ml　　　　D. ＜500ml

E. ＜100ml

参考答案：A

第二节

1. 急性肾小球肾炎最常发生于呼吸道链球菌感染后（　）
   A. 1～2 周　　　　　　　B. 1～3 周
   C. 1～5 周　　　　　　　D. 1～4 周
   E. 1～6 周

2. 急性肾小球肾炎患儿尿液呈酸性时，肉眼血尿的颜色为（　）
   A. 乳白色　　　　　　　B. 鲜红色
   C. 土黄色　　　　　　　D. 浓茶色
   E. 酱油色

3. 急性肾小球肾炎患儿注射青霉素的目的是什么（　）
   A. 控制肾脏炎症
   B. 控制先驱感染病灶
   C. 预防并发症
   D. 预防复发
   E. 缩短病程

4. 典型的急性肾小球肾炎患儿，持续时间较久的表现是（　）
   A. 水肿　　　　　　　　B. 镜下血尿
   C. 高血压　　　　　　　D. 肉眼血尿
   E. 氮质血症

5. 急性肾小球肾炎患儿恢复正常活动的标准是（　）
   A. 水肿消退　　　　　　B. 血压正常
   C. 肉眼血尿消失　　　　D. 血沉正常
   E. Addis 计数正常

6. 男孩，8 岁，因水肿入院，尿蛋白（＋＋），血压 120/80mmHg，头痛，头晕，诊断为急性肾小球肾炎，下列处理最重要的是（　）
   A. 无盐饮食
   B. 低蛋白饮食
   C. 卧床休息，对症治疗
   D. 记录出入液量
   E. 肌注青霉素

7. 患儿，男，9 岁，因患急性肾小球肾炎住院。患儿突然出现血压升高，剧烈头痛、呕吐、惊厥等，提示可能发生了（　）
   A. 急性心力衰竭　　　　B. 脑疝
   C. 高血压脑病　　　　　D. 低血糖

E. 高钾血症

8. 患儿因患急性肾小球肾炎入院，2 天后尿少，水肿加重，伴呼吸困难，两肺有湿性啰音，心律呈奔马律，肝脏增大，可能并发（　）
   A. 严重循环充血　　　　B. 脑疝
   C. 高血压脑病　　　　　D. 低血糖
   E. 高钾血症

（9～10 题共用题干）患儿，男，7 岁，眼睑及双下肢水肿 4 天，伴头痛、眼花，尿呈深茶色。2 周前曾患扁桃体炎，用青霉素治疗后好转。尿常规：红细胞满视野，蛋白（＋＋）。

9. 该患儿目前观察的重点是（　）
   A. 体温　　　　　　　　B. 呼吸
   C. 脉搏　　　　　　　　D. 血压
   E. 体重

10. 目前最主要的护理措施是（　）
   A. 严格卧床休息 1～2 周
   B. 给予易消化的普食
   C. 严格控制蛋白质的摄入量
   D. 每周监测一次体重
   E. 每日留尿检查尿常规

参考答案：1. B　2. D　3. B　4. B　5. E　6. C
7. C　8. A　9. D　10. A

第三节

1. 目前治疗小儿肾病综合征的首选药物是（　）
   A. 抗生素
   B. 肾上腺糖皮质激素
   C. 免疫抑制剂
   D. 免疫调节剂
   E. 利尿剂

2. 原发性肾病综合征的常见并发症为（　）
   A. 呼吸衰竭　　　　　　B. 心力衰竭
   C. 低钾血症　　　　　　D. 高血钠
   E. 感染

3. 患儿，男，4 岁，因肾病综合征入院，现患儿的阴囊皮肤薄而透明，水肿明显，首选的护理措施是（　）
   A. 保持床铺平整
   B. 严格限制水的入量
   C. 绝对卧床休息

D. 用"丁字带"托起阴囊并保持干燥

E. 高蛋白饮食

4. 单纯性肾病综合征患儿，应用肾上腺糖皮质激素治疗，以下出院指导错误的是（　　）

　　A. 不能随意停用激素

　　B. 避免到公共场所

　　C. 避免过度劳累

　　D. 可进行预防接种

　　E. 给予营养丰富的饮食

（5～6 题共用题干） 患儿，男，8 岁，因肾病综合征入院。查体：全身高度水肿，阴囊皮肤薄而透明，有液体渗出。尿常规：蛋白（＋＋＋＋）。

5. 该患儿目前最主要的护理诊断是（　　）

　　A. 有皮肤完整性受损的危险

　　B. 体液过多

　　C. 营养失调

　　D. 潜在并发症

　　E. 知识缺乏

6. 目前最主要的饮食护理是（　　）

　　A. 高蛋白饮食

　　B. 给予易消化的普食

　　C. 控制蛋白质的摄入量

　　D. 高维生素饮食

　　E. 富含钾、钙饮食

参考答案：1. B　2. E　3. D　4. D　5. B　6. C

第四节

1. 患儿，女，2.5 岁。近 2 日频繁述说有尿，但坐上便盆却不排尿，体检见患儿尿道口及周围充血，有臭味。此时最重要的护理措施是（　　）

　　A. 鼓励患儿多饮水

　　B. 增加营养

　　C. 外阴清洁消毒

　　D. 不给患儿穿开裆裤

　　E. 留尿标本送检

2. 关于急性泌尿道感染的临床表现，下列错误的是（　　）

　　A. 新生儿期主要是全身表现

　　B. 婴幼儿期全身中毒症状重

　　C. 婴幼儿期尿痛，表现为排尿时哭闹

D. 年长儿上尿路感染时全身症状较为突出

E. 年长儿下尿路感染时可有腰痛及肾区叩击痛

（3～4 题共用题干） 患儿，女，1 岁，2 日来出现排尿次数增多，并在排尿时哭闹，精神差，食欲下降，就诊时体温 37.7℃，尿有臭味。

3. 首选的辅助检查项目是（　　）

　　A. 血常规　　　　　　B. 尿细菌培养

　　C. 便常规　　　　　　D. 肾功能

　　E. 肾脏 B 超

4. 下列护理措施中错误的是（　　）

　　A. 给予清淡、易消化的饮食

　　B. 限制液体的入量

　　C. 提供合适的排尿环境

　　D. 遵医嘱服用抗生素

　　E. 观察药物的不良反应

参考答案：1. A　2. E　3. B　4. B

第十三章　造血系统疾病患儿的护理

第一节

1. 易引起小儿骨髓外造血的原因是（　　）

　　A. 生理性贫血

　　B. 骨髓造血功能不完善

　　C. 骨髓造血器官功能活跃

　　D. 缺乏黄髓，造血代偿潜力很低

　　E. 红髓过多，造血代偿潜力过高

2. 正常小儿白细胞分类出现两次交叉的时间（或年龄），分别是（　　）

　　A. 出生后 2～4 天和 1～3 岁

　　B. 出生后 4～6 天和 4～6 周岁

　　C. 出生后 6～8 天和 5～6 岁

　　D. 出生后 8～10 天和 8～10 岁

　　E. 出生后 12～14 天和 13～15 岁

3. 小儿"生理性贫血"发生的时间为（　　）

　　A. 出生后 1 周内

　　B. 出生后半个月内

　　C. 出生后 3～4 周

　　D. 出生后 2～3 个月时

　　E. 出生后 7～8 个月时

4. 我国 1~4 个月的婴儿贫血的诊断标准为（　　）

　　A. Hb < 90g/L　　　　B. Hb < 100g/L

　　C. Hb < 110g/L　　　　D. Hb < 120g/L

　　E. Hb < 145g/L

5. WHO 建议，6 个月至 6 岁儿童贫血的诊断标准为（　　）

　　A. Hb < 90g/L　　　　B. Hb < 100g/L

　　C. Hb < 110g/L　　　　D. Hb < 120g/L

　　E. Hb < 145g/L

6. 5 岁小儿被诊断为缺铁性贫血，血红蛋白 70g/L，该小儿为（　　）

　　A. 正常血象　　　　　B. 轻度贫血

　　C. 中度贫血　　　　　D. 重度贫血

　　E. 极重度贫血

7. 贫血患儿，活动量稍大时气促、心悸，Hb 40g/L，该患儿的贫血程度为（　　）

　　A. 轻度　　　　　　　B. 中度

　　C. 重度　　　　　　　D. 极重度

　　E. 特重度

参考答案：1. D　2. B　3. D　4. A　5. C　6. C
7. C

第二节

1. 小儿发生营养性缺铁性贫血的主要原因为（　　）

　　A. 铁储存不足　　　　B. 铁摄入不足

　　C. 生长发育快　　　　D. 铁吸收障碍

　　E. 铁丢失过多

2. 早产儿容易患缺铁性贫血是由于（　　）

　　A. 体内贮铁不足

　　B. 铁的摄入不足

　　C. 母亲饮食中缺乏铁元素

　　D. 生长发育快，铁元素需要量增加

　　E. 铁丢失过多

3. 下列营养性缺铁性贫血的叙述，错误的是（　　）

　　A. 异食癖

　　B. 肝、脾、淋巴结肿大

　　C. 红细胞下降比 Hb 下降更明显

　　D. 注意力不易集中，记忆力减退

　　E. Hb 下降比红细胞下降更明显

4. 缺铁性贫血的治疗原则是（　　）

　　A. 去除病因，及时添加辅食

　　B. 去除病因及输血

　　C. 去除病因及补充铁剂

　　D. 母乳喂养及补充铁剂

　　E. 输血及补充铁剂

5. 治疗"缺铁性贫血"口服铁剂时，应（　　）

　　A. 最好于饭前服用

　　B. 与维生素 C 同服，并加服钙剂

　　C. 用茶水或者橘汁送服

　　D. 同时饮用酸性饮料或者维生素 C

　　E. 可与牛奶同时服用

6. 营养性缺铁性贫血，经铁剂治疗后，3~4 天出现的治疗反应是（　　）

　　A. 血红蛋白数量增加

　　B. 网织红细胞升高

　　C. 血清铁数量增加

　　D. 红细胞数量增加

　　E. 白细胞数量增加

7. 预防早产儿营养性缺铁性贫血应强调（　　）

　　A. 牛乳喂养

　　B. 母乳喂养

　　C. 及时添加蔬菜、水果

　　D. 及时添加蛋黄、豆类、肉类

　　E. 生后 2 个月起补充铁剂

　　（8~9 题共用题干）患儿，男，8 个月，牛乳喂养，未添加辅食，近 1 个月来常腹泻，食欲减退，喜吃纸屑，皮肤黏膜苍白，肝肋下 2cm，脾肋下 0.5cm，Hb 70g/L。血涂片：红细胞大小不等，以小细胞为主。

8. 该患儿所患的疾病为（　　）

　　A. 生理性贫血

　　B. 营养性巨幼红细胞性贫血

　　C. 营养性缺铁性贫血

　　D. 营养性混合性贫血

　　E. 再生障碍性贫血

9. 哪项检查可能对辅助本病的诊断意义不大（　　）

　　A. SI（血清铁）

　　B. 血清叶酸量

　　C. TIBC（血清总铁结合力）

D. 骨髓象

E. 血红蛋白量

（10～12题共用题干） 患儿，8个月，一直母乳喂养，从未添加辅食，现在面色苍白，精神差，肝肋下2cm，心前区可闻及吹风样杂音，初诊为"缺铁性贫血"。

10. 口服铁剂时，以下哪项不正确（　　）

A. 最好于两餐之间服用

B. 与维生素C同服并且加服钙剂

C. 不能与牛乳，茶水同服

D. 不能同时饮用咖啡

E. 观察服药后的副反应

11. 引起该小儿患缺铁性贫血的主要原因是（　　）

A. 体内贮铁不足

B. 铁的摄入不足

C. 某些疾病的影响

D. 生长发育快，体内铁的需要量增加

E. 铁丢失过多

12. 该患儿服用铁剂应服药至（　　）

A. 血红蛋白正常后

B. 贫血症状消失

C. 红细胞数正常后再继续服用2个月

D. 贫血症状消失后再继续服用2个月

E. 血红蛋白正常后再继续服用2个月

参考答案：1. B　2. A　3. C　4. C　5. D　6. B

7. D　8. C　9. B　10. B　11. B　12. E

第三节

1. 维生素B_{12}、叶酸缺乏所致贫血为（　　）

A. 大细胞性贫血

B. 小细胞低色素性贫血

C. 正细胞性贫血

D. 小儿生后2～3个月时出现的贫血

E. 溶血性贫血

2. 营养性巨幼红细胞性贫血的特有表现是（　　）

A. 神经精神症状伴智能落后或行为倒退

B. 肝、脾肿大

C. 虚胖、毛发枯黄

D. 淋巴结肿大

E. 皮肤暗黄

3. 单纯维生素B_{12}缺乏的患儿，不宜加用叶酸治疗，其原因是（　　）

A. 使患儿患口炎

B. 可以造成水肿

C. 不起治疗作用

D. 加重震颤表现

E. 不利于维生素B_{12}的吸收

4. 男婴，10个月，因巨幼红细胞性贫血需口服叶酸治疗，为提高疗效，需同时服用（　　）

A. 维生素E　　　　　　B. 维生素B_6

C. 维生素D　　　　　　D. 维生素C

E. 维生素B_1

（5～6题共用题干） 患儿，8个月，单纯母乳喂养，从未添加辅食。近来面色蜡黄，表情呆滞，舌面光滑，有轻微震颤，肝肋下4cm。血常规检查：Hb 90g/L，RBC $2×10^{12}$/L，血清维生素B_{12}降低。

5. 该患儿可能发生的疾病是（　　）

A. 感染性贫血

B. 营养性缺铁性贫血

C. 再生障碍性贫血

D. 溶血性贫血

E. 营养性巨幼红细胞性贫血

6. 预防该疾病应强调（　　）

A. 预防感染

B. 多晒太阳

C. 婴幼儿及时添加辅食

D. 培养良好的饮食习惯

E. 加强体格锻炼

（7～9题共用题干） 1岁患儿，母乳喂养，未添加辅食，约2个月前发现患儿活动少，不哭不笑，面色蜡黄，表情呆滞，手及下肢颤抖。查体：肝、脾增大，血红蛋白50g/L。

7. 该患儿可能为（　　）

A. 轻度贫血　　　　　　B. 中度贫血

C. 重度贫血　　　　　　D. 极重度贫血

E. 无贫血

8. 对该患儿，下列处理哪项是错误的（　　）

A. 主要用铁剂治疗

B. 主要用维生素B_{12}加叶酸治疗

C. 预防交互感染

D. 添加动物肝脏、酵母、谷类等

E. 治疗时可同时服用维生素C

9. 下列实验室检查结果符合该患儿疾病特点的是（   ）

A. 低色素性贫血

B. 网织红细胞数增加

C. 血清铁蛋白降低

D. 血红蛋白减少比红细胞减少明显

E. 红细胞减少比血红蛋白减少明显

参考答案：1. A 2. A 3. D 4. D 5. E 6. C
7. C 8. A 9. E

第十四章 结核病患儿的护理

第一节

1. 关于结核病的发病机制，错误的是（   ）

A. 机体受结核菌感染后产生免疫力，同时也产生变态反应

B. 结核的免疫主要是体液免疫

C. 结核变态反应属Ⅳ型变态反应

D. 结核变态反应在一定条件下与免疫是平行一致的

E. 结核变态反应对免疫的影响有双重作用

2. 做结核菌素试验后判断其结果，以下正确的是（   ）

A. 硬结直径 5~9mm （－）

B. 硬结直径 10~20mm （＋）

C. 硬结直径大于20mm （＋＋）

D. 有水疱或局部坏死为 （＋＋＋＋）

E. 硬结直径大于20mm （＋）

3. 做结核菌素试验，注射后多长时间观察结果（   ）

A. 24~48 小时　　　　B. 48~72 小时

C. 3~4 小时　　　　　D. 4~8 小时

E. 20 分钟

4. 皮内注射 PPD 实验方法，皮丘直径应为（   ）

A. 1~3mm　　　　　B. 3~5mm

C. 6~10mm　　　　　D. 5~9mm

E. 7~9mm

（5~6题共用题干）结核病是一种严重危害人民健康的慢性传染病，全球有约20亿人被感染，每年新出现的结核病患者为800万~1000万，每年因结核病死亡的人数为200万~300万。

5. 结核病的主要传染途径为（   ）

A. 呼吸道　　　　　B. 消化道

C. 泌尿道　　　　　D. 皮肤

E. 胎盘

6. 结核病的主要传染源为（   ）

A. 健康带菌者

B. 血沉增快者

C. 结核菌涂片阳性病人

D. 胸部 X 线检查有钙化灶者

E. 结核菌涂片阴性病人

参考答案：1. B 2. D 3. B 4. C 5. A 6. C

第二节

1. 异烟肼抗结核治疗的主要副作用是（   ）

A. 肝损害

B. 手足麻木、烧灼感

C. 视力减退

D. 肾损害

E. 胃肠道反应

2. 患儿，6岁，发热、咳嗽、日渐消瘦20天。疑诊粟粒型肺结核，最重要的确诊检查是（   ）

A. 抗结核抗体　　　　B. 血沉

C. X 线胸片　　　　　D. 血生化

E. CT 扫描

3. 下列哪项不属于小儿结核病的参考指标（   ）

A. 血沉快

B. 发热

C. PPD 强阳性

D. 痰中找到结核菌

E. 胸片显示钙化灶

4. 预防结核病最有效的方法是（   ）

A. 隔离病人　　　　　B. 禁止随地吐痰

C. 口服抗结核药　　　D. 接种卡介苗

E. OT 试验

（5~6题共用题干）患儿，女性，3岁，因低热3周入院。查体：消瘦，精神差，食欲减

退，咳嗽，夜间盗汗。颈部扪及数个黄豆大小的淋巴结，质硬、无压痛，听诊肺部无异常，肝肋下 3.7cm。PPD 实验（－）。3 个月前曾患麻疹。

5. 该患儿最可能的诊断是（　　）

　　A. 麻疹复发

　　B. 白血病

　　C. 原发型肺结核

　　D. 急性亚急性淋巴结炎

　　E. 传染性单核细胞增多症

6. 为明确诊断，首选的检查是（　　）

　　A. 纤维支气管镜　　　B. 血沉

　　C. DNA 探针　　　　　D. 胸部 X 线

　　E. 肺穿刺活检

参考答案：1. B　2. C　3. E　4. D　5. C　6. D

第三节

1. 小儿结核性脑膜炎中期，其临床表现，下列正确的是（　　）

　　A. 凯尔尼格征阳性

　　B. 昏迷、频繁惊厥

　　C. 性情改变

　　D. 发热

　　E. 神情淡漠

2. 下列不属于结核性脑膜炎早期临床表现的是（　　）

　　A. 性情改变　　　　　B. 精神呆滞

　　C. 头痛　　　　　　　D. 脑膜刺激征

　　E. 低热

3. 结核性脑膜炎是小儿结核病中最严重的一种，有关脑脊液的特点正确的是（　　）

　　A. 蛋白质含量降低

　　B. 蛋白质含量正常

　　C. 外观呈毛玻璃样

　　D. 糖和氯化物含量增高

　　E. 外观混浊，可查到结核杆菌

4. 结核性脑膜炎进入晚期的表现，下列正确的是（　　）

　　A. 脑膜刺激征阳性

　　B. 惊厥

　　C. 脑神经受损

　　D. 昏迷

E. 剧烈头痛、喷射性呕吐

5. 典型结核性脑膜炎的脑脊液检查，下列正确的是（　　）

　　A. 糖和氯化物含量同时降低

　　B. 糖和氯化物含量正常

　　C. 糖和氯化物含量升高

　　D. 糖含量升高，氯化物含量降低

　　E. 糖含量正常，氯化物含量升高

参考答案：1. A　2. D　3. C　4. D　5. A

第十五章　神经系统疾病患儿的护理

第一节

1. 足月新生儿出生时存在、终身不消失的反射是（　　）

　　A. 觅食反射　　　　　B. 结膜反射

　　C. 握持反射　　　　　D. 颈肢反射

　　E. 腹壁反射

2. 小儿出生时即存在，出生后 3 ~ 6 个月逐渐消失的神经反射是（　　）

　　A. 吸吮反射　　　　　B. 膝跳反射

　　C. 跟腱反射　　　　　D. 瞳孔反射

　　E. 腹壁反射

3. 8 个月的小儿出现神经系统异常时表现为（　　）

　　A. 角膜反射阳性

　　B. 吞咽反射阳性

　　C. 颈肢反射阳性

　　D. 腹壁反射阴性

　　E. 双侧巴彬斯基征阳性

4. 关于脑脊液的描述，下列正确的是（　　）

　　A. 新生儿的脑脊液量较多

　　B. 正常脑脊液的外观呈毛玻璃样

　　C. 新生儿的脑脊液量约为 80ml

　　D. 新生儿的脑脊液压力为 60 ~ 90mmH$_2$O

　　E. 儿童的脑脊液压力为 70 ~ 180mmH$_2$O

5. 下列哪项是出生时不存在、以后逐渐出现并永不消失的神经反射（　　）

　　A. 角膜反射　　　　　B. 腹壁反射

　　C. 颈肢反射　　　　　D. 咽反射

E. 握持反射

6. 婴幼儿受外界刺激后容易出现泛化现象的主要原因是（　　）

A. 神经细胞数目少

B. 神经细胞树突少

C. 神经细胞轴突少

D. 神经髓鞘发育不完善

E. 大脑皮质有明确的兴奋灶

参考答案：1. B　2. A　3. C　4. E　5. B　6. D

第二节

1. 患儿3岁，因头痛、烦躁不安入院，诊断为化脓性脑膜炎，细菌培养检查出是由于脑膜炎奈瑟菌感染，请问其常用的抗生素是（　　）

A. 红霉素　　　　　　B. 青霉素

C. 庆大霉素　　　　　D. 林可霉素

E. 卡那霉素

2. 化脓性脑膜炎最常见的感染途径是（　　）

A. 经呼吸道侵入随嗅神经感染

B. 经消化道侵入随淋巴液感染

C. 经呼吸道侵入随血行感染

D. 直接感染

E. 周围感染

3. 患儿，2岁，化脓性脑膜炎。入院后出现意识不清，呼吸不规则，两侧瞳孔不等大，对光反射迟钝。该患儿可能出现的并发症是（　　）

A. 脑疝　　　　　　　B. 脑脓肿

C. 脑积水　　　　　　D. 脑室管膜炎

E. 脑神经损伤

（4～5题共用题干）4个月的患儿，发热、抽搐2天，神志不清1天住院。查体：体温38.7℃，脉搏132次/分，呼吸42次/分，表情呆滞，两眼凝视，时有上翻，口角抽动，前囟隆起，颈抵抗不明显，布氏征可疑，心、肺未见异常。血常规检查：白细胞13×10^9/L，中性粒细胞0.61，淋巴细胞0.39。脑脊液检查：外观混浊，白细胞数明显增加，分类以中性粒细胞为主。

4. 该患儿的初步诊断应该是（　　）

A. 婴儿手足搐搦症

B. 病毒性脑炎和脑膜炎

C. 结核性脑膜炎

D. 化脓性脑膜炎

E. 败血症

5. 本病最可靠的诊断依据是（　　）

A. 发热

B. 惊厥

C. 前囟隆起

D. 脑脊液压力增高

E. 脑脊液中检出细菌

（6～8题共用题干）患儿，2岁，发热、呕吐2天。患儿精神差，呈昏睡状态。查体：体温39.5℃，脉搏110次/分，呼吸24次/分，血压90/60mmHg，颈项强直，凯尔尼格征阳性。脑脊液检查：外观混浊，压力升高，蛋白含量增高，糖和氯化物明显降低。

6. 该患儿最可能的诊断是（　　）

A. 脑积水

B. 结核性脑膜炎

C. 化脓性脑膜炎

D. 中毒性脑膜炎

E. 脑出血

7. 该病最主要的治疗原则是（　　）

A. 早期、足量、足疗程用药

B. 足量、足疗程、规律用药

C. 强化、足量、足疗程用药

D. 足量、足疗程用药

E. 早期、足疗程

8. 遵医嘱给该患儿应用了青霉素，在静脉输液时应该特别注意的是（　　）

A. 输液速度宜慢，以免心脏负荷加重

B. 足量、足疗程、规律用药

C. 强化、足量、足疗程用药

D. 应在1小时内将青霉素输完，以防影响疗效

E. 青霉素药液配制完毕后要在1小时后输入体内

参考答案：1. B　2. C　3. A　4. D　5. E　6. C

7. A　8. D

第三节

1. 下列关于病毒性脑炎脑脊液的变化，错误的

是（　　　）

A. 压力增高

B. 外观清亮

C. 糖和氯化物正常

D. 涂片找到细菌

E. 以淋巴细胞为主

2. 下列哪项不是病毒性脑炎昏迷的护理措施（　　　）

A. 禁食

B. 平卧位

C. 每 2 小时翻身、拍背

D. 保持呼吸道通畅

E. 观察瞳孔、呼吸

3. 患儿，男性，3 岁，以病毒性脑膜炎入院。经积极治疗，除左侧肢体仍活动不利外，其他临床症状明显好转，护士为其进行出院指导，不妥的是（　　　）

A. 给予富含维生素的高热量食物

B. 指导定期随访

C. 指导用药的注意事项

D. 保持患儿心情舒畅

E. 患侧肢体保持功能位，尽量减少活动

4. 2 岁患儿，病毒性脑膜炎入院，头痛、恶心、嗜睡。遵医嘱静脉给予 20% 甘露醇。下列操作哪项是错误的（　　　）

A. 用药前要检查药液是否有结晶

B. 不能与其他药混合静脉滴注

C. 静脉推注时不能漏到血管外

D. 若药液有结晶，可加碱性液使其溶解

E. 缓慢静脉滴注，以防心脏负荷加重

5. 婴儿颅内压增高主要的头部体征是（　　　）

A. 烦躁或嗜睡

B. 肌张力增高

C. 频繁、喷射性呕吐

D. 前囟隆起

E. 惊厥

6. 病毒性脑膜炎患儿的护理措施中，下列哪项是错误的（　　　）

A. 保持安静，头肩抬高 15°～30°

B. 遵医嘱用脱水剂

C. 密切观察生命体征

D. 甘露醇在 1 小时内滴完

E. 保证营养供给

7. 可出现在病毒性脑膜炎脑脊液检查中的是（　　　）

A. 外观呈毛玻璃样

B. 糖含量正常

C. 中性粒细胞明显增多

D. 蛋白质明显增多

E. 氯化物含量下降

8. 患儿腰椎穿刺术后，去枕平卧 6 小时，这是防止出现（　　　）

A. 惊厥　　　　　　　B. 头痛

C. 呕吐　　　　　　　D. 休克

E. 脑疝

参考答案：1. D　2. D　3. E　4. E　5. D　6. D

7. B　8. B

第四节

1. 处理惊厥发作的患儿，下列哪种做法不妥（　　　）

A. 立即将患儿送入抢救室

B. 立即针刺人中穴

C. 清除咽喉部分泌物

D. 松解衣服和扣带

E. 保持安静，减少刺激

2. 小儿惊厥发作时，应首先做哪项护理工作（　　　）

A. 立即送入抢救室

B. 立即就地抢救

C. 将舌轻轻向外牵拉

D. 手心和腋下放纱布

E. 置牙垫于上、下磨牙之间

3. 小儿抗惊厥的首选药物为（　　　）

A. 地西泮　　　　　　B. 苯妥英钠

C. 苯巴比妥钠　　　　D. 吗啡

E. 水合氯醛

4. 下列哪项不属于小儿惊厥的典型表现（　　　）

A. 局部或全身肌群出现强直性或阵挛性抽动

B. 眼球上翻

C. 凝视，斜视

D. 突然意识丧失

E. 角弓反张

5. 在处理小儿惊厥发作时,下列措施哪项除外
( )

　　A. 让患儿平卧,头偏向一侧

　　B. 立即解松衣领,清除口腔内的分泌物

　　C. 为患儿加床栏

　　D. 观察发作时神智的变化

　　E. 呼喊医生并抱起患儿跑入抢救室

6. 女孩,2 岁,因发热、咳嗽 1 天就诊,途中出现抽搐 1 次,呈全身性,持续约半分钟。体检:体温 39.5℃,脉搏 130 次/分,神志清楚,咽部充血,其余检查正常,应首先考虑
( )

　　A. 低血钙　　　　　B. 化脓性脑膜炎

　　C. 中毒性脑病　　　D. 败血症

E. 高热惊厥

7. 婴幼儿无热惊厥多见于 ( )

　　A. 化脓性脑膜炎

　　B. 血清钙降低

　　C. 中毒型菌痢

　　D. 上呼吸道感染

　　E. 颅内出血

8. 小儿发生高热惊厥的年龄多见于 ( )

　　A. 新生儿

　　B. 1～6 个月

　　C. 6 个月～3 周岁

　　D. 3～7 岁

　　E. 7～14 岁

参考答案:1. A　2. B　3. A　4. E　5. E　6. E
7. B　8C

附录2 儿科常用数据与必背定义

【免疫球蛋白】

IgG 胎儿唯一可以通过胎盘从母体获得的免疫球蛋白。

SIgA 可以从母乳中获取，婴幼儿期 SIgA 缺乏，易患呼吸道、消化道感染。

IgM 缺乏时易患革兰阴性菌感染。

【年龄分期及特点】

胎儿期 从受精卵形成至胎儿娩出，40 周（280 天）。

新生儿期 出生脐带结扎至生后满 28 天（发病率、死亡率高）。

婴儿期 从出生至满 1 周岁，第一个生长发育高峰。

幼儿期 满 1 周岁至满 3 周岁（最容易发生意外伤害）。

学龄前期 满 3 周岁至 6~7 周岁。

学龄期 6~7 周岁至青春期前。

青春期 第二个生长发育高峰。

　　　　女孩：11~12 至 17~18 周岁。

　　　　男孩：13~14 至 18~20 周岁。

【生长发育】

体重 反映营养状况。

　　　正常足月新生儿平均出生体重为 3.0kg；

　　　生后 3 个月时体重约为出生体重的 2 倍（6kg）；

　　　1 周岁时体重约为出生体重的 3 倍（9kg）；

　　　2 周岁时体重约为出生体重的 4 倍（12kg）；

　　　2 岁后平均每年增长 2kg。

　　　1~6 个月 体重（kg）=出生体重（kg）+月龄×0.7（kg）

　　　7~12 个月 体重（kg）=6（kg）+月龄×0.25（kg）

　　　2~12 岁 体重（kg）=年龄×2+8（kg）

　　　低于正常体重的 15% 为异常。

身高 反映骨骼的发育。

　　　出生时平均 50cm；6 个月 65cm；1 周岁 75cm；

　　　2 周岁约 87cm；2 岁后每年增长 6~7cm；

　　　2 周岁后身高=年龄×7+75cm

　　　12 岁时上、下部量相等。

低于正常身高 30% 为异常。

头围　反映脑和颅骨的发育。

出生时 33 ~ 34cm；1 周岁 46cm；2 周岁 48cm；5 周岁 50cm。

胸围　出生时 32cm，比头围小 1 ~ 2cm；1 岁时胸围 = 头围 = 46cm。

1 岁以后胸围大于头围，差 = 小儿周岁数减 1。

牙齿　乳牙共 20 枚；恒牙 28 ~ 32 枚。

乳牙 4 ~ 10 个月萌出，平均 6 个月。

2 岁内小儿乳牙的数为月龄减 4 ~ 6；2 岁半出齐；12 个月未出牙为乳牙萌出延迟。

6 周岁左右萌出第一颗恒牙；12 岁左右出第二恒磨牙，18 岁后出第三恒磨牙（智齿）。

囟门　前囟对边中点连线的距离，出生时 1.5 ~ 2.0cm；1 ~ 1.5 岁时闭合。

前囟闭合过早见于小头畸形，过迟多见于佝偻病；前囟饱满提示颅内压增高，凹陷提示脱水。

【大运动发育口诀】

2 抬 3 翻 6 会坐；7 滚 8 爬 9 扶站；

10 月扶车迈几步；11 独站 12 走；

2 岁跑得好；3 岁独足跳。

【精细运动发育口诀】

3 玩 5 抓 7 换手；9、10 个月捏豆豆；

1 岁涂画 2 折纸；3 岁搭桥不会塌。

【小儿语言发展口诀】

1、2 个月啊咿呜；6 月发出辅音声；

7、8 个月爸妈音；8、9 个月听懂词；

10 月知道叫爸、妈；12 个月词复声；

1.5 岁称谓明；2 岁单词句讲清；

3、4 岁歌谣说得好；5 岁故事讲完整。

【小儿社会行为发展口诀】

2 笑 4 认 6 怕生；7、8 个月看行动；

9 月会做再见样；10 月模仿大人动；

11、12 个月多表情；1 岁情感需要明；

2 岁游戏做得好；3 岁穿衣交往灵。

【营养辅食添加】

2 ~ 4 周　添加维生素 D。

1 ~ 3 月　添加液状辅食（果汁、鱼肝油等）。

4 ~ 6 月　开始添加辅食（蛋黄等富含铁元素的食物及米汤糊状食物、4 个月后可加淀粉类）。

7 ~ 9 月　可以添加末状食物（稀粥、烂面条、菜泥、蛋类、肉类等）。

10 ~ 12 月　可以添加碎食（肉末、菜末、稠粥、馒头、面包等）。

此外，早产儿生后 2 个月补充铁剂，生后给予维生素 K 以预防出血。

【计划免疫】

初种口诀　出生乙肝卡介苗，二三四月服麻丸，

三四五月百白破，二六乙肝二三针，

八月麻疹初种了，周岁免疫完成好。

【儿科基础护理】

儿科病室　适宜温度 18℃~22℃；相对湿度 50%~60%。

新生儿室内　温度 22℃~24℃；相对湿度 55%~65%。

早产儿室内　温度 24℃~26℃；相对湿度 55%~65%。

洗浴、晨间护理室内　温度 26℃~28℃；相对湿度 55%~65%。

【药物剂量计算】

按体重计算（最常用）　患儿体重（kg）×每日（次）每千克体重所需药量

按体表面积计算（较精确）　每日（次）每平方米体表面积所需药量×患儿体表面积

【儿科常用护理技术操作】

臀红分度　轻度：局部皮肤潮红。

重度：重 I 度，局部皮肤潮红伴皮疹。

重 II 度，皮疹溃破脱皮。

重 III 度，局部有大片溃烂或表皮剥脱，有时继发感染。

臀红护理　红外线灯照射臀部 10~15 分钟，灯泡 25~40W，灯泡距离臀部患处 30~40cm。

降温　体温超过 38.5℃时采取降温措施，避免发生热性惊厥。

物理降温方法：松解过厚的包被（开包降温）；冷毛巾湿敷；冰袋冷敷；温水浴；乙醇擦浴（浓度 30%~50%）；冷盐水灌肠。

新生儿首选开包降温，不采用乙醇擦浴。

采取降温措施后半小时复测体温。

【新生儿黄疸】

生理性　2~3 天起，4~5 天达高峰（早产儿 5~7 天达高峰）；10~14 天消退。

足月儿 <2 周；早产儿 <4 周。

总胆红素：足月儿 <220μmol/L；早产儿 <257μmol/L。

每日上升 <86μmol/L。无任何伴随症状。

病理性　出现早、程度重、进展快、持续时间长；伴有原发病的症状。

足月儿 >2 周；早产儿 >4 周。

总胆红素：足月儿 >220μmol/L；早产儿 >257μmol/L。

每日上升 >86μmol/L。血清结合胆红素 >34μmol/L。

当血清胆红素 >342μmol/L 时，易发生胆红素脑病（又称核黄疸）。

【营养性疾病】

维生素 D 缺乏性佝偻病

原因：日照不足（主要原因）；维生素 D 摄入不足；生长发育快、体内储存不足等。

预防：生后 2~4 周补充维生素 D 400U（早产儿 800U）。

症状：初期主要神经精神症状：易激惹、烦躁不安、夜惊、多汗、枕秃。

激期主要骨骼改变：颅骨软化（3~6 个月）；方颅（7~8 个月）；出牙迟缓；前囟过大或延迟闭合；1 岁胸部改变，出现肋膈沟（郝氏沟）、肋骨串珠、鸡胸、漏斗胸；下肢可出现 O 形腿或 X 形腿；手镯或脚镯（6 个月以上）。

治疗：口服每日 2000~4000U，1 个月后改用预防量，每日 400U。

肌肉注射 20 万~30 万 U，2~3 个月后改用口服预防量，每日 400U。

3 个月以下或有抽搐病史者，注射前 2~3 天至注射后 2~3 周加服钙剂，防止出现低钙抽搐。

维生素 D 缺乏性手足搐搦症

症状：惊厥、喉痉挛、手足搐搦。

特殊体征（隐性体征）：面神经征、腓反射、陶瑟征。

惊厥特点：无热惊厥，发作停止后意识很快恢复，神志萎靡而入睡，醒后活泼如常。

辅助检查：血钙 <1.75~1.88mmol/L，或者血清离子钙浓度 <1mmol/L。

治疗要点：先止惊、后补钙，最后补维生素 D；预防低钙抽搐，补维生素 D 前服用钙剂。

【传染病】

麻疹 发热 3~4 天后出疹，发热为首发症状。发热 2~3 天后，约 90% 的患儿出现麻疹黏膜斑。

典型麻疹出疹顺序：耳后发际→面部→颈部→躯干→四肢→手心→足底。

皮疹为不规则的红色斑丘疹，压之退色，疹间皮肤正常。

恢复期呈糠麸样脱屑，并留有棕色色素沉着。

隔离期：出疹前 5 天至出疹后 5 天，有并发症者延至出疹后 10 天；检疫 3 周。

水痘 发热的同时或者 1~2 日后出疹。

斑疹、丘疹、疱疹、结痂的顺序分批出现，四种皮损在同一区域可同时存在。

呈向心性分布，躯干多、四肢少。

抗病毒药首选阿昔洛韦。忌用阿司匹林，禁用糖皮质激素。

隔离期：疱疹全部结痂或出疹后 7 天；检疫 3 周。

猩红热 A 组乙型溶血性链球菌引起，皮疹依次按耳→颈→胸→背→上肢→下肢的顺序出现，皮疹是细小、密集、均匀分布、针尖大小的充血性红疹，压之退色，触之砂纸感；疹间无正常皮肤，全身皮肤充血发红。有帕氏线、口周苍白圈、草莓舌或杨梅舌。

恢复期呈糠皮样脱屑，手、足呈"手套"或"袜套"状脱皮；无色素沉着。

隔离期：隔离至症状消失后 1 周，连续咽拭子培养 3 次阴性；检疫 7 天。

并发症：急性肾小球肾炎、风湿热。

【消化系统】

生理特点 新生儿食管有 3 个狭窄。

3 个月以内的小儿体内淀粉酶含量低，不宜喂淀粉类食物。

溢乳原因 胃呈水平位，贲门括约肌松弛，幽门括约肌紧张，婴儿吸乳时常易吸入空气。

预防溢乳的方法 哺乳后将婴儿竖起，轻拍背部，使胃内的空气呃出，然后置婴儿于右侧卧位。

腹泻 轻型腹泻：主要是胃肠道症状。

中、重型腹泻：除胃肠道症状外，还有全身中毒症状及明显的脱水、电解质紊乱，包括脱水酸中毒（代酸）、低钾（<3.5mmol/L）、低钙、低镁等。

秋季腹泻：即轮状病毒肠炎，秋、冬季多见。

细菌性肠炎：夏季高发。

液体疗法 三定：定量、定性、定速。

三先：先盐后糖、先浓后淡、先快后慢。

三补：见尿补钾、见酸补碱、惊跳补钙。

补充累积损失量的速度：8~12 小时内补足，滴速为每小时 8~10ml/kg。

继续损失量＋生理需要量：12~16 小时均匀滴入，滴速约为每小时 5ml/kg。

重度低渗脱水或有循环衰竭者要快速扩容，用 2∶1 等张含钠液 20ml/kg，30~60 分钟内静脉推注或快速滴入。总量不超过 300ml。

【呼吸系统】

呼吸频率　新生儿：40~45 次/分。

　　　　　1 岁内：30~40 次/分。

　　　　　2~3 岁：25~30 次/分。

　　　　　4~7 岁：20~25 次/分。

　　　　　8~14 岁：18~20 次/分。

轻型肺炎　主要表现为呼吸系统症状和体征。

重型肺炎　除呼吸系统症状外，合并心力衰竭、中毒性肠麻痹、消化道出血、中毒性脑病。

肺炎合并心衰　突然出现烦躁不安、面色苍白；呼吸快，婴儿 >60 次/分，幼儿 >40 次/分；心率快，婴儿 >180 次/分，幼儿 >160 次/分；心音低钝，可出现奔马律；肝脏增大，肋下可达 3cm 或短期内增大 1.5cm；水肿、少尿。静脉输液速度每小时 5ml/kg。

吸氧法　鼻导管法：0.5~1L/min；浓度 <40%。

　　　　面罩法：2~4L/min；浓度 50%~60%。

　　　　新生儿、早产儿吸氧：间断低流量，以防视网膜病变。

【循环系统】

心率　新生儿：120~140 次/分（波动范围在 100~150 次/分）。

　　　1 岁内：110~130 次/分。

　　　2~3 岁：100~120 次/分。

　　　4~7 岁：80~100 次/分。

　　　8~14 岁：70~90 次/分。

血压　收缩压：新生儿：收缩压平均为 60~70mmHg。

　　　　　　　1 岁以内：收缩压平均为 70~80mmHg。

　　　　　　　2 岁以后：收缩压＝年龄×2＋80mmHg。

　　　舒张压：舒张压＝收缩压×2/3。

　　　血压测量：袖带的宽度应为上臂长度的 2/3。

预防强心苷中毒

　　给药前：测脉搏，婴幼儿脉率 <80~90 次/分，年长儿脉率 <60~70 次/分，停药并报告医生。

　　给药时：静脉注射速度要缓慢（不少于 5 分钟），不与其他药物配伍；避免用钙剂，暂停进食钙含量高的食物；多进食含钾丰富的食物；观察有无心律失常、恶心、呕吐、视力模糊、黄视、绿视等，有则停药并报告医生。

　　给药后：监测患儿的心率和心律，注意心力衰竭的表现是否改善，适时调整用药计划。

胸外心脏按压　1 岁：双指 1.5~2cm，100~120 次/分。

　　　　　　　1~7 岁：单掌 2~3cm，80~100 次/分。

7 岁以上：双掌 4 ~ 5cm，80 ~ 100 次/分。

【泌尿系统】

正常尿量　婴幼儿：400 ~ 600ml。

学龄前儿童：600 ~ 800ml。

学龄儿童：800 ~ 1400ml。

少尿标准　婴幼儿：< 200ml/24h。

学龄前儿童：< 300ml/24h。

学龄儿童：< 400ml/24h。

无尿标准　< 30 ~ 50ml/h。

【血液系统】

贫血诊断标准　新生儿：Hb < 145g/L。

1 ~ 4 个月：Hb < 90g/L。

4 ~ 6 个月：Hb < 100g/L。

6 个月 ~ 6 周岁：Hb < 110g/L。

6 ~ 14 周岁：Hb < 120g/L。

贫血分度　轻度：Hb 在 120 ~ 90g/L。

中度：Hb 在 90 ~ 60g/L。

重度：Hb 在 60 ~ 30g/L。

极重度：Hb < 30g/L。

生理性贫血　生后 2 ~ 3 个月时红细胞数降至 3.0×10^{12}/L 左右，血红蛋白降至 110g/L 左右。

【小儿结核病】

原发型肺结核　X 线检查原发综合征呈典型的哑铃状双极影。

结核菌素试验　48 ~ 72 小时观察结果。硬结直径不超过 4mm 为阴性（ - ）；5 ~ 9mm 为阳性（ + ）；10 ~ 19mm 为中度阳性（ + + ）；20mm 以上为强阳性（ + + + ）；局部除硬结外（无论大小），还可见水疱、坏死等为极强阳性反应（ + + + + ）。

【神经系统】

新生儿腰穿部位　4 ~ 5 腰椎间隙为宜。

新生儿脑脊液　约 50ml，压力为 30 ~ 80mmH$_2$O。

儿童脑脊液压力　70 ~ 180mmH$_2$O。

神经反射　出生时存在，并且终身存在的反射：角膜反射、结膜反射、瞳孔反射、吞咽反射。

出生时存在，以后逐渐消失的反射：觅食反射、吸吮反射、拥抱反射、握持反射、颈肢反射、交叉腿反射等（生后 3 ~ 6 个月逐渐消失）。

出生时不存在，以后逐渐出现并终身存在的反射：腹壁反射、提睾反射。

主要参考书目

1. 王平．护士执业资格考试护考急救包．第 4 版．北京：人民军医出版社，2013.

2. 崔焱．儿科护理学．第 5 版．北京：人民卫生出版社，2012.

3. 慕江兵，熊杰平．儿科护理学．第 2 版．北京：人民军医出版社，2012.

4. 徐德颖．全国护士执业资格考试应试教材．上海：第二军医大学出版社，2012.

5. 高凤．儿科护理．第 2 版．北京：高等教育出版社，2011.

6. 艾学云．儿科护理．北京：人民卫生出版社，2010.

7. 刘景秋．儿科护理学．西安：第四军医大学出版社，2010.

8. 王丽娟．实用结核病护理学．北京：科学出版社，2009.

9. 王敬华．儿科护理学．长沙：中南大学出版社，2009.

10. 叶春香．儿科护理．第 2 版．北京：人民卫生出版社，2008.

11. 孙玉凤．儿科护理学实践指导．上海：第二军医大学出版社，2007.